临床医学
诊断图谱
系列

乳腺疾病影像诊断图解

《中国中西医结合影像学杂志》 组织编写

郭依廷
程东风
孙恒翠
主编

化学工业出版社
·北京·

内容简介

本书通过丰富的临床案例和影像图片，帮助读者深入理解乳腺各种疾病的影像学表现和诊断治疗方法。全书共十章，前四章为基础部分，系统讲解了乳腺解剖、乳腺影像学检查方法、正常乳腺影像学表现，以及乳腺基本病变影像学表现；第五章介绍了临床普遍应用的乳腺影像报告与数据系统；第六至第十章为疾病解读部分，结合丰富影像图片的病例解析分析了乳腺常见疾病的诊断要点，对乳腺良恶性病变、男性乳腺病变、乳腺隆乳术后改变、乳腺外伤和术后改变、全身疾病乳腺改变进行了详尽分析。

本书病例解析患者病史资料完整，有丰富的X线、超声和MRI图片，结合专家团队的影像征象解读，方便读者快速掌握乳腺疾病的影像诊断。

图书在版编目（CIP）数据

乳腺疾病影像诊断图解 / 郭依廷，程东风，孙恒翠主编．-- 北京：化学工业出版社，2025．1．--（临床医学诊断图谱系列）．-- ISBN 978-7-122-46740-9

Ⅰ．R655.804-64

中国国家版本馆CIP数据核字第20245CX111号

责任编辑：陈燕杰　　文字编辑：何　芳
责任校对：李雨晴　　装帧设计：王晓宇

出版发行：化学工业出版社（北京市东城区青年湖南街13号　邮政编码100011）
印　　装：中煤（北京）印务有限公司
710mm×1000mm　1/16　印张14　字数228千字　2026年1月北京第1版第1次印刷

购书咨询：010-64518888　　售后服务：010-64518899
网　　址：http://www.cip.com.cn
凡购买本书，如有缺损质量问题，本社销售中心负责调换。

定　　价：98.00元

编写人员

《中国中西医结合影像学杂志》组织编写

丛书主编　刘斌

主　　编　郭依廷　程东风　孙恒翠

副 主 编　刘　平　杜桂芝　吴丽萍　李德勇　杜　倩　王　晓　李保朋　袁玉春

编　　者

郭依廷　山东中医药大学第二附属医院
程东风　山东省济南市第四人民医院
孙恒翠　山东中医药大学第二附属医院
刘　平　山东中医药大学第二附属医院
杜桂芝　山东省临沂市妇幼保健院
吴丽萍　山东省枣庄市妇幼保健院
李德勇　山东中医药大学第二附属医院
杜　倩　山东中医药大学第二附属医院
王　晓　山东省枣庄市妇幼保健院
李保朋　山东中医药大学附属医院
袁玉春　山东中医药大学第二附属医院
贾镕泽　山东中医药大学附属医院
翟红丽　山东中医药大学附属医院
王　蕾　山东中医药大学附属医院
梁永锋　山东大学齐鲁医院
仇春丽　山东大学齐鲁医院
郭守辉　山东大学
张　锐　山东中医药大学第二附属医院
刘文霞　山东省枣庄市妇幼保健院
赵　霞　康复大学青岛中心医院
刘宗花　山东省临沂市罗庄区沂州医院
刘沂洲　山东省临沂老年医院
赵　倩　山东省济南医院
丛湘华　山东省潍坊市人民医院

前言

PREFACE

乳腺疾病是影响女性健康的重要问题，对乳腺疾病的准确诊断和治疗至关重要。《乳腺疾病影像诊断图解》这本书特别针对乳腺疾病进行了深入研究和呈现。本书旨在通过丰富的影像资料和临床专家团队的解读，帮助读者全面了解乳腺疾病的影像学特点，提升诊断水平，为患者提供更精准的诊疗服务。本书不仅适合放射科医生、乳腺外科医生，还适合影像学相关专业人士阅读。

本书共十章，第一至第四章为基础部分，系统讲解了乳腺解剖、乳腺影像学检查方法、正常乳腺影像学表现以及乳腺基本病变影像学表现。第五章介绍了临床普遍应用的乳腺影像报告与数据系统。第六至第十章为疾病解读部分，结合丰富的影像图片的病例解析分析了乳腺常见疾病的诊断要点。对乳腺良恶性病变、男性乳腺病变、乳腺隆乳术后改变、乳腺外伤和术后改变、全身疾病乳腺改变进行了详尽分析。

本书是“临床医学诊断图谱系列”丛书之一，由化学工业出版社和《中国中西医结合影像学杂志》共同策划出版。本系列书的出版宗旨是整合影像学的研究成果，为临床医生、影像学医师以及相关专业人士提供一站式的专业知识和实用指导。“临床医学诊断图谱系列”图书出版了《中枢神经系统 MRI 和 CT 诊断图解》和《明明白白心电图图解》两个分册，备受读者好评。该系列每一本书都由资深专家团队精心编写，结合大量的临床案例和影像资料，旨在帮助读者深入理解各种疾病的影像学表现和诊断治疗方法。我们希望通过这个系列丛书，让读者能够系统地学习各种疾病的影像学特点，不断提升自己的临床诊断水平。

希望本系列丛书的不断完善和扩展，将为医学领域的教育和科研工作提供有力支持，为医师临床实践带来新的启发和突破，推动影像学的发展。由于时间和精力有限，书中不足之处在所难免，恳请广大读者批评指正。

编 者

目录
CONTENTS

第一章

乳腺解剖

乳腺（breast）是位于胸前壁的一对软组织器官，是人和哺乳动物最大的皮肤腺，由胸部区域的乳腺嵴发育而来。具有哺乳和美观的功能，乳腺的形态具有较大差异，主要影响因素有种族、遗传、年龄、妊娠、哺乳等。

一、乳腺大体解剖结构

乳腺的基底部位于前胸壁锁骨中线第 2 ～ 6 肋，覆盖于胸肌筋膜的表面，内侧至胸骨旁线，外侧达腋中线，外上可延伸至腋前线。

成年女性的乳房呈圆锥形或半球形，中央有乳头突起，高 10 ～ 12mm，呈圆锥形，乳头表面有 15 ～ 20 条输乳管的主开口，称输乳孔；乳头周围为乳晕，圆形、深染，直径为 3 ～ 4cm，成分有大汗腺、皮脂腺、毛囊等，表面有许多小圆形突起，其深面有乳晕腺，分泌油性分泌物润滑和保护乳头。

乳房主要由皮肤、输乳管、乳腺叶、乳腺小叶、乳腺泡以及位于它们之间的间质（脂肪组织、纤维结缔组织、血管、淋巴管、神经及平滑肌等）构成。

乳腺内以乳头为中心有 15 ～ 20 条输乳管呈放射状向后分布达乳腺叶，乳腺叶又分成许多乳腺小叶，小叶由若干乳腺泡构成。

乳腺的乳管由输乳管、输乳窦及各级分支构成。输乳管在近乳头处扩大称为输乳窦，在输乳窦以后输乳管逐级分支为排乳管、小叶间导管、小叶内终末导管和乳腺泡。

小叶间终末导管及小叶共同构成终末导管小叶单位（terminal duct-lobular unit，TDLU），此处是各种乳腺增生性病变和乳腺癌的主要发生部位。

乳腺的间质成分包括脂肪组织、纤维结缔组织、血管、淋巴管、神经及平滑肌等。乳腺内的脂肪组织分布于皮下以及输乳管、腺叶、小叶和腺泡之间；乳房悬韧带（Cooper 韧带）由皮肤贯穿于乳腺至胸肌筋膜的纤维结缔组织，对乳腺起支持作用。当乳腺癌累及 Cooper 韧带时，此韧带收缩失去弹性，导致邻近皮肤凹陷，称为“酒窝征”。乳腺后间隙是指位于乳腺后方、胸肌筋膜前方的疏松组织。

副乳房是位于正常乳腺以外的其他部位退化不完全的残留乳腺组织，发生率为 2% ～ 6%，最常见的部位是腋前线，不常见的部位为腹壁及腹股沟等处。发生原因为胚胎发育不良或家族遗传所致。多数副乳房仅有腺体组织，少数有乳头，发育不全，影像学检查亦可有相应表现。副乳房和正常乳腺一样，在雌激素与孕激素的影响下呈周期性变化，正常乳腺组织发生的肿瘤在副乳房均可发生。副乳乳腺癌发生率占乳腺癌的 0.3% ～ 0.6%，有副乳房的女性患者 1% ～ 5% 可发展为副乳乳腺癌。在哺乳期，副乳房也可分泌乳汁。

二、乳腺外形和生理结构的变化

乳腺是一终身变化的器官，乳腺外形和其内腺体组织随年龄、乳房发育、营养状态、经产情况、月经周期、妊娠、哺乳以及内分泌等多种因素的影响而有所不同。成年未生育妇女乳腺呈圆锥形，位于胸骨两侧的胸大肌表面，两侧外形基本相似，但非绝对对称；已生育及哺乳后的妇女，乳腺多趋于下垂而稍呈扁平。女性于妊娠期在雌、孕激素的作用下，乳腺导管迅速增生，腺泡增大，结缔组织和脂肪组织相应减少。哺乳期乳腺结构腺体发育更好，腺泡腔增大。妇女脂肪的多少对乳腺形状也有很大影响。绝经后，随着体内激素水平下降，乳腺腺体组织萎缩退化，逐步被脂肪组织替代，进而乳腺体积缩小而松软。

女性体内激素水平对乳腺实质也有很大影响，乳腺腺体组织亦随月经周期变化而有所变化，乳腺的组织学变化可分为增生和退化复原两个时期。月经周期的第 1 周，即月经期（1 ～ 7d），由于雌激素和孕激素降低，乳腺导管和小叶开始退化复原，导管上皮萎缩脱落，小叶及末梢导管变小，间质致密，乳管及水肿的结缔组织内水分被吸收，因此，乳腺体积逐渐变小、变软。月经周期的第 2 周（8 ～ 14d），自第 8 天起卵泡分泌雌激素开始增加，于排卵（第 14 天）前达高峰，由于雌激素的影响，乳管系统逐渐扩张，导管上皮细胞增生活跃，小叶间质开始变得疏松、水肿。月经周期的第 3、4 周（15～28d）在雌激素作用基础上，促进乳腺小叶及腺泡发育，小叶间质水肿，血管增多、扩张、充血，并伴淋巴细胞浸润，此时乳腺致密而坚实，触及乳腺有疼痛或胀痛感。因此，一方面为避免乳腺纤维腺体组织的干扰而影响诊断的准确性，另一方面为减轻乳腺 X 线摄影时对乳房压迫而产生的疼痛，乳腺影像学检查最佳时间为月经后 1 周（即月经周期的第 2 周）。

三、乳腺淋巴回流及淋巴结分布

乳腺的淋巴管网非常丰富，分为浅、深两组，浅组位于皮下和皮内，与周围的皮下淋巴管网有广泛的交通；深组即乳腺实质的淋巴管，它起始于腺泡周围的毛细淋巴间隙，引流方向与乳管系统排列相同，由腺泡各级乳管达乳晕下，组成乳晕下淋巴丛。浅层和深层的淋巴管在乳晕下淋巴管丛汇合，而后形成集合淋巴管，最后汇入局部淋巴结，因此，对于乳腺癌患者寻找前哨淋巴结时，临床上通常将示踪剂（包括蓝染料、核素标记物、纳米碳混悬液）注射至乳晕皮下、乳晕周围或肿瘤周围的皮下或乳腺实质内，经淋巴管引流至第一站淋巴结而致染色或显像。当乳腺癌累及乳腺浅层淋巴管网时，可导致淋巴回流受阻，发生淋巴水肿，而在皮肤的毛囊处出现许多点状凹陷，表现为“橘皮样”改变。而当乳腺癌浸润乳腺实质并阻塞淋巴回流时，产生淋巴逆流，癌细胞可随皮下淋巴管内的逆流淋巴液转移到对侧乳腺、对侧腋窝，或沿腹直肌鞘转移到肝。

通常乳腺外侧和上部较大部分淋巴液经胸大肌外侧缘淋巴管引流至腋窝淋巴结，再流向锁骨下淋巴结（75%）；部分乳腺上部淋巴液可流向胸大肌、胸小肌间淋巴结（Rotter 淋巴结），直至锁骨下淋巴结，继而引流至锁骨上淋巴结。乳腺内侧的淋巴液通过肋间淋巴管流向胸骨旁淋巴结。两侧乳腺间可经皮下的交通淋巴管由一侧引流到对侧。乳腺深部的淋巴网沿腹直肌鞘和镰状韧带至肝。

乳腺的淋巴结主要包括乳内淋巴结、腋窝淋巴结组、胸骨旁淋巴结组（内乳淋巴结）和锁骨上淋巴结组。对于腋淋巴结组，目前通常以胸小肌为标志，分为以下三组。①腋下（胸小肌外侧）组：位于胸小肌外侧，并向下至腋尾部，相当于外科手术中 Level Ⅰ（低位组）淋巴结，胸大肌、胸小肌之间的淋巴结称为 Rotter 淋巴结。在乳腺 X 线内外斜位多可显示该区域淋巴结。②腋中（胸小肌深面）组：包括胸小肌深面的淋巴结，相当于外科手术中 Level Ⅱ（中位组）淋巴结。③腋上（胸小肌内侧、锁骨下）组：位于胸小肌的内侧，向上至锁骨下，相当于外科手术中 Level Ⅲ（高位组）淋巴结。胸骨旁淋巴结组，即内乳淋巴结，分布于相应的肋间隙中。临床上，行乳腺癌改良根治术时，通常清扫 Level Ⅰ、Ⅱ淋巴结，而当 Level Ⅰ、Ⅱ淋巴结存在明显的肉眼病灶时，将腋窝清扫扩大到 Level Ⅲ淋巴结。乳腺癌扩大根治术时，除清扫 Level Ⅰ、Ⅱ、Ⅲ淋巴结外，还需清扫胸骨旁淋巴结。

四、乳腺的动脉血供和静脉回流

乳腺的动脉血供主要来自三部分：①胸廓内动脉穿支即内乳动脉，主要是乳腺内侧和中央部分的供血来源；②腋动脉分支，主要包括胸外侧动脉、胸最上动脉、胸肩峰动脉和胸背动脉，主要供应乳腺外侧和上部；③肋间动脉穿支，主要供应乳腺的后部。

乳腺的静脉回流分为浅层和深层。浅层位于皮下，其中横行静脉向胸骨旁穿过胸肌，汇入内乳静脉，而纵行静脉向锁骨上窝走形，注入颈下部浅静脉，而后注入颈前静脉。深层静脉主要有三组：①经胸廓内静脉的穿支注入同侧头臂静脉，这是乳腺癌经血行肺转移的一个重要途径；②直接汇入腋静脉，而后进入锁骨下静脉及头臂静脉，这是乳腺癌转移至肺的另一个重要途径；③直接注入肋间静脉，再经肋间静脉与椎静脉的交通支引入奇静脉、上腔静脉，经此途径可造成脊柱、颅骨、盆骨及脊髓等处的转移。

第二章

乳腺影像学检查方法

第一节　乳腺 X 线摄影

数字化乳腺 X 线摄影因其辐射剂量小、动态范围宽、后处理功能强大等优点现已基本取代了传统的屏 - 片成像，成为乳腺疾病检查的主要方法之一，也是被美国食品药品监督管理局（Food and Drug Administration，FDA）批准用于乳腺癌筛查的检查方法。

一、常规乳腺 X 线检查技术

（一）检查前准备及注意事项

1. 充分与受检者沟通和交流

乳腺 X 线检查过程中无论摆位还是对乳房进行压迫都需要尽可能取得受检者的理解和配合，使其做好充分的心理准备，避免过度紧张。

2. 认真阅读检查申请单并仔细核对受检者各项信息

检查前技师需认真阅读检查申请单，核对受检者身份，常规进行乳腺视诊和触诊，注意受检者身上是否有项链、挂件、膏药等影响摄影的异物，以及乳腺皮肤是否有破溃、肿胀、文身等情况，了解是否有隆乳、肿物切除等手术史及激素治疗史，并在检查申请单上进行标注，为诊断医师提供参考。

3. 受检者最佳检查时间

因乳腺组织随月经周期的变化而发生周期变化，在病情允许的情况下，检查最佳时间是月经后 1 周左右，此时可以减少受检者压迫时的疼痛，且乳腺组织处于退化复原期，结构显示相对清楚，有利于诊断。对绝经后妇女检查时间无特殊要求。

4. 受检者年龄及检查频次

对用于诊断性乳腺 X 线检查而言，25 岁以下者一般不推荐行乳腺 X 线摄影检查；25 ～ 35 岁临床可疑乳腺恶性病变或 35 岁以上临床检查无论良、恶性病变，均可行乳腺 X 线检查。

5. 适应证

适用于筛查性人群和诊断性患者乳腺检查。

6. 禁忌证

孕妇尤其是 3 个月内孕早期者通常不宜行乳腺 X 线检查，除因怀疑恶性钙化等特殊情形且不能采用其他检查方法替代。6 个月内准备妊娠的妇女亦不宜行此项检查。

（二）受检者体位

乳腺 X 线检查时受检者可取立位、坐位、侧卧位或俯卧位，但实际工作中通常采用立位。

（三）乳腺 X 线检查投照体位

1. 乳腺 X 线摄影检查常规投照位置

内外斜位（mediolateral oblique，MLO）及头尾位（craniocaudal，CC）是乳腺 X 线检查常规采用的投照位置，必须严格按照规范操作。

（1）内外斜位　内外斜位可大致确定乳腺病变的上下空间位置。除能观察乳腺大部分区域外，还能观察外上方的乳腺腋尾部、胸大肌、腋前淋巴结等。内外斜位所暴露出的乳腺组织最多，特别是对一些深位病变显露较好。投照时受检者面对乳腺机站立，将摄影台置于备检乳腺的外下方，与水平面成 30°～60°，使其与受检者的胸大肌平行。X 线束自乳房的内上方投射向外下方。双侧乳房 MLO 位的倾斜角度通常相同，利于对比。

标准的内外斜位 X 线图像应符合以下要求。

① 胸大肌充分显示，其下缘能显示到后乳头线（posterior nipple line，PNL）或以下。在 MLO 位影像中，PNL 为从乳头到胸大肌的垂直连线或从乳头到胸大肌延长线的垂直连线。

② 乳房下皱褶充分展开。

③ 纤维腺体及后部的脂肪组织充分显示。

④ 乳房无下垂，乳头呈切线位显示。

⑤ 无皮肤皱褶。

⑥ 双乳图像配对放置时，双侧乳腺上下高度应对称。

（2）头尾位　头尾位可明确乳腺病变的内、外空间位置。该投照位置应确保把内外斜位中容易漏掉的乳腺内侧组织显示出来，同时应尽可能多地包含外侧组织，X 线束自头侧投射向足侧。

标准的头尾位 X 线图像应符合以下要求：

① 内外侧乳腺组织均大部分显示（通常外侧乳腺组织可能有少部分不能包含在图像中）；

② 充分显示纤维腺体后的脂肪组织；
③ 胸大肌前缘尽可能显示在乳后区域；
④ CC 位与 MLO 位图像中 PNL 差距在 1cm 左右；
⑤ 乳头居中且呈切线位；
⑥ 无皮肤皱褶；
⑦ 双侧乳腺图像配对放置时，乳腺在图像中央且两侧对称。

2. 乳腺 X 线检查附加投照位置

（1）90°侧位（lateral）　是最常用的附加位置，包括内外侧位（medidateral，ML）和外内侧位（lateromedial，LM），其与常规标准位置结合成三角形来定位乳腺病变。90°侧位也可用来证实重力依赖性钙化（如钙乳钙化）。与外内侧位相比，通常最为适宜的侧位是内外侧位。如为了方便穿刺进针，则位于乳腺外侧的可疑病灶采用外内侧位投照，位于乳腺内侧的可疑病灶采用内外侧位投照。侧位的缺点是腋前胸大肌区域显示不足。

（2）夸大头尾位（exaggerated craniocaudal，XCCL）　该投照位置可显示包括大部分腋尾的乳腺外侧深部病变。

（3）乳沟位（cleavage，CV）　又称双乳压迫位，适用于乳腺内侧深部病变的显示。

（4）外内斜位（lateromedial oblique，LMO）　该投照位置对乳房内侧组织显示较好，尤其对于胸壁凹陷、近期做过心脏外科手术或装有起搏器的受检者，它可显示较多的乳房组织。

（5）外上 - 内下斜位（superolateral-to-inferomedial，SIO）　该投照位置对乳腺内上病变显示较好。

3. 乳腺 X 线检查附加摄影方式

（1）局部加压（spot compression）摄影　作为一个辅助的摄影方式，具有很大的诊断价值。与整体乳房压迫相比，局部压迫使感兴趣区厚度有更大幅度的减少，提高乳房组织的分离程度。它可用来区分感兴趣区域内正常与异常组织结构，可产生更高的对比度和对发现物进行更精确的诊断，通常结合小焦点放大摄影来提高乳腺细节分辨力。

（2）放大摄影（magnification）　该摄影方式有助于通过病灶密度、边缘和其他结构特征，准确区分良、恶性病变，还可对钙化点的数目、分布和形态有更好的显示。

（3）假体植入乳房成像　假体植入乳房成像较为特殊，应引起技师和放射医师的高度重视。可采用常规头尾位和内外斜位，需要手动设置曝光参数，压迫程度受植入物的可压迫性限制，此时主要观察所植入的假体情况，但乳腺组织被植入物挤压遮挡而不易观察，并且乳腺加压应适当降低压力。

（四）乳房压迫

1. 乳房压迫的目的

正确实施压迫是乳腺 X 线检查中保证影像质量的一个最易忽视和最最重要的因素。乳房呈锥形，前部薄，底部厚。乳腺检查所用 X 线属软 X 线，穿透力较弱，若投照时不对乳房施加压迫，必然会造成前部曝光过度而底部曝光不足。因而在乳腺 X 线检查时，必须用压迫板对乳房施加压迫，形成比较均匀一致的厚度再行曝光，以获得优质的图像并降低辐射剂量。

2. 乳房压迫的重要性

适当的压迫对保证高质量乳腺 X 线摄影非常重要，乳房压迫可起到以下作用：

① 缩短物 - 片距，提高分辨率；

② 减小射线穿透的组织厚度，在降低乳腺所受曝光剂量的同时，减少散射线，提高影像对比度；

③ 减小乳腺厚度，在增加影像锐利度的同时，将受检者移动引起组织的模糊度降到最低；

④ 使乳腺内组织结构分离，降低因病变影像模糊不清带来的假阴性或因正常组织重叠而导致假阳性的可能；

⑤ 使乳腺组织更均匀，照片密度也就更加均匀，有利于诊断。

3. 乳房压迫的程度

适当的压迫力度应介于乳房组织紧张和受检者可承受疼痛的范围之间，通常压迫的力度掌握到使乳腺组织扩展呈绷紧状态且受检者能承受为宜，常规压迫力大致为 120N。操作中应注意加压时动作要轻柔，逐渐增压，压力不宜过高，尤其是对于乳房较大且腺体致密的受检者，以免引起严重不适或疼痛，甚至因压力过高而挤压癌瘤促使扩散。对于一些特殊情况，如急性乳腺炎、炎性乳腺癌、妊娠哺乳期乳房、隆乳术后、局部乳腺皮肤破溃或乳腺导管造影，压迫时应适当减少压力。对哺乳期乳房，可在投照前用吸奶器将乳汁吸尽，这样有利于投照均匀。曝光完毕后自动缓慢减压，使受检者不致产生突然减压后的不适感。

（五）乳腺 X 线摄影投照条件

数字乳腺机通常设有自动曝光及手动曝光两种控制系统。对于中等或较大乳房，采用自动曝光控制系统（包括kV及mAs）均能获得优质的乳腺照片，但对乳房较小的受检者或进行标本投照时，则需人为手动设置投照条件。一般头尾位、侧位及内外斜位的摄影条件基本相同。

二、乳腺导管造影检查

乳腺导管造影（galactography）适用于乳头溢液患者，为经溢液的乳腺导管乳头开口注入对比剂使乳腺导管显影的 X 线检查方法。通过乳腺导管造影可以发现导管内的变化，如导管有无扩张、充盈缺损、受压移位、走行僵直、破坏、分支减少及排列紊乱等情况，帮助确定导管病变及其位置、范围等。

1. 检查方法

患者取仰卧位或坐位。用 75% 酒精常规消毒乳头，轻挤患乳，使乳头有少量液体流出以识别溢液的导管口，然后轻轻捏起乳头，以柔软的捻转动作，将顶端平钝的细注射针头（6 号或颌下腺造影针头）或顶端剪成斜坡状的细塑料管插入溢液的导管内，深约 1cm，接上 2mL 容量针管，先做抽吸，若有液体抽出，确系在病变导管内，即可缓慢注入对比剂，至患者有涨感时止。一般注入对比剂 0.5 ～ 2mL。注毕拔出针头，用 Plastubol 或其他胶膜将导管口封闭，以防对比剂流出，迅速进行乳腺头尾位和侧位或内外斜位摄影。拍摄乳腺导管造影片时最好采用放大摄影，放大 1.5 倍或 1.7 倍，利于小分支导管病变的观察。摄片完毕，去除封闭膜，嘱患者轻挤乳房，使对比剂尽量排出。若使用水溶性碘对比剂，十余分钟后即可由乳腺组织吸收和自导管自然流出，而不必再挤捏患乳。

2. 对比剂

所用对比剂可使用 40% 碘化油或 50% 的水溶性碘对比剂等。40% 碘化油优点是具有良好的对比，吸收、流出较慢，可较从容摄片，但缺点是吸收、排出过慢。水溶性碘对比剂的缺点是密度对比不如碘油，对比剂注入后须迅速摄片，否则会影响显影效果。

3. 操作注意事项

（1）病变导管口的选择必须正确，若误插入正常导管口，可造成假阴性诊断。

（2）操作时切勿将小气泡注入导管内，否则可造成假性充盈缺损，影响震旦，必要时可先在针头或塑料管内灌满对比剂。

（3）若乳头溢液量较多，在注入对比剂前尽量将液体抽净，以免对比剂被稀释而影响诊断。

（4）针头插入不宜过深，否则容易刺破管壁发生对比剂外溢而导致造影失败，若采用细塑料管插入，则较少发生此种情况。

（5）注射对比剂时应缓慢、轻柔，若注射时感觉到阻力，且患者主诉有痛感，则提示插管不当，对比剂有可能外溢进入间质，应立即停止注射。

第二节　乳腺超声检查

一、乳腺二维超声检查

（一）检查前准备

乳腺超声检查通常无需特殊准备，告知患者检查过程中应充分暴露乳房及腋窝。如患者需行乳腺穿刺活检或乳腺导管造影检查等，超声检查则应在此前进行，以避免由于出血及对比剂干扰影响诊断。如需了解乳腺癌患者腹腔、盆腔情况，检查前需要空腹和适度憋尿以使膀胱充盈。

（二）所用探头和仪器设置

乳腺常规超声通常包括二维和彩色多普勒血流检查。乳腺超声常规检查通常选用频率为 7.5 ～ 12MHz 的高频浅表线阵型探头，一般聚焦深度为 3cm 或以下。在检查过程中依据病变的位置和深度，需实时调节总增益，时间增益补偿（TGC）和聚焦点的数目及位置，使其放在病变的深面并包括病变区域。成像的深度以图像能够充分显示乳腺和胸壁结构为标准，通常远场深度调节到刚好显示胸膜为佳。

（三）患者的体位

通常采用仰卧位或斜侧卧位，根据乳腺组织的大小和病变的位置，倾斜的程度可随检查的需要而改变以使乳腺组织最大限度地保持平薄。受检侧的手臂舒适的抬高（手放在患者的头下）以使乳腺组织保持平薄、伸展。

（四）扫查方法

检查时在乳房表面皮肤涂以适量耦合剂，将探头置于乳腺区域顺序扫查，同时注意两侧乳腺对比观察。常用的乳腺超声扫查方法如下。

（1）放射状扫查　将探头置于乳头上方，以乳头为中心沿着乳腺导管长轴方向依次呈放射状向外至乳腺边缘或从乳腺边缘向乳头方向呈放射状连续扫查，顺时针或逆时针方向完成360°全乳腺检查。

（2）反放射状扫查　与放射状扫查方向垂直的断面，从乳腺外缘向乳头方向或从乳头向乳腺外缘连续扫查。以顺时针或逆时针连续扫查，完成360°全乳腺检查。

（3）横向扫查　探头从胸骨旁乳腺内侧向腋前线乳腺外侧方向或从腋前线乳腺外侧向胸骨旁乳腺内侧方向沿乳腺横向扫查，依次完成从乳腺上缘至乳腺下缘的全面检查。

（4）纵向扫查　探头从乳腺上缘至下缘方向连续地沿乳腺纵向扫查，依次完成从胸骨旁乳腺内侧向腋前线乳腺外侧缘或从腋前线乳腺外侧缘向胸骨旁乳腺内侧的全面检查。

（5）斜切扫查　将探头置于乳头旁，使声束斜切入乳头后方，以清晰显示乳头及其深面结构，该方法通常用于乳腺中央区扫查。

二、乳腺超声弹性成像检查

乳腺超声弹性成像（ultrasound elastogr-aphy，UE）是应用于传统二维超声检查基础上的一种无创辅助检查技术。利用乳腺内各种组织的软硬程度不同，为乳腺病变的良、恶性鉴别诊断又提供了一种信息和依据。通常乳腺内不同组织的弹性系数各不相同，组织弹性系数的变化与其病理有密切关系。大多数乳腺恶性病变间质有致密的纤维组织增生，癌细胞在纤维间质内的浸润性生长使病变与邻近结构发生粘连，活动性降低，因此病变质地通常较为坚硬。而良性病变如纤维腺瘤由间质细胞和腺上皮细胞膨胀增生所形成，病灶内部富含黏多糖成分，质地通常比较疏松柔软。

三、乳腺超声造影检查

超声造影检查又称对比增强超声（contrast cnhanced ultrasound，CEUS）检查，是在常规超声检查的基础上将超声对比剂注入静脉内，利用微泡的散射原理进行血管显像的技术。超声造影检查使病变与正常组织之间的声学图像反差加大，从而提高病变的检出率及对病变的良、恶性鉴别诊断。

四、乳腺三维超声容积成像检查

三维超声成像（three-dimensional ultrasound）是通过三维容积探头自动采集二维图像，获得 3 个相互垂直的平面（横断面、矢状面及冠状面）以及重建后的立体图像，从而实现多角度、多方向、多切面地显示病变的形态学特征以及病变与周围组织关系。

第三节　乳腺 MRI 检查

目前，由于各医疗机构所用设备及磁场强度不同，乳腺 MRI 检查方法亦不尽相同，难以制定统一的方法，但在乳腺 MRI 检查中应遵循以下主要原则。

① 乳腺 MRI 检查应在磁场非常均匀的高场设备上进行（1.5T 及其以上）。

② 必须采用乳腺专用线圈。

③ 除常规平扫检查外，须采用对比剂行动态增强检查。

④ 采用三维快速梯度回波成像技术尽可能平衡高空间分辨率和高时间分辨率两方面的要求（空间分辨率高以准确描述病变的形态学表现，时间分辨率高以评价病变动态增强后的时间 - 信号强度变化）。

⑤ 行扩散加权成像（diffusion weighted imaging，DWI）和磁共振波谱成像（magnetic resonance spectroscopy，MRS）有助于病变的鉴别诊断；DWI 检查中推荐 b 值采用 500s/mm^2 以上。

⑥ 应用 MRI 设备的后处理功能进行多平面重建和容积重建。

乳腺 MRI 检查最佳时间为经期结束后 1 周。患者俯卧于检查床上，双乳自然悬垂于专门的乳腺相阵列表面线圈的双孔内。扫描方位一般采用横断面及矢状面。

第四节　乳腺 CT 检查

由于乳腺组织对放射线较为敏感，而常规 CT 检查的辐射剂量显著高于乳腺 X 线摄影，且检查费用相对较高，因此，目前不宜作为乳腺疾病的常规影像学检查手段。但 CT 检查对于检出乳腺癌的腋窝、内乳及纵隔淋巴结转移及肺、肝和骨转移仍有较高价值。

第五节　影像学引导下乳腺病变活检技术

目前，在乳腺疾病的定性诊断中，活检取得组织病理学诊断仍是诊断的金标准，包括开放式手术切除活检和微创活检。乳腺病变微创活检技术适用于所有影像学发现的乳腺病变。随着乳腺癌筛查的普及和影像学检查技术的提高，越来越多临床触诊阴性的病变被检出，同时也给临床诊治带来了巨大挑战。因此，对于乳腺 X 线、超声和 MRI 发现的病变需要行影像引导下的穿刺活检或定位切除活检以取得组织病理学诊断。

X 线和超声引导下的穿刺活检操作技术简单，组织损伤小，不仅安全、快捷、经济、微创，容易被患者接受，而且获得的组织学诊断准确性可与手术活检相当，从而可以减少不必要的开放性手术，进一步优化治疗，现已成为临床上应用比较广泛和成熟的微创技术。MRI 检查常规采用俯卧位，与手术时的仰卧体位不同，根据 MRI 影像无法在体表进行精确定位，此时需行 MRI 引导下定位或活检，但 MRI 引导下的乳腺病变定位或活检技术存在一定的局限性，如所需配套设备昂贵、对操作人员专业技能要求较高、操作费时等，目前国内仅有极少数医院就该技术的临床应用进行初步尝试，尚未大规模开展此项技术。在不同影像学方法引导下对乳腺病变进行定位或活检技术中，超声引导下的定位和活检技术操作最为简便、经济、省时，一般情况下如超声上能显示可疑病变，则通常首先选择超声引导下进行。

金属导丝定位活检是在影像引导下，将定位穿刺针置入乳腺可疑病变区，留置导丝定位后指导外科切取活检，进行组织病理学诊断。尤其适用于临床不能触及的小肿块和 X 线上表现为微小钙化的可疑恶性病变。目前临床常用的金属丝定位技术主要是 X 线引导下的二维和三维立体定位。二维导丝定位技术采用的是最简单的几何图解法，一般在没有配备计算机辅助 X 线立体定位系统的医院进行。该技术只需要常规获取头尾位和侧位片，根据两个相互垂直的位置确定病变的位置及距离皮肤的深度，评估最佳进针位置，放置带单钩或双钩导丝的定位穿刺针后需再次摄片并调整进针位置和深度。计算机辅助三维立体定位技术需配备专用的立体定位系统，采用立位或俯卧位，使用专用压迫板，需由活动支架带动组合机头围绕摄影台进行 ±（15°～25°）两次曝光，然后应用计算机软件计算导丝定位针置入目标病灶靶点的 x、y、z

三维坐标位置参数，指导穿刺进针。超声引导下的导丝定位技术基本操作与空芯针活检技术相似。影像引导下的导丝定位准确，对乳腺病变的诊断和切除具有良好的指导作用，可降低保乳手术切缘阳性率并减少补切次数，提高保乳手术的成功率。

在影像学引导下乳腺病变活检中，无论采用哪种影像方法引导，均应在活检完成后进行恰当的处理，包括活检部位的局部处理、影像与病理结果的对照分析以及根据活检病理结果的进一步临床处理和随访等。

第三章

正常乳腺影像学表现

第一节　正常乳腺 X 线摄影表现

乳腺是一终身变化的器官，乳腺发育情况、年龄、月经周期、妊娠、经产情况、哺乳以及内分泌等多种因素均可对乳腺 X 线摄影表现产生影响，因而在观察和分析时除了应运用双侧比对方法外（在正常情况下，大多数人两侧乳房的影像表现基本对称，仅少数人不对称），尚需密切结合年龄、生育史、临床及体检所见。现将各结构 X 线摄影表现分述如下（图 3-1、图 3-2）。

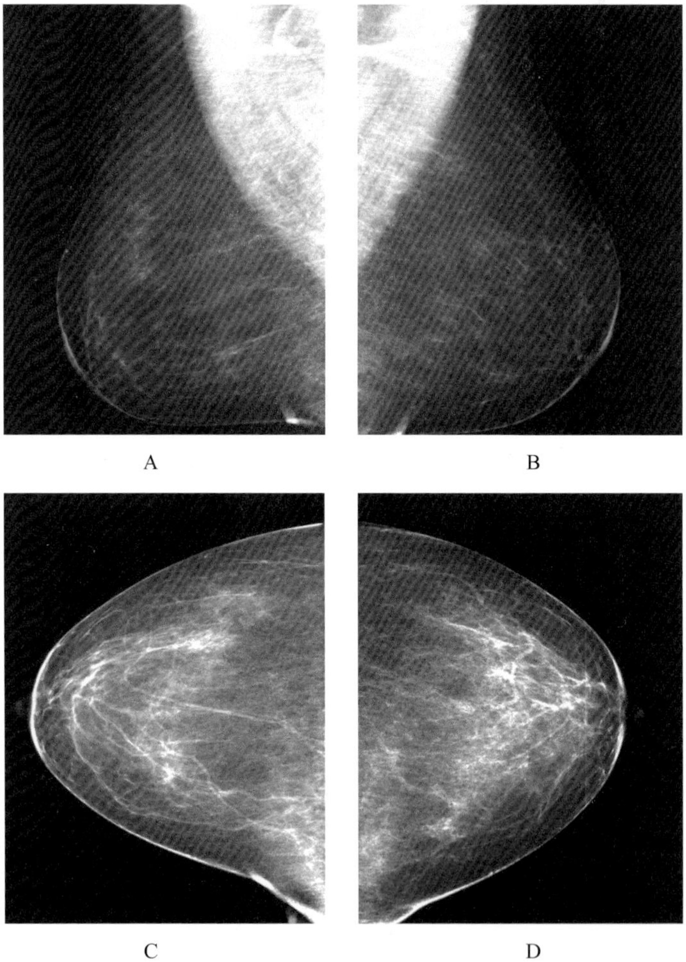

A　　B

C　　D

图 3-1　正常乳腺 X 线摄影图像

A. 右侧乳腺 MLO（内侧斜位）位；B. 左侧乳腺 MLO 位；C. 右侧乳腺 CC 位；D. 左侧乳腺 CC 位。双侧乳腺呈脂肪型，乳腺实质内未见明显异常密度影，双侧乳头及乳腺皮肤未见明显异常，腋前份未见明显肿大淋巴结显示

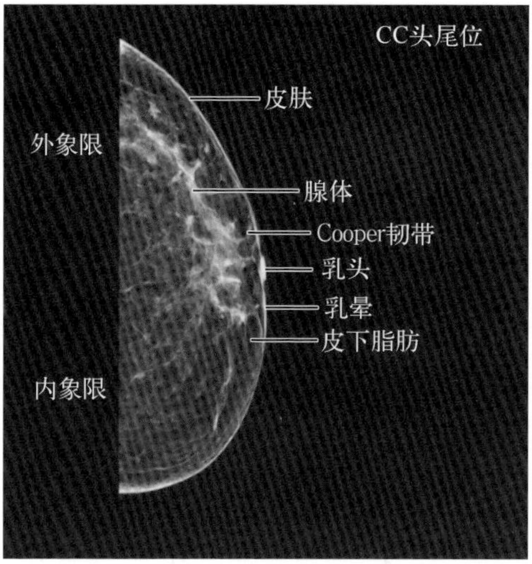

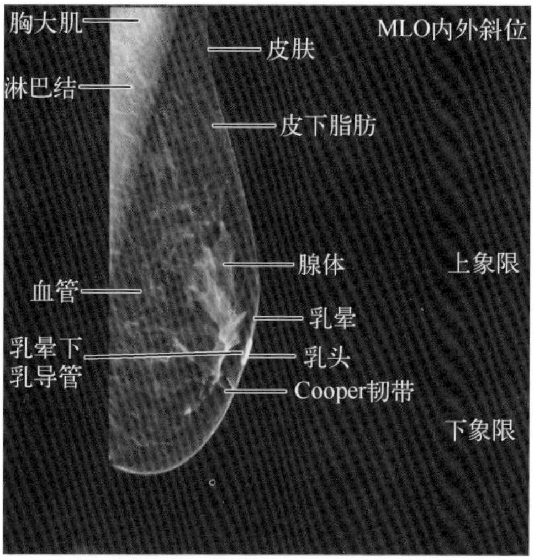

图 3-2　正常乳腺 X 线摄影解剖

A. 左乳 CC 位；B. 左乳 MLO 位

1. 乳头（nipple）

乳头位于锥形乳腺的顶端和乳晕的中央，密度较高，大小不一，但一般两侧等大。

2. 乳晕（areola）

乳晕呈盘状，位于乳头周围，乳晕区皮肤厚度为 1 ～ 5mm，较其他部位的皮肤稍厚。

3. 皮肤（skin）

皮肤呈线样影，厚度均一，但在下后方邻近胸壁反褶处的皮肤略厚。皮肤的厚度因人而异，为 0.5 ～ 3mm。

4. 皮下脂肪（subcutaneous fat）

通常表现为皮肤下方厚度为 5 ～ 25mm 透亮的低密度带，其内可见有交错、纤细、密度较淡的线样影为纤维间隔、血管和乳房悬韧带（suspensory-ligament，又称 Cooper 韧带）。皮下脂肪层厚度随年龄及胖瘦不同而异：年轻致密型乳腺此层较薄，肥胖者此层较厚，脂肪型乳腺的皮下脂肪层与乳腺内脂肪组织影混为一体。

5. 纤维腺体组织（fibroglandular tissue）

X 线摄影上的所谓纤维腺体影是由许多小叶及其周围纤维组织间质重叠、融合而成的片状致密影，边缘多较模糊。通常，纤维腺体组织的 X 线摄影表现随年龄增长和妊娠、哺乳情况不同等而有较大变化：年轻或中年未育女性，因腺体及结缔组织较丰富，脂肪组织较少，X 线摄影表现为整个乳腺呈致密影，称为致密型乳腺；中年女性随着年龄增长，腺体组织逐渐萎缩，脂肪组织增加，X 线摄影表现为散在片状致密影，其间可见散在的脂肪透亮区；生育后的老年女性，整个乳腺大部或几乎全部由脂肪组织、乳腺导管、残留的结缔组织及血管构成，X 线摄影表现较为透亮，称为脂肪型乳腺。由于正常乳腺的 X 线摄影表现个体间差异很大，依据美国放射学院 2003 年第 4 版乳腺影像报告和数据系统（breastimaging reporting and data system，BI-RADS）将乳腺分为 4 型：脂肪型（乳腺内几乎全部为脂肪组织，纤维腺体组织＜ 25%）、少量纤维腺体型（乳腺内散在纤维腺体组织，占 25% ～ 50%）、多量纤维腺体型（乳腺呈不均匀致密表现，纤维腺体组织 51% ～ 75%）、致密型（乳腺组织非常致密，纤维腺体组织＞ 75%）。2013 年 BI-RADS 第 5 版对此进行了修改，不再以乳腺实质（即纤维腺体组织）与脂肪的百分比来分类，而主要根据构成乳腺的纤维腺体组织密度高低和分布范围划分，即脂肪型、散在纤维腺体型、不均匀致密型（包括弥漫和局限两种情况）和致密型（图 3-3）。这种分型的主要意义在于说明 X 线摄影对不同乳腺类型中病变检出的敏感性不同，对发生在脂肪型乳腺中病变的检出率很高，而对发生在致密型乳腺中非钙化性病变的检出率则明显降低，临床医师了解这一点很重要。

6. 乳腺导管（ducts）

正常人每个乳房有 15 ～ 20 支输乳管即乳腺导管，开口于乳头，呈放射状向乳腺深部走行（图 3-4）。X 线摄影有时可显示大导管，起自乳头下方，呈

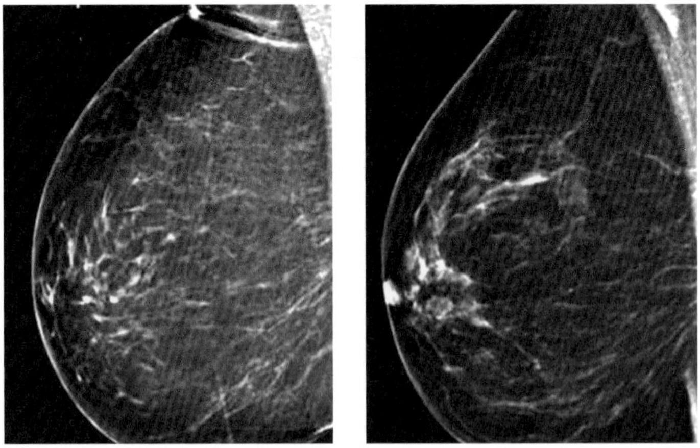

A　　　　B

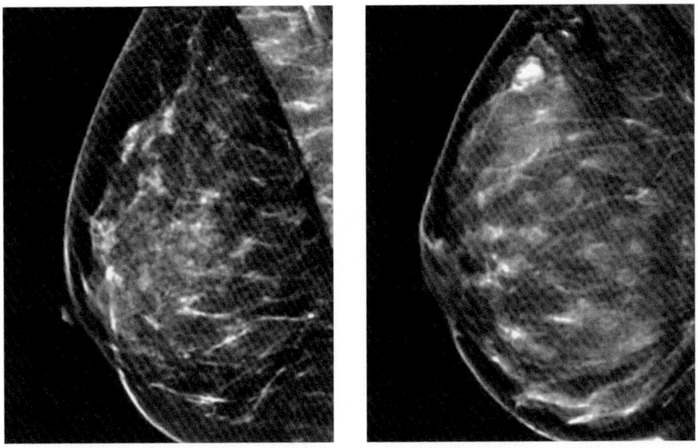

C　　　　　　　　　　D

图 3-3　乳腺纤维腺体组织分型

A. 脂肪型；B. 散在纤维腺体型；C. 不均匀致密型；D. 致密型

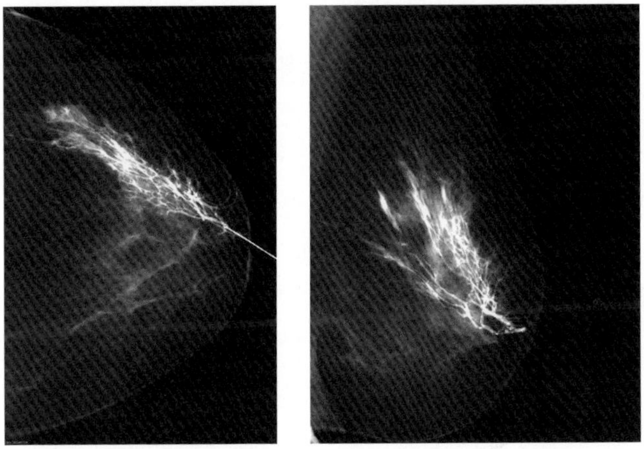

A　　　　　　　　　　B

图 3-4　正常乳腺导管造影

A. 左乳 CC 位；B. 左乳 MLO 位。经输乳管注入对比剂后，主导管及分支导管显影，形态、分布未见明显异常，未见明显异常充盈缺损

线样放射状向乳腺深部走行，但也可表现为均匀密度的扇形影而无法辨认各支导管。X 线摄影乳腺导管表现为线样影同纤维组织的线样影难以鉴别，可统称为乳腺小梁（breast trabeculae）。乳腺导管造影能清楚显示大导管及其分支导管。

7. 乳腺后脂肪（retromammary adipose）

乳腺后脂肪位于乳腺纤维腺体层后方、胸大肌前方，与胸壁平行，X 线摄影表现为线样透亮影，厚度 0.5 ～ 2mm，向上可达腋部。乳腺后脂肪通常不能显示完全。

8. 血管（vessel）

X 线摄影在乳腺上部的皮下脂肪层内多能见到线样静脉影，静脉的粗细因人而异，一般两侧大致等粗。未婚妇女静脉多较细小；生育及哺乳后静脉较粗。乳腺动脉在致密型乳腺多不易显示；在脂肪型乳腺有时可见弯曲走行的动脉影。动脉壁钙化时，呈双轨或柱状表现（图 3-5）。

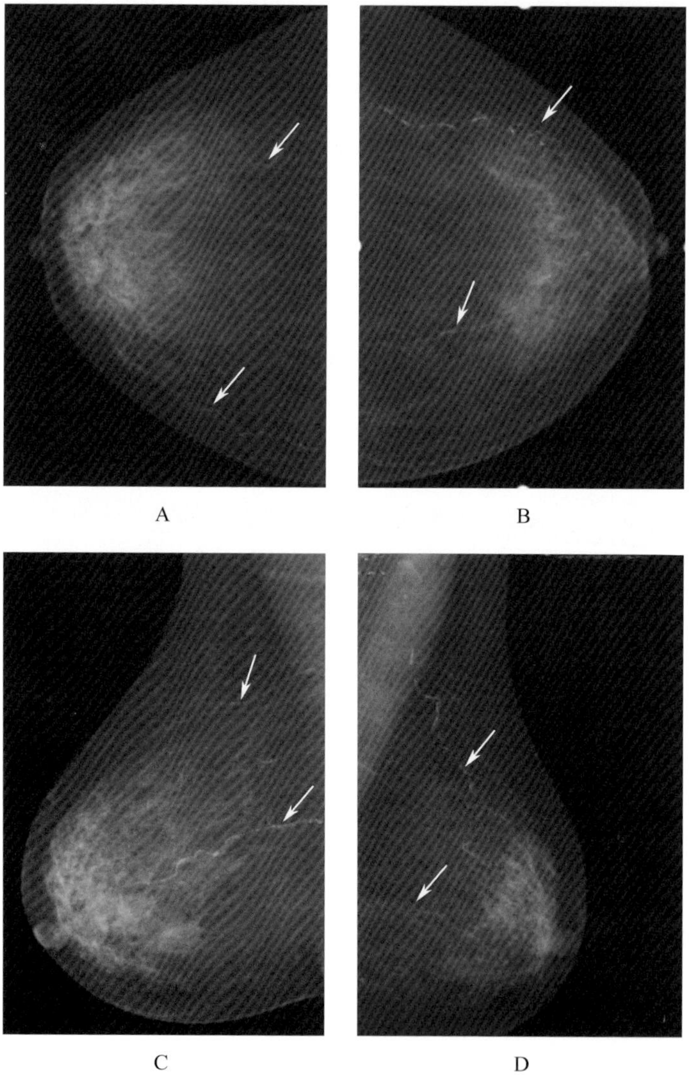

图 3-5　双乳 X 线摄影

A. 右乳 CC 位；B. 左乳 CC 位；C. 右乳 MLO 位；D. 左乳 MLO 位。乳腺血管壁钙化，双侧乳腺呈散在纤维腺体型，实质内未见明显异常密度影，双侧乳腺均可见多发血管壁钙化

9. 淋巴结（lymph node）

包括乳腺内淋巴结和腋窝淋巴结。正常乳腺内淋巴结（intram-ammary lymph node）一般不显示，偶尔可见圆形或肾形结节影，直径多小于1cm，边缘光滑，乳内淋巴结可出现在乳腺内的任何位置，但多位于外上方，常邻近静脉。

X线摄影常见的淋巴结多位于腋前或腋窝区，根据其与X线投照的关系可呈圆、卵圆或蚕豆状的环形或半环形影，边缘光滑。淋巴结的一侧凹陷称为淋巴结门，表现为低密度区，此处有较疏松的结缔组织，血管、神经和淋巴管由此进出淋巴结。正常淋巴结大小个体差异较大，当淋巴结内含有大量脂肪即脂肪化时可至数厘米（图3-6）。

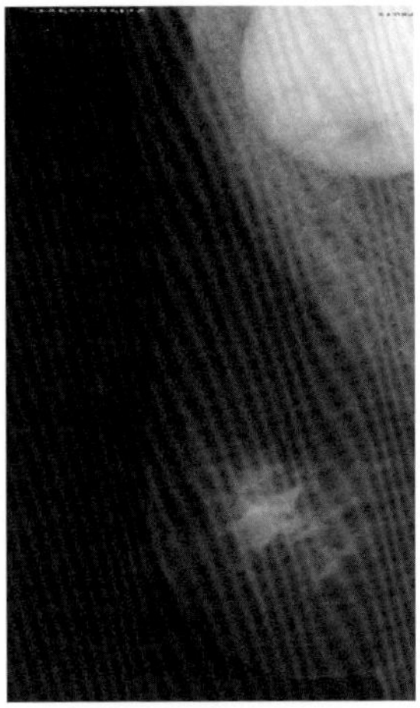

图3-6　腋窝孤立肿大淋巴结

第二节　正常乳腺超声表现

超声检查能清晰显示乳腺内各层结构。与其他影像学检查相同，女性不同生理状态下乳腺超声表现亦有所不同，主要表现为皮下脂肪层厚度和纤维腺体层回声的差异。正常乳腺各结构超声表现分述如下。

1. 皮肤

皮肤表现为边缘平滑、整齐的带状强回声，厚0.5～3mm，乳晕区及乳房下缘皱褶处皮肤厚度可至4mm。

2. 乳头

乳头位于乳房中心，表现为边界清楚的中低回声类圆形结节，其大小、回声因年龄、发育阶段及经产情况而异。年轻、未生育女性乳头较小、回声较低，哺乳期后乳头增大、回声略增强。

3. 皮下脂肪层和悬吊韧带

皮下脂肪层介于皮肤和纤维腺体层之间，其厚度个体差异较大，通常年轻女性皮下脂肪层较薄，随年龄增长和腺体退化，皮下脂肪层逐渐增厚。皮下脂肪层回声较纤维腺体低，通常乳腺超声检查在观察病变时，以脂肪组织回声作为等回声，并以此为参考判断乳腺病变的回声强度。皮下脂肪层内可见呈强回声表现的散在条索状或三角形的悬吊韧带，该结构在老年女性和皮下脂肪较多时容易显示。强回声的悬吊韧带可将皮下脂肪分隔为结节样表现，检查时注意勿将其诊断为肿瘤。脂肪型乳腺时皮下脂肪层和乳腺实质内脂肪组织无明确界限。

4. 纤维腺体组织和乳腺导管

乳腺深部为纤维腺体组织和乳腺导管。纤维腺体组织与脂肪组织相比表现为较高回声，其内可见或多或少的呈中低回声的脂肪组织，因此在某些扫查切面中，纤维腺体层内或其边缘的脂肪小叶可呈中低回声团块样表现，易造成误诊，此时需通过旋转探头多切面连续观察，如为脂肪小叶则可被拉长延伸至腺体组织内。以乳头为中心行放射状扫查时易于显示自乳头根部呈放射状分布的乳腺导管长轴，导管短轴切面呈圆形或椭圆形暗区，排列不整，但大小相似。通常在非哺乳期的正常乳腺不显示导管的管壁和无回声的管腔，当乳腺导管扩张时可见管状无回声区，管壁呈细的双线状较高回声，导管扩张明显时局部可呈囊样表现。输乳窦是正常导管最宽大的部分，位于乳头后方，宽度可达3mm。

与乳腺X线检查同样，正常乳腺超声表现存在很大个体差异，乳腺实质背景回声可分为均质背景和不均质背景。均质背景回声可以是脂肪型乳腺声像图表现（乳腺组织以脂肪为主，由脂肪小叶和条带状支持结构构成），也可以是致密纤维腺体型乳腺声像图表现（在皮下脂肪层下方是均匀回声的纤维腺体组织）。不均质背景回声可以是局限性的，也可以是弥漫性的，其特点是由多发小片状回声增强和减低区域构成，脂肪小叶和乳腺实质的交界面可产生声影，这种类型可能影响病灶检出的敏感性，或可能将正常组织结构误诊为病灶，因此实际工作中需应用一些操作技巧，有助于两者的识别。

5. 乳腺后脂肪间隙

介于乳腺纤维腺体层及胸肌之间的脂肪间隙，与胸壁平行，超声上呈线样或带状低回声，多数年轻女性乳后脂肪间隙菲薄，老年女性或脂肪较厚者显示境界清楚。

6. 胸大肌和肋骨

胸大肌呈低回声，表现为与解剖结构一致的肌纤维纹理，排列整齐，肌筋膜为线样强回声，连续光滑。肋骨呈弧形或线形强回声，后方有声影，肋软骨呈低回声，当短轴切面时可表现为边界清晰的圆形或圆形低回声区，部分后方伴声影，操作时应注意观察和认清解剖层次，避免将其误认为肿瘤。

7. 乳腺血管

彩色多普勒血流成像（color Doppler flowing imaging，CDFI）能够显示乳

腺血流信号。动态观察可见动脉血管搏动，血流频谱呈低速低阻型；静脉表现为连续性低振幅频谱。

8. 正常淋巴结

正常乳腺内或腋窝淋巴结呈圆形或卵圆形，一侧凹陷为淋巴结门，为淋巴管与血管出入部位，背侧圆突，为薄层结缔组织构成的被膜包绕。正常淋巴结声像图呈圆形或卵圆形，界限清楚，表面光滑，中央髓质为较强回声，周边皮质为低回声，皮质厚度较为均一。正常淋巴结血流信号稀少，部分可显示淋巴结门中央血流。

第三节　正常乳腺 MRI 表现

乳腺 MRI 表现因所用脉冲序列不同而有所差别，正常乳腺 T_1WI 图像及对应的解剖示意图如图 3-7 所示。

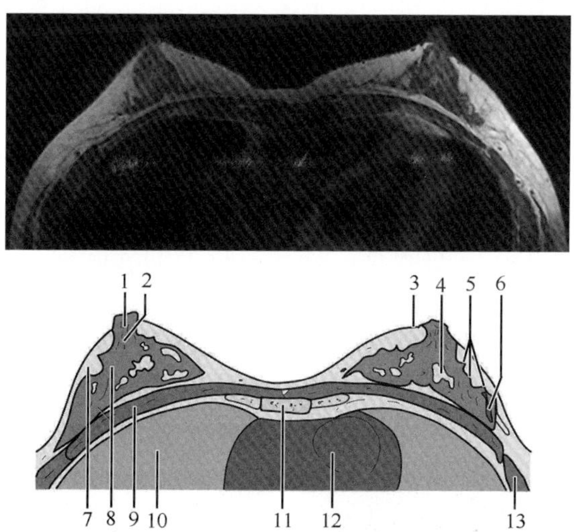

图 3-7　乳腺 T_1WI 及解剖示意

1—乳头；2—输乳管（乳腺导管）；3—皮肤；4—脂肪岛；5—Cooper 韧带；6—静脉；7—皮下脂肪；8—腺体；9—胸大肌；10—右肺；11—胸骨；12—心脏；13—前锯肌

1. 脂肪组织

通常在 T_1WI 和 T_2WI 上呈高信号和中高信号，而在脂肪抑制序列上均呈低信号，增强扫描后几乎无强化。

2. 纤维腺体组织和乳腺导管

在 T_1WI 和 T_2WI 上，纤维和腺体组织通常不能区分；T_1WI 上表现为较低信号或中等信号，与肌肉大致呈等信号；T_2WI 上，表现为中等信号（高于肌肉，低于液体和脂肪）；在 T_2WI 脂肪抑制像上则呈中等信号或较高信号。乳腺类型不同，MRI 表现有所差异：致密型乳腺的纤维腺体组织占乳腺的大部或全部，T_1WI 为低信号或中等信号，T_2WI 上为中等信号或稍高信号，周围是较高信号的脂肪组织；脂肪型乳腺主要由高信号或较高信号的脂肪组织构成，残留的部分条索状乳腺小梁在 T_1WI 和 T_2WI 上均表现为低信号或中等信号；中间混合型乳腺的表现介于脂肪型与致密型之间。动态增强 T_1WI 检查时，正常乳腺实质通常表现为轻度、渐进性强化，增强幅度一般不超过强化前信号强度的 1/3，如在经期或经前期也可呈中度甚至重度强化表现，双侧乳腺表现大致对称。乳腺导管最终汇集于乳头，以矢状位观察最清晰，当有导管扩张时可清晰显示。2013 年版乳腺影像报告和数据系统（BI-RADS）在 MRI 部分增加了乳腺纤维腺体组织量（fibroglandular tissue，FGT）和乳腺背景实质强化（background parenchymal-enhancement，BPE）内容。MRI 上依据乳腺纤维腺体组织量的不同分为 4 种类型：脂肪型、散在纤维腺体型、不均匀致密型、致密型（图 3-8），与乳腺 X 线检查不同，乳腺纤维体组织量的多少不影响 MRI 诊断效能。依据动态增强后第一时相（约 90s）乳腺背景实质强化范围所占比例，将乳腺背景实质强化也分为 4 种类型：几乎无背景强化、轻度背景强化、中度背景强化和重度背景强化（图 3-9），乳腺背景实质强化明显通常导致 MRI 诊断困难，特别对较小的乳腺癌可能导致其漏诊。

3. 皮肤和乳头

乳房皮肤厚度大致均匀，增强后呈程度不一的渐进性强化。双侧乳头大致对称，亦呈轻至中等程度渐进性强化。

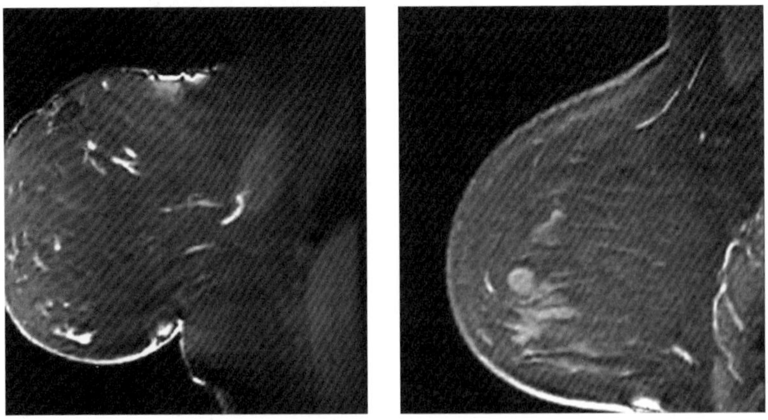

A　　　　B

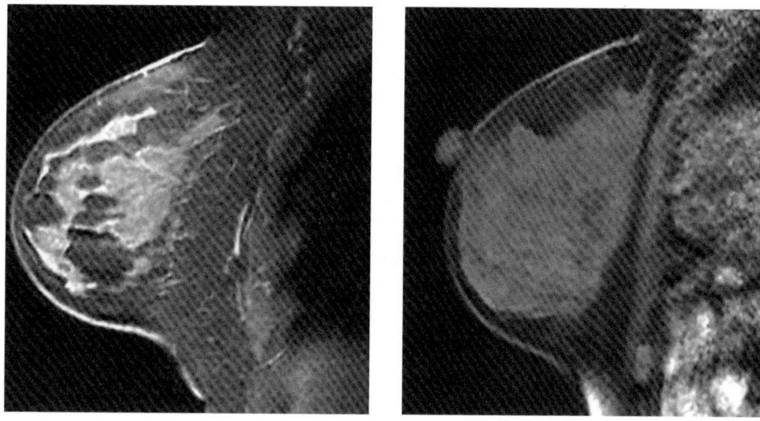

C　　D

图 3-8　乳腺纤维腺体组织量（FGT）

A. 脂肪型；B. 散在纤维腺体型；C. 不均匀致密型；D. 致密型

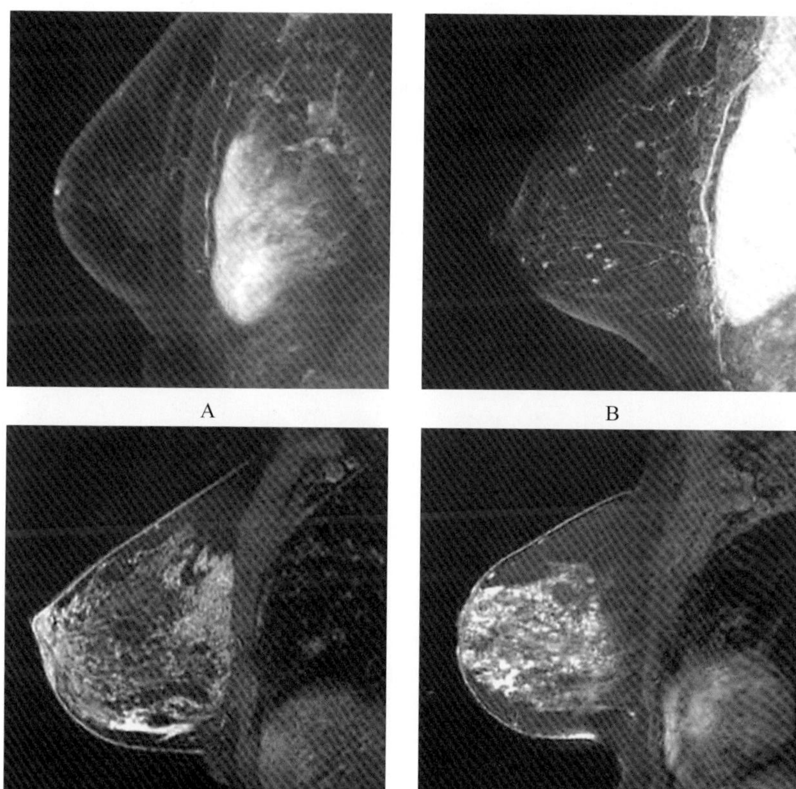

A　　B

C　　D

图 3-9　乳腺背景实质强化（BPE）

A. 几乎无背景强化；B. 轻度背景强化；C. 中度背景强化；D. 重度背景强化

第四节　正常乳腺 CT 表现

正常乳腺的 CT 平扫表现与乳腺 X 线表现类似，但 CT 的密度分辨率高，可通过调节窗位和窗宽，观察不同密度结构，清晰地显示乳头、皮肤、皮下脂肪层及悬韧带等，这些结构 CT 表现与 X 线片类似，并可通过测量获得不同正常组织的 CT 值。增强检查则可观察乳腺的血供情况。

1. 脂肪组织

乳腺脂肪组织在 CT 上清晰可辨，呈低密度，CT 值为 −110 ～ −80Hu。CT 对乳腺后脂肪间隙的显示明显优于 X 线检查。

2. 纤维腺体组织和乳腺导管

纤维腺体组织在 CT 上表现为片状致密影，其内可见或多或少的斑点或斑片状低密度的脂肪岛。纤维腺体的 CT 值随年龄和生理变化而不同，为 10 ～ 30Hu。乳腺实质类型不同，CT 表现亦有所差异：致密型乳腺呈一致性致密影，缺乏组织间层次对比；脂肪型乳腺密度较低，层次对比较为清晰；而中间混合型表现则介于脂肪型与致密型之间（图 3-10）。CT 增强扫描，正常纤维腺体显示轻度强化，CT 值增加 10 ～ 20Hu。大导管在 CT 上表现为乳头下呈扇形分布的致密影，多难以辨认出各支乳腺导管。

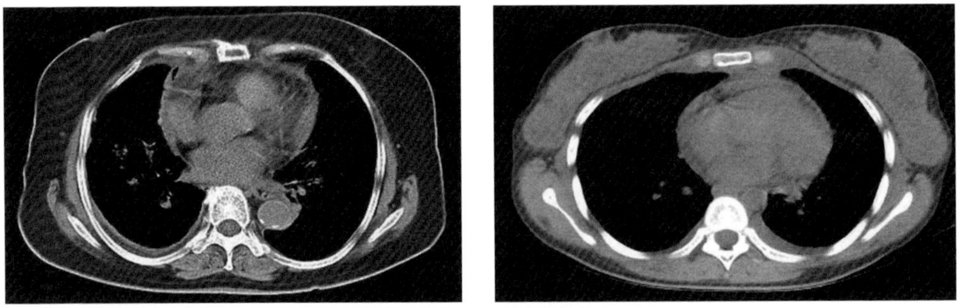

A　　B

图 3-10　乳腺 CT 图像

A. 脂肪型；B. 致密型

第四章

乳腺基本病变影像学表现

第一节　乳腺基本病变的 X 线表现

为便于国内外的相互交流，对乳腺 X 线平片上的各种异常表现运用共同认可的、统一的词汇来表达与描述，依据美国放射学会（American College of Radiology，ACR）的乳腺 BI-RADS（2013 年第 2 版）定义，乳腺常见基本病变的 X 线表现包括肿块、钙化、结构扭曲、不对称、皮肤病变、孤立导管扩张及相关征象。

一、肿块

肿块（masses）是一种三维占位性病变，它在两个投照位都能看到，可看到完整或部分外凸的边缘，中心比外周密度更高（不透 X 线肿块）。对于肿块的分析应包含以下几个方面（图 4-1 ～图 4-4）。

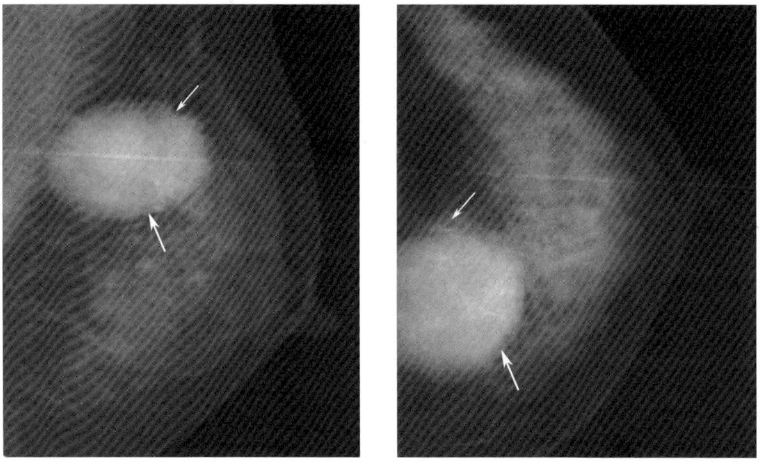

A　　　　　　　　B

图 4-1　乳腺肿块 X 线表现

A. 左乳 MLO 位；B. 左乳 CC 位。左侧乳腺内上象限见卵圆形高密度肿块，边缘清晰。肿块旁见团簇状分布无定形钙化

1. 形状

肿块的形状分为卵圆形、圆形、不规则形，按此顺序，良性病变的可能性依次递减，而癌的可能性依次递增。①卵圆形：肿块表现为椭圆形或卵圆形（可能包含 2 ～ 3 个波浪状起伏）。②圆形：肿块具有球状的外形。③不规则形：此类肿块的形状既不是圆形也不是卵圆形，在乳腺 X 线摄影中，此描

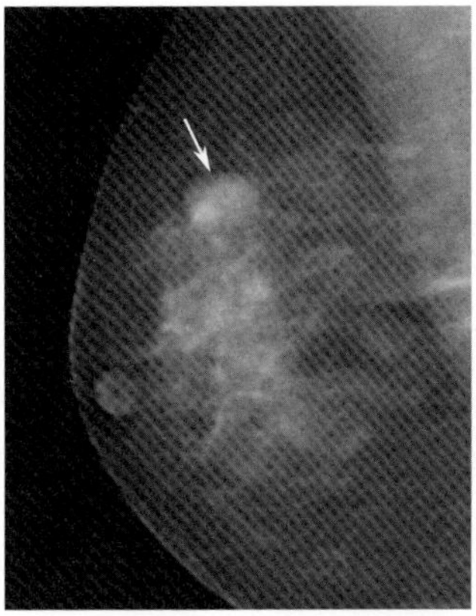

图 4-2　乳腺肿块 X 线表现

右乳 MLO 位。右侧乳腺上象限见卵圆形高密度肿块，边缘呈遮蔽状。

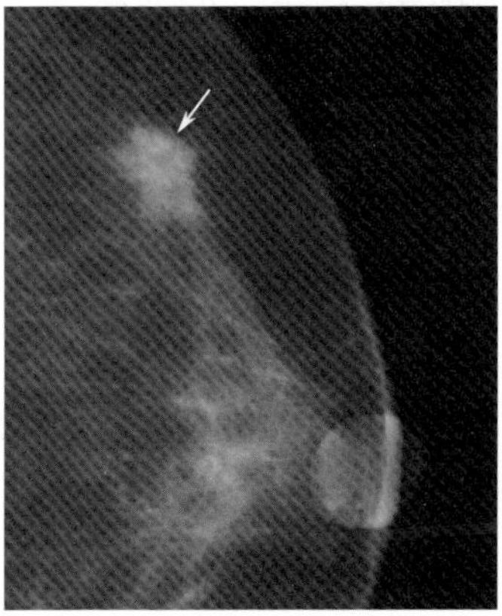

A

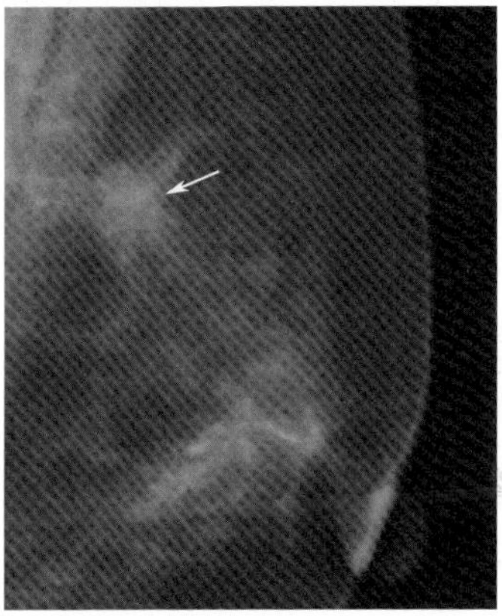

B

图 4-3　乳腺肿块 X 线表现

A. 左乳 CC 位；B. 左乳 MLO 位。左侧乳腺外上象限见不规则高密度肿块，边缘见毛刺

述一般提示可疑病灶。

2. 边缘

边缘是指病变的边界或界限，包括清晰、遮蔽状、微分叶、模糊、毛刺状。与形状描述一样，边缘也是判定肿块良恶性的重要指标。

① 清晰：病变和周围组织密度上突然的过渡形成了清晰的边缘，在乳腺 X 线摄影上，肿块边缘要被定义为清晰必须有 75% 以上边缘是清晰的。

② 遮蔽状：是指边缘与周围乳腺纤维组织重叠而被遮挡。这种描述常用在当一个肿块边缘一部分清晰、另一部分（> 25%）被遮挡的时候。

③ 微分叶：肿块边缘呈小波浪状，一般提示可疑病灶。

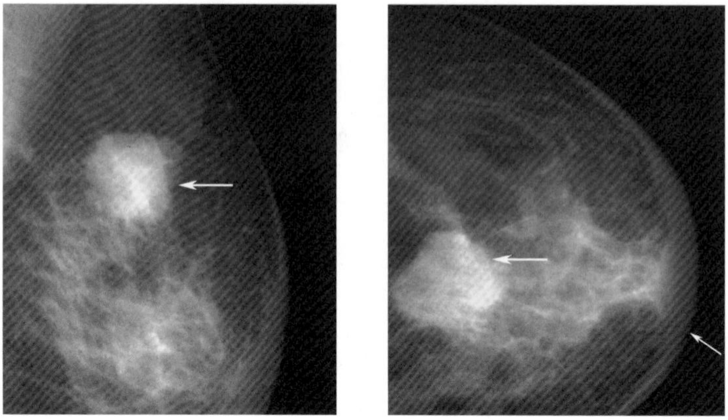

图 4-4　乳腺肿块 X 线表现

A. 左乳 MLO 位；B. 左乳 CC 位。左侧乳腺上象限见卵圆形高密度肿块，边缘模糊。乳腺皮肤明显增厚

④ 模糊：肿块和周围组织之间完全或部分没有界限，且不是由于与周围组织重叠所造成的边缘模糊。多提示可疑病灶。

⑤ 毛刺状：从肿块放射出多条线影，一般提示可疑病变。

3. 密度

用来描述肿块相对于等体积的乳腺组织而表现出的 X 线衰减程度，包括高密度、等密度、低密度、含脂肪密度。高密度肿块恶性可能性要远高于等密度或低密度肿块的恶性可能性。

二、钙化

1. 典型良性钙化（图 4-5）

① 皮肤钙化（calcifications）：常有中心透亮区，常见于乳房下皱襞、胸骨旁、腋窝和乳晕周围，直径最大不超过 5mm。

② 血管钙化：平行轨道样钙化，或与血管结构有显著关系的线样管道状钙化。

③ 粗大或“爆米花”样钙化：典型的乳腺纤维腺瘤退变产生的钙化（长径＞ 2 ～ 3mm）。

④ 大杆状钙化：与乳腺导管扩张有关，可以形成实心或断续的、光滑线样杆状形态，多数直径为 0.5mm 或更粗。

⑤ 圆形钙化：如此钙化为多发，则大小和亮度经常不同，当钙化小于 0.5mm 时，称之为“点状”钙化。

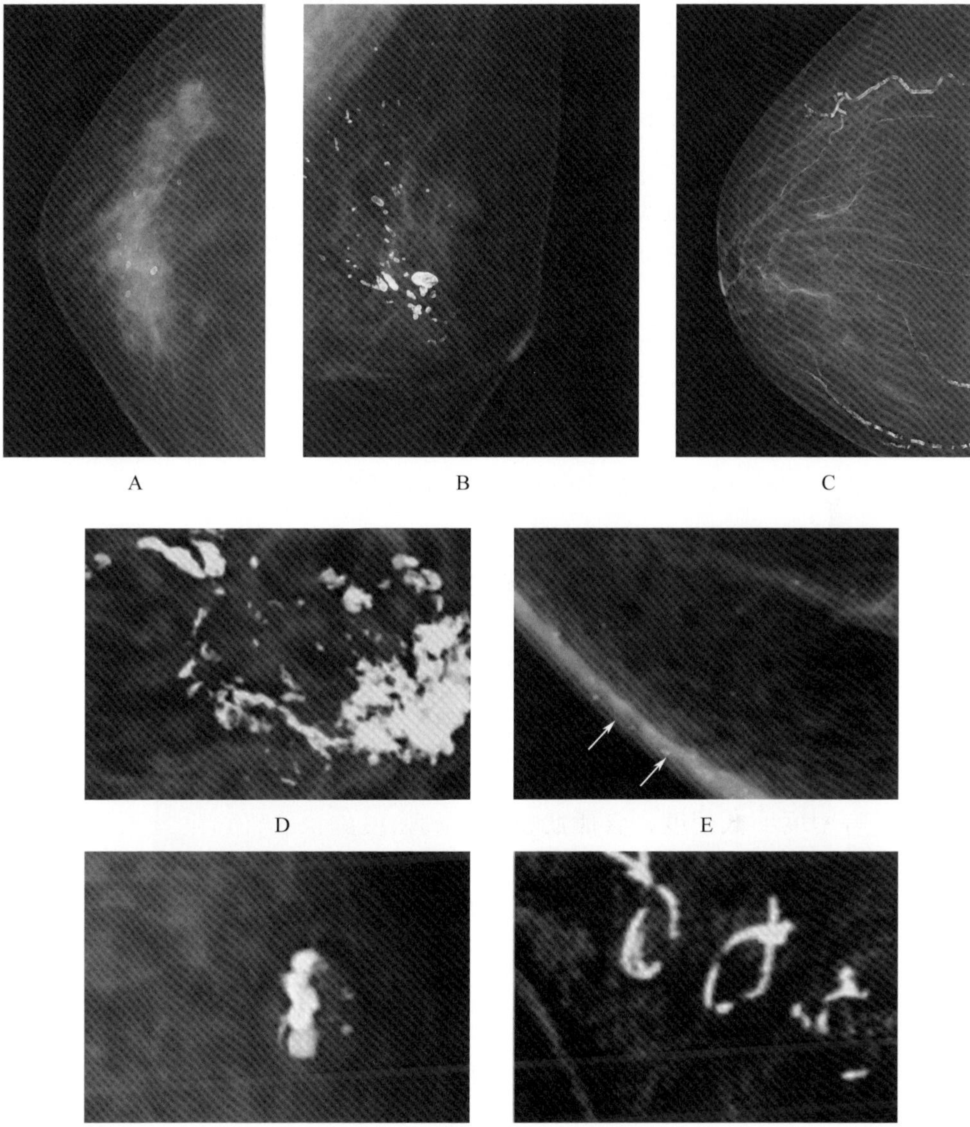

图 4-5　乳腺典型良性钙化

A. 右乳 CC 位，散在分布圆形钙化；B. 左乳 MLO 位，大杆状钙化；C. 右乳 CC 位，血管钙化；D. 左乳 MLO 位，营养不良性钙化；E. 右乳 CC 位，皮肤钙化（箭头所示）；F. 左乳 CC 位，爆米花样钙化；G. 右乳 MLO 位，缝线样钙化

⑥ 边缘型钙化：圆形或卵圆形，表面光滑，大小 1 ～ 10mm 不等，位于边缘的钙化层厚度通常小于 1mm。常见于油样囊肿或单纯囊肿壁的钙化。

⑦ 营养不良性钙化：常见于接受过放疗、创伤或手术的乳房。形态不规

则，一般＞ 1mm，常伴中心透亮区。

⑧ 钙乳钙化：为囊肿或微囊肿内钙质沉积的表现，常呈团簇状分布，CC 位常显示不明显，表现为模糊的、圆形或无定形钙化，MLO 位钙化显示更清晰，呈半月形、新月形、弧形（凹面向上）或沿囊肿壁分布的线性钙化。此类钙化最重要的特点为其形状会因投照体位的改变而不同。

⑨ 缝线钙化：为缝合线上钙质沉积，典型表现为线状或管状，常可见线结。

2. 可疑形态钙化

① 无定形钙化：此类钙化很小或很模糊，以至于无法进一步确定其特征性形态（图 4-6）。团簇状、线样或段样分布的无定形钙化需进一步做活检，双侧均有的、弥漫分布的无定形钙化常认为是良性的。

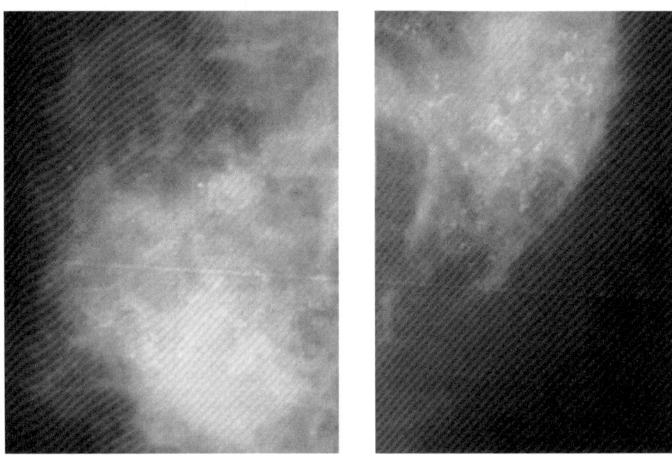

A　　　　B

图 4-6　乳腺可疑恶性钙化

A. 右侧乳腺 MLO 位（局部放大）；B. 左侧乳腺 CC 位（局部放大）。双侧乳腺内见区域性分布无定形钙化

② 粗糙不均质钙化：此类钙化形状不规则，易于识别，大小为0.5～1mm，有聚集趋势（图 4-7），此类钙化可能与恶性病变相关，但更常见于纤维腺瘤，或纤维化，或创伤后发展为营养不良性钙化的部位。

③ 细小多形性钙化：此类钙化大小、形态各异，一般直径＜ 0.5mm。

④ 细线样或细分枝状钙化：此类钙化为薄的、线性的不规则钙化，一般不连续，管径＜ 0.5mm（图 4-8）。偶见树枝状结构（图 4-9），提示管腔内肿瘤浸润、填充。

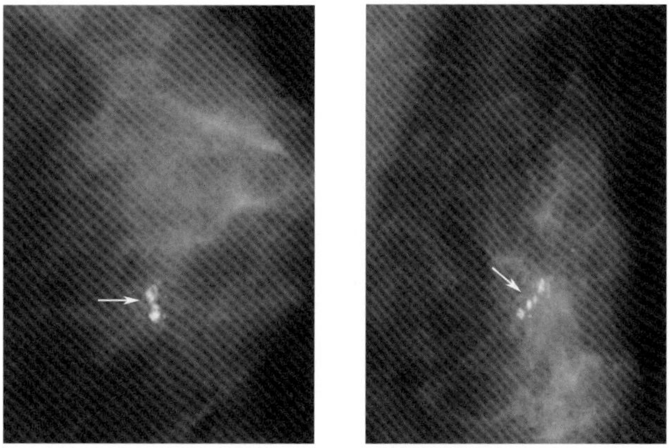

A　　　　B

图 4-7　乳腺可疑恶性钙化

A. 左乳 CC 位；B. 左乳 MLO 位。左乳内上象限见线样分布的粗糙不均质钙化

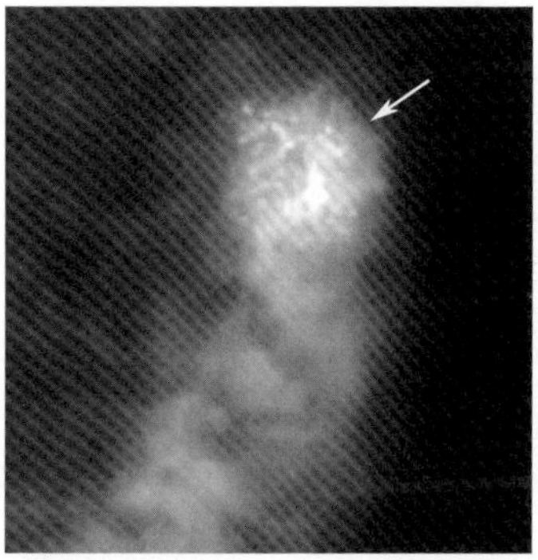

图 4-8　乳腺可疑恶性钙化

左乳 MLO 位。左乳上象限加团簇状分布细小多形性钙化

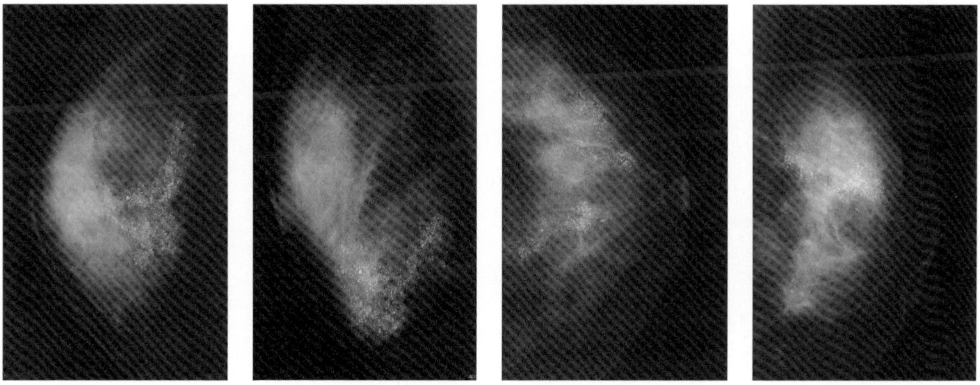

A　　　　B　　　　C　　　　D

图 4-9　乳腺可疑恶性钙化

A. 右乳 CC 位；B. 右乳 MLO 位；C. 左乳 CC 位；D. 左乳 MLO 位。双侧乳腺均见段样分布细分枝状钙化

3. 分布（图 4–10）

① 弥漫性：随机分布在整个乳腺中，此种分布的点状钙化和无定形钙化一般都是良性的。

② 区域性：指钙化大量的分布于较大体积的腺体组织内（最大径＞ 2cm），并不局限于一个导管系统，恶性的可能性略小。

③ 团簇状：指相对少的钙化占据一小体积的乳腺组织。下限是 5 个钙化灶聚集在 1cm 范围内，上限是更多钙化灶聚集于小于 2cm 的范围内。

④ 线样：指钙化呈线性分布。此种分布提示钙化沉积于导管内，应考虑恶性可能。

⑤ 段样：提示钙质沉积在一个或多个导管及其分支，应考虑乳腺一叶或一段内广泛存在的或多灶的乳腺癌可能。

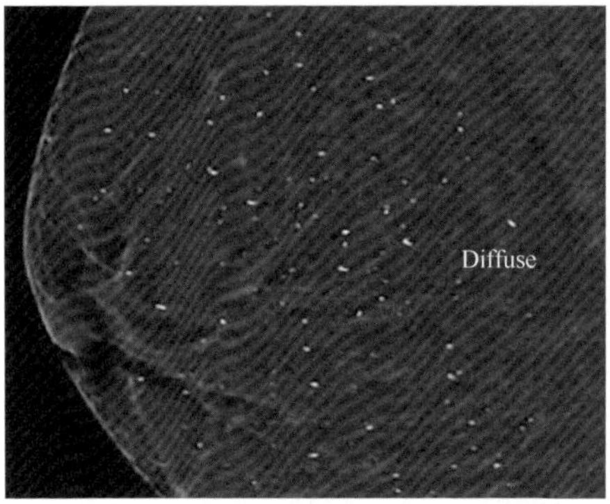

A. 弥漫分布

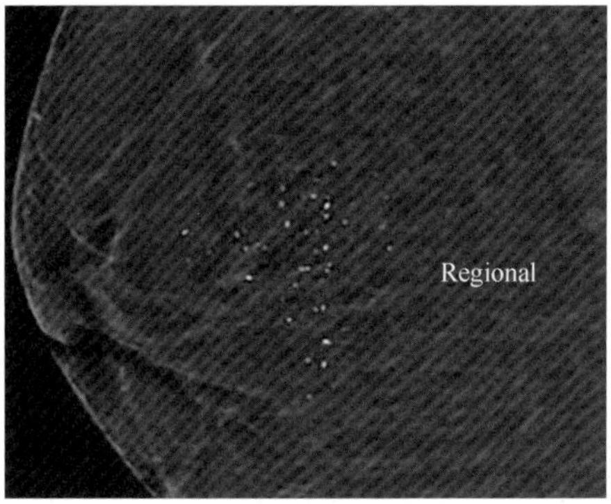

B. 区域分布

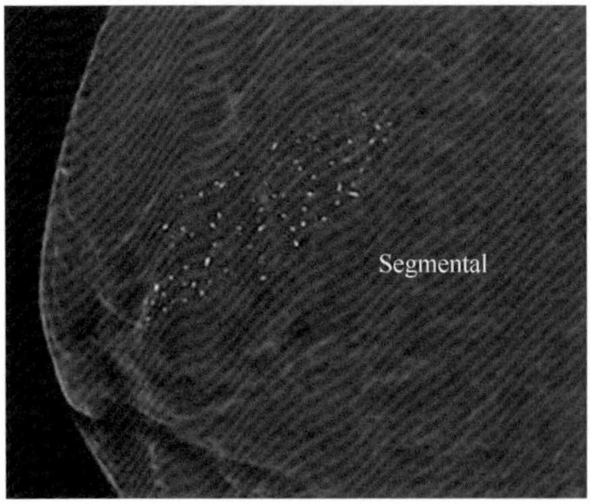

C. 段样分布

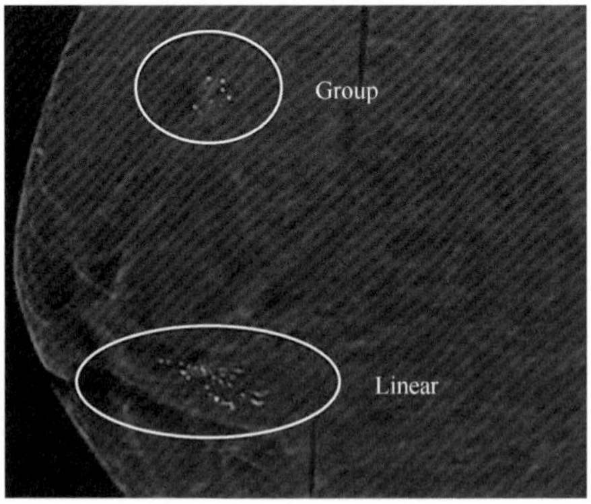

D. 团簇状分布及线样分布

图 4–10　乳腺钙化分布示意

三、结构扭曲

结构扭曲（architectural distortion）指乳腺实质变形失常，未见明显肿块影。在乳腺 X 线摄影中，此种描述包括从某一点发出细线影或毛刺影，或是乳腺实质边缘的局灶收缩、扭曲变形或曲度消失。如果患者没有明确的创伤史或手术史，应考虑可疑恶性或放射状瘢痕。

四、不对称

不对称（asymmetries）表现为单侧的纤维组织密度增高，而不足以诊断为高密度肿块的影像表现。

① 结构不对称：为一片只可在一个投照体位上看到的高密度影，常由正常腺体的叠加重合造成。

② 整体不对称：单侧乳腺的大片纤维腺体致密影（至少一个象限），常提示正常乳腺结构的变异（图 4-11）。

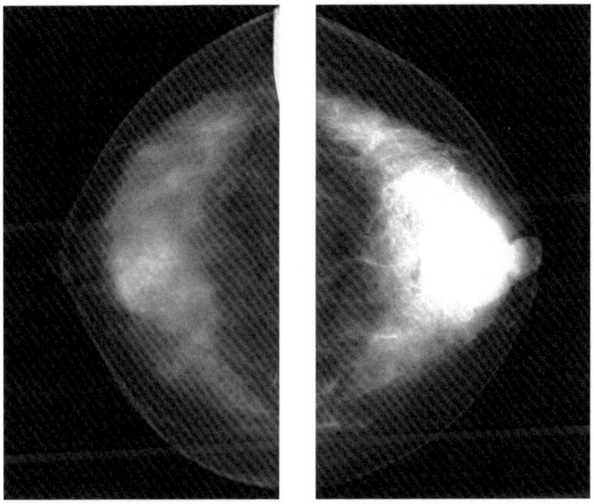

A B

图 4-11 乳腺纤维组织不对称

A. 右乳 CC 位；B. 左乳 CC 位。整体不对称，左侧乳腺密度较对侧明显增高

③ 局灶不对称：单侧乳腺的局限的纤维腺体致密影（小于一个象限）（图 4-12）。可见于不同投照体位，且形态相似，提示这是一个真正异常表现而非腺体重叠。

④ 进展性不对性：指与之前的影像检查对比，有新发、变大或更明显的局灶不对称，约 15% 进展性不对称最终证实为恶性。

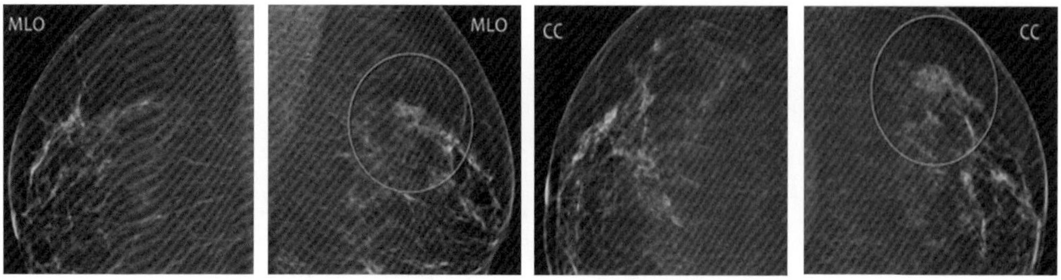

A　B　C　D

图 4-12　乳腺纤维组织不对称

A. 右乳 MLO 位；B. 左乳 MLO 位；C. 右乳 CC 位；D. 左乳 CC 位。左侧乳腺外上象限见局灶性不对称影

五、皮肤病变

皮肤病变如被投照到乳腺组织中，容易被误认为是乳腺内病变。

六、孤立导管扩张

表现为单侧管状或分支状结构，多提示扩张或增宽的导管。

七、相关征象

包括皮肤的回缩、乳头回缩、皮肤增厚、小梁增厚、腋窝淋巴结肿大等。

第二节　乳腺基本病变的超声表现

一、肿块

肿块是三维的空间占位。使用二维超声扫查，肿块应该在两个不同切面上同时可见。使用容积超声的话应该在三个切面上可见。

1. 形状

① 卵圆形：表现为椭圆形或卵形（可能包括 2 个或 3 个波浪状起伏，即平缓分叶或大分叶）。

② 圆形：指肿块具有球状外形。前后径与横径相等。在垂直的两个切面上均为圆形。

③ 不规则形：病变形状既不是圆形也不是卵圆形。

2. 方向（超声特有，以皮肤线为参考）

① 平行：肿块长轴平行于皮肤线（图 4-13）。稍有倾斜也可认为是平行

方向。② 不平行：肿块长轴与皮肤不平行（图 4-14）。即前后径或垂直径大于横径或水平径。这些肿块也可与皮肤线呈一定斜度。圆形肿块的方向定义为不平行。

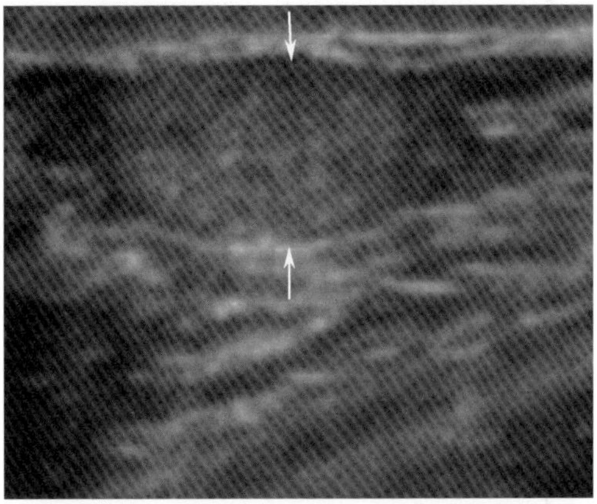

图 4-13　乳腺良性病变，平行于腺体方向生长，纵横比 < 1，乳腺脂肪瘤

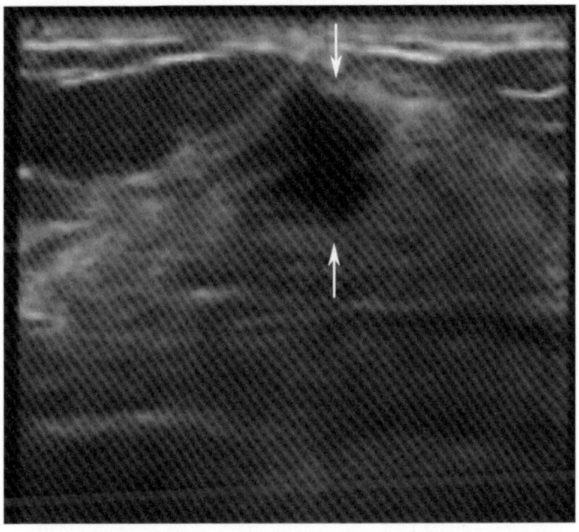

图 4-14　乳腺恶性病变，与腺体方向不平行，纵横比 > 1，乳腺癌

3. 边缘

清晰、不清晰（模糊、成角、微分叶、毛刺状）。

4. 回声类型（以乳腺脂肪为基准）

① 无回声：无内部回声（图 4-15）。

② 高回声：回声比脂肪更高，或与纤维腺体组织相近。

③ 囊实性混合回声：包含无回声（囊性或液体）和高回声（实性）成分的肿块（图 4-16）。

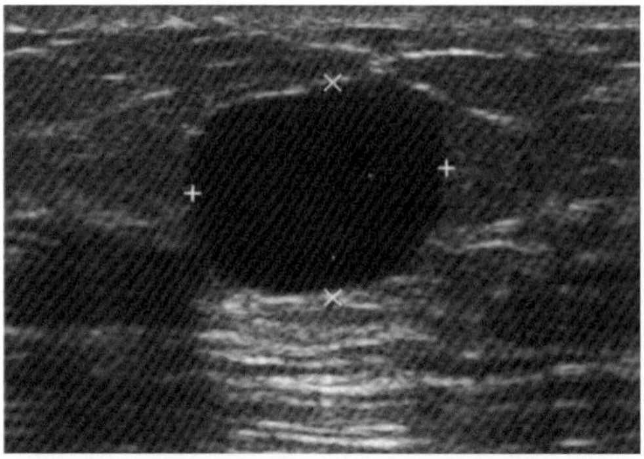

图 4-15 乳腺类圆形无回声病变，边界清晰光滑，后方回声增强，病理乳腺囊肿

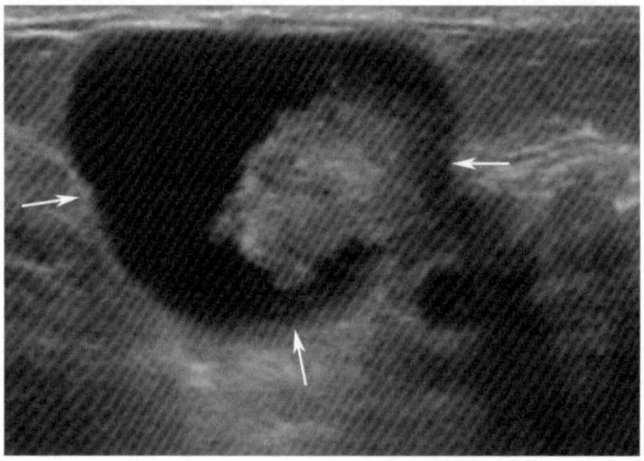

图 4-16 乳腺囊实性肿块，侧壁见乳头状实性回声突向无回声囊腔内，病理为乳腺导管内乳头状瘤

④ 低回声：回声比脂肪低，特征为整个肿块为低水平的回声（如复杂囊肿或纤维腺瘤）（图 4-17）。

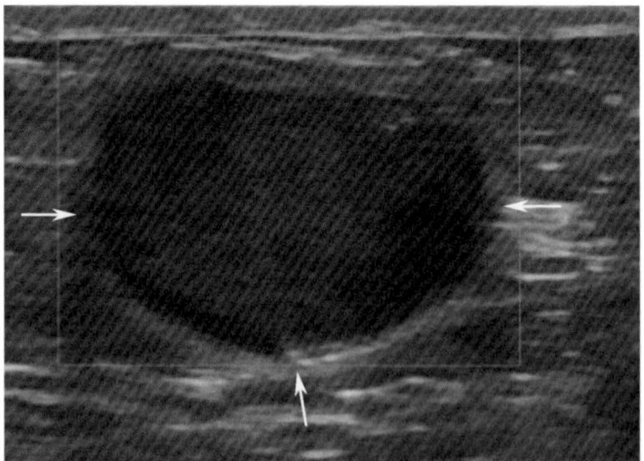

图 4-17 乳腺类圆形低回声肿块，内部回声较均匀，边界清晰，有包膜，后方回声轻度增强，病理乳腺纤维腺瘤

⑤ 等回声：回声与皮下脂肪相同。

⑥ 不均回声：实性肿块内部包含多种回声类型（图 4-18）。

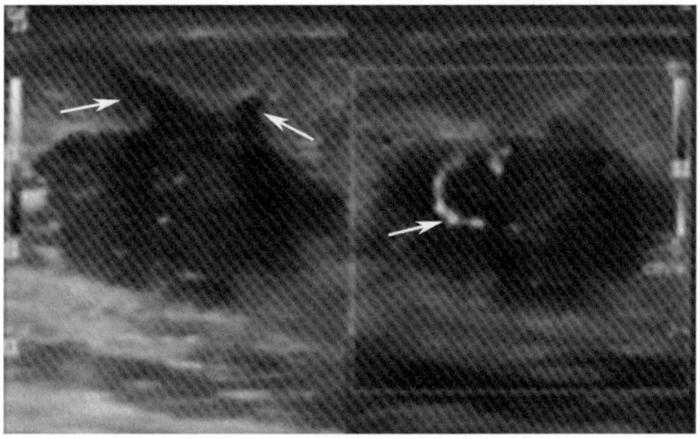

图 4-18 乳腺低回声不规则肿块，边缘不清楚，成角，肿块内血流丰富，病理乳腺浸润性导管癌

⑦ 后方回声：反映了肿块相对于周围组织的声波衰减特征。包括后方回声无改变、后方回声增强、声影、后方混合性改变。

二、钙化

与乳腺 X 线摄影比，超声不易显示特征性钙化。钙化在超声上可表现为强回声光点，伴或不伴后方声影，可以为肿块内部钙化或肿块外部钙化。通常恶性钙化多细小（直径≤ 0.5mm），表现为大小不一，形态各异的细小沙粒状、细线状或分支状钙化（图 4-19）；良性钙化常多粗大（直径＞ 0.5mm）（图 4-20）。

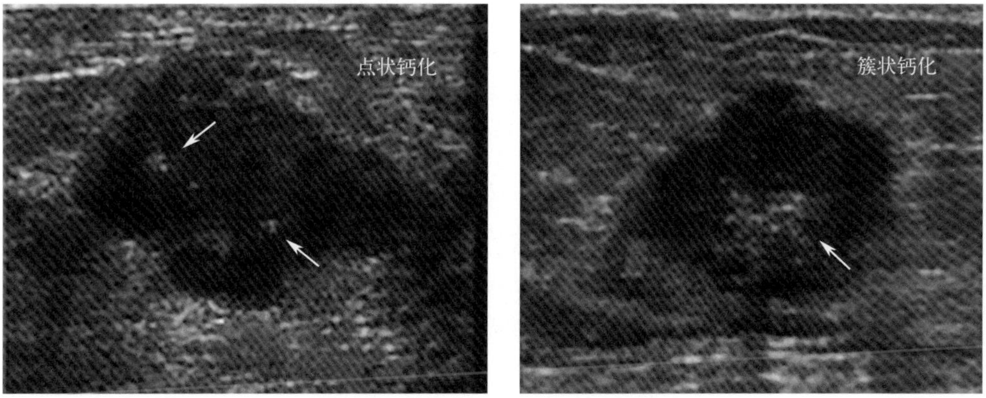

图 4-19 乳腺恶性钙化，乳腺癌

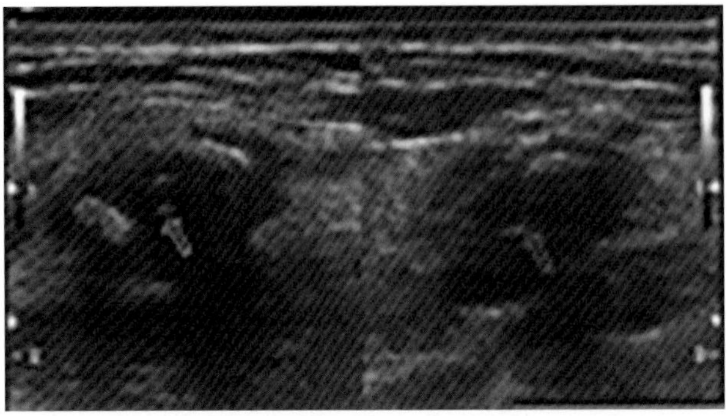

图 4-20　乳腺粗大良性钙化，伴后方声影，纤维腺瘤伴钙化

三、相关征象

1. 结构扭曲

表现为正常乳腺结构不清，内部呈强弱不等的网格状回声。可见于良、恶性病变。

2. 导管改变

正常情况下，乳腺导管如树枝般平滑、规则、逐级的分叉，从乳头到外周实质管径逐渐缩小。导管异常改变，表现包括导管囊状扩张、导管口径和（或）分支异常、导管与恶性肿块相连以及导管内肿块、栓子或沉积物。

3. 皮肤改变

皮肤增厚、皮肤回缩。

4. 血流

一个肿块或病变的血供丰富与否应该以对侧乳房正常区域或同侧乳房未累及区域为参照。可表现为无血流、内部血流、边缘血流。

5. 弹性成像

目前对于弹性成像的颜色标识尚未统一，多数情况下机器默认蓝色代表软，红色代表硬。程度可分质软、质中、质硬。

6. 腋窝淋巴结

对于淋巴结的观察应该包括形态、内部回声、血流情况等。乳腺及腋窝正常的淋巴结声像图上类似肾，可见淋巴门和周围围绕的皮质结构，皮质厚度多小于 3mm，长短径比多≤ 2，血流多为中心型，分布于淋巴门区。转移性淋巴结多表现为单个、多个或融合，形态不规整，皮髓质分界不清且回声较低（图 4-21），CDFI 表现为周边型或混合型血流分布。

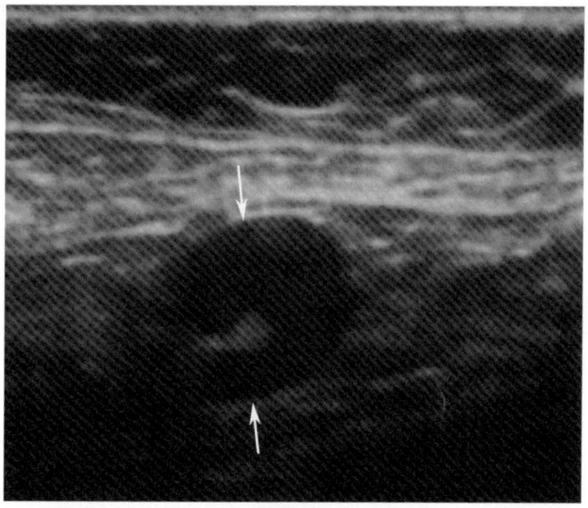

图 4-21　乳腺癌腋窝淋巴结转移，表现为淋巴结肿大，髓质强回声虽然存在，但比例明显减少

第三节　乳腺基本病变的 MRI 表现

通常，MRI 对乳腺病变的分析应包括形态学表现、信号强度和内部结构，尤其是动态增强后强化分布方式和血流动力学表现特征。

一、点状病变

点状病变是点状强化灶，因为太小而难以用某个特定的形态特征来定性，并且强化之前的平扫没有对应的异常（图 4-22 ～图 4-24）。点状病变没有占

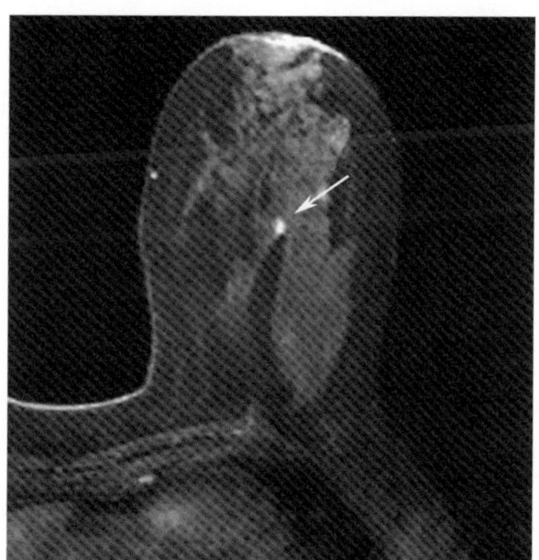

图 4-22　点状病变

T_1WI 增强扫描轴位，孤立点状病变，病理为小叶原位癌

位效应，也不是肿块。一般来说，其大小均在几毫米，但不建议采用严格的大小标准。广泛的散在分布的微小强化点之间间隔以正常的非强化乳腺组织，通常代表一种背景实质强化（BPE）的模式。如果点状病变表现为不规则形状、不清晰的边缘或者具有内部增强特征，应将其归为肿块。

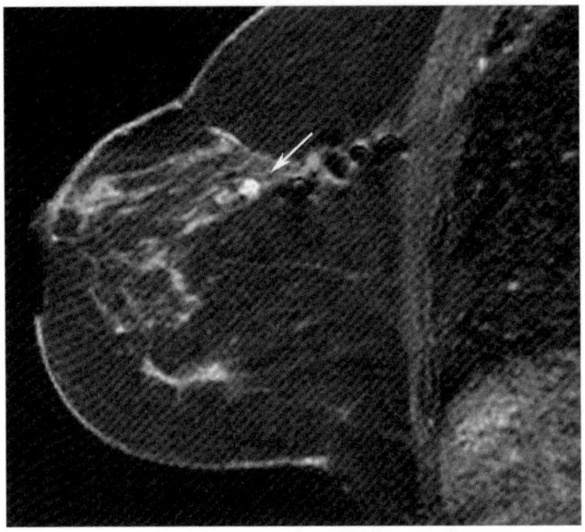

图 4-23　点状病变

T_1WI 增强扫描矢状位，术区孤立点状病变，病理提示为导管原位癌

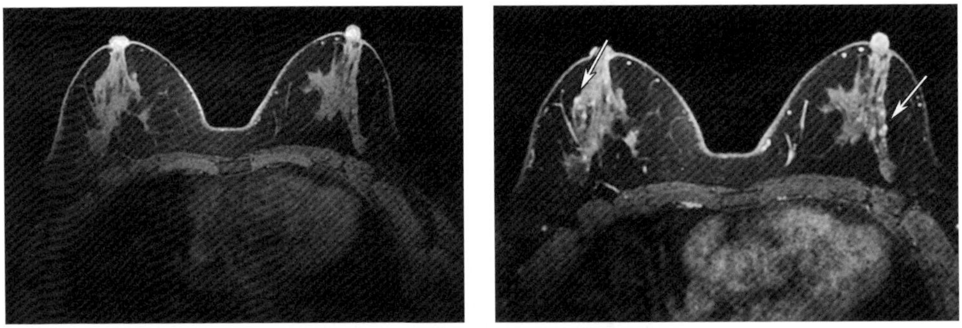

A. T_1WI 增强扫描蒙片　　B. T_1WI 增强扫描

图 4-24　多发点状病变

增强扫描示多发点状强化，提示乳腺背景实质强化

二、肿块

肿块是三维立体的，有占位效应。其边缘外凸，形状通常可分为卵圆形、圆形和不规则形。

1. 形状

（1）卵圆形　指肿块表现为椭圆形或卵形（可能包含 2 个或 3 个波浪状

起伏）（图 4-25 ～图 4-30）。

（2）圆形　指肿块具有球状外形。

（3）不规则形　指病变既非圆形又非卵圆形（图 4-31 ～图 4-34）。MRI 上不规则形通常提示可疑病变。

2. 边缘

指病变的病灶的界限或边界，是鉴别肿块良恶性的重要参数。

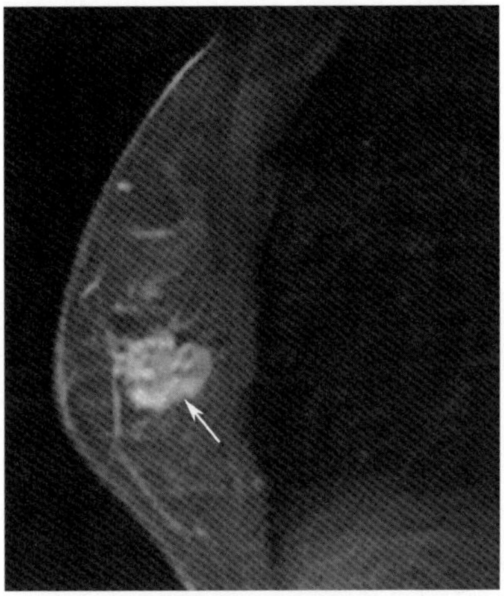

T_1WI 增强扫描矢状位

图 4-25　肿块

卵圆形肿块，边缘不规则，边缘强化。病理提示浸润性导管癌

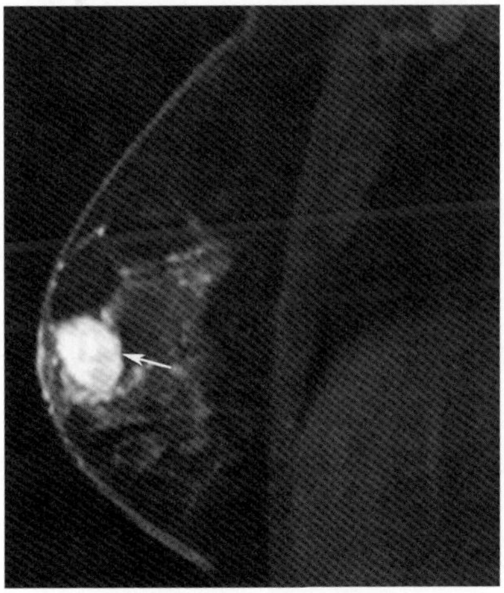

T_1WI 增强扫描矢状位

图 4-26　肿块

卵圆形肿块，边缘清晰，内部强化均匀，病理提示叶状肿瘤

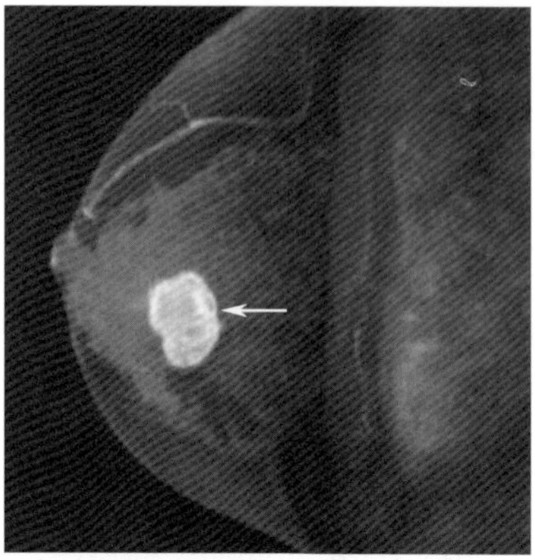

T_1WI 增强扫描矢状位

图 4-27　肿块

卵圆形肿块，边缘清晰，边缘强化。病理提示浸润性导管癌

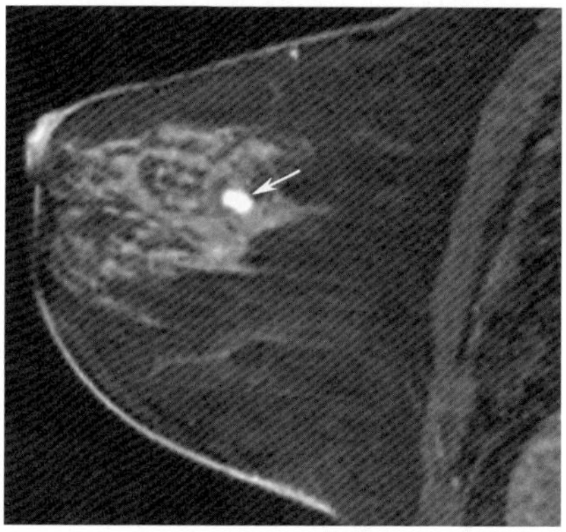

T_1WI 增强扫描矢状位

图 4-28　肿块

卵圆形肿块，边缘清晰，内部强化均匀。病理提示纤维腺瘤

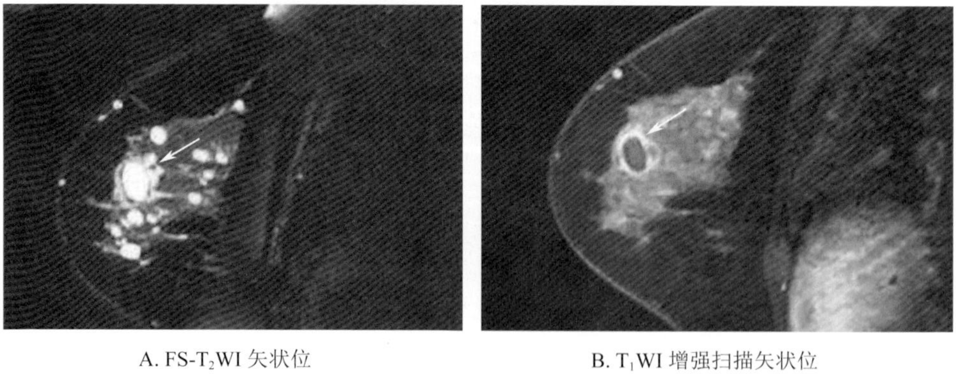

A. FS-T_2WI 矢状位　　B. T_1WI 增强扫描矢状位

图 4-29　肿块

卵圆形肿块，FS-T_2WI 呈明显高信号，边缘不清晰，增强扫描边缘强化。提示囊肿并感染

（1）清晰　指病变边界明确，与周围组织间有明显区别（图4-26～图4-28、图4-30）。MRI 描述边缘清晰的肿块，其全部边界都必须是清楚的，只要病变某一部分是不清晰的就应该将其归为不清晰。

（2）不清晰　包括不规则及毛刺状边缘（图4-25、图4-29、图4-31～图4-34）。不规则指病变边缘呈锯齿状或凹凸不平，但非毛刺状，提示可疑病变；毛刺状指边缘有以肿块为中心的放射状细线，常提示恶性。

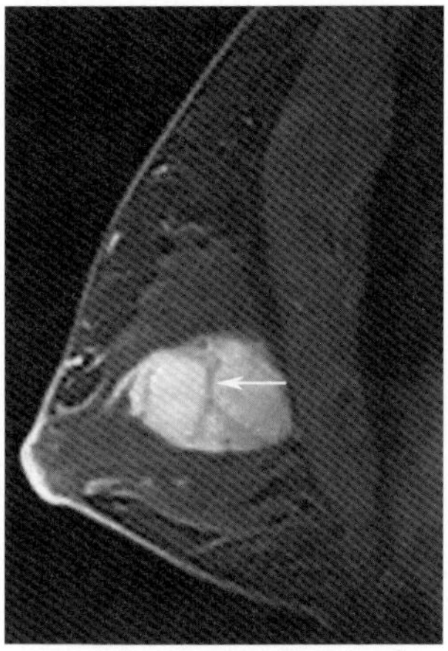

T_1WI 增强扫描矢状位

图 4-30　肿块

卵圆形肿块，边缘清晰，内部暗分隔（箭头所示）。病理提示纤维腺瘤

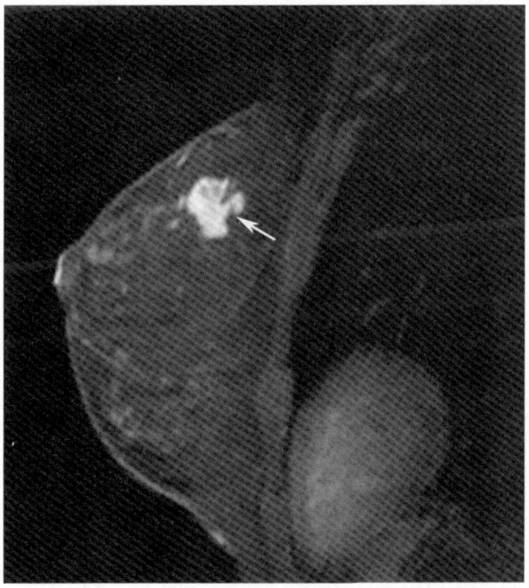

T_1WI 增强扫描矢状位

图 4-31　肿块

不规则形肿块，边缘不清晰，内部强化不均。病理提示浸润性导管癌

3. 内部强化特征

主要描述这种异常强化结构的内部强化模式。

（1）均匀　肿块内强化均匀一致（图 4-26、图 4-28）。

（2）不均质　肿块内部强化后信号不均（图 4-31 ～图 4-34）。

（3）边缘强化　肿块边缘部分强化更明显（图 4-25、图 4-27、图 4-29）。

（4）内部暗分隔　表现为肿块内部无增强的暗线（图 4-30）。如果其他形态学和血流动力学特征也支持良性诊断，无强化的内部暗分隔应考虑纤维腺瘤。

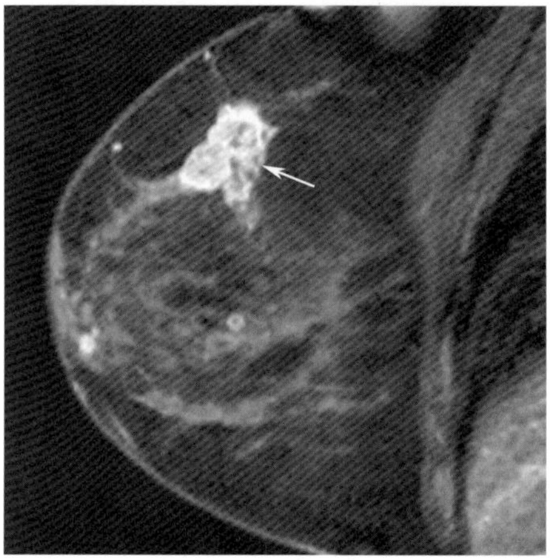

T_1WI 增强扫描矢状位

图 4-32　肿块

不规则形肿块，边缘不清晰，内部强化不均质。病理提示浸润性导管癌

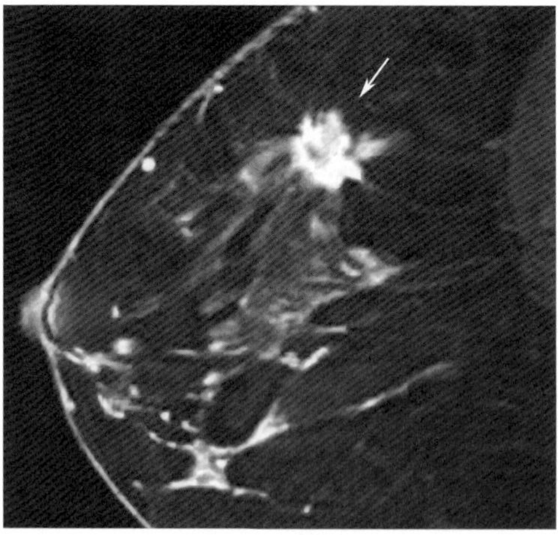

T_1WI 增强扫描矢状位

图 4-33　肿块

不规则形肿块，边缘毛刺状，内部强化不均质。病理提示浸润性小叶癌

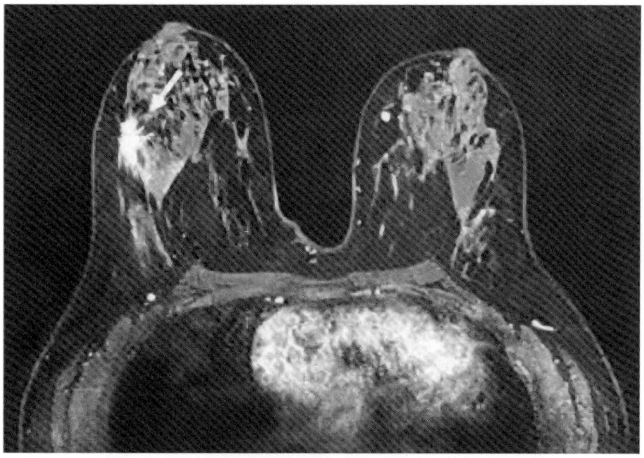

T_1WI 增强扫描轴位

图 4-34　肿块

不规则形肿块，边缘毛刺状，内部强化不均质。病理提示浸润性导管癌

三、非肿块样强化

非肿块样强化（NME）用来描述非点状又非肿块的病变。其强化范围或很小或很广泛，其内部强化特征与周围正常组织的背景实质强化明显不同。NME 内部强化成分常与多发点状或片状正常腺体组织或脂肪相间存在。

1. 分布

① 局灶：描述局限于较小区域（通常小于一个象限）的可以被称之为非肿块样强化的强化，且其强化区域内夹杂有脂肪或正常腺体组织（图 4-35）。

② 线样：指强化沿分支或不分支的线样（不一定是直线）排列，提示强化位于导管内或导管周围，恶性可疑度升高（图 4-36、图 4-37）。

③ 段样：指强化尖端指向乳头的三角形或锥形分布（图 4-38）。提示强化位于导管内或导管周围以及其分支，提示乳腺区段或腺叶内广泛或多灶乳腺癌的可能性。

④ 区域：指强化占据超过 1 个导管系统（至少一个象限）（图 4-39 ～图 4-41）。

2. 内部强化类型

① 均匀：强化均匀一致。

② 不均质：强化程度不一的区域夹杂有正常腺体和脂肪。

③ 集簇状：指大小不一形态各一的强化区域呈鹅卵石样排布，偶有融合；呈葡萄样或串珠状（图 4-37）。使用该描述词意味着病变可疑，需要组织活检。

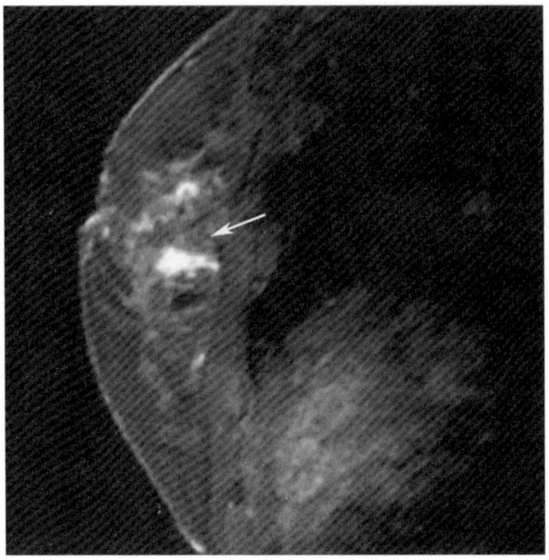

T_1WI 增强扫描矢状位

图 4-35 非肿块样强化

局灶分布非肿块样强化病变（箭头所示）。病理提示导管内乳头状瘤

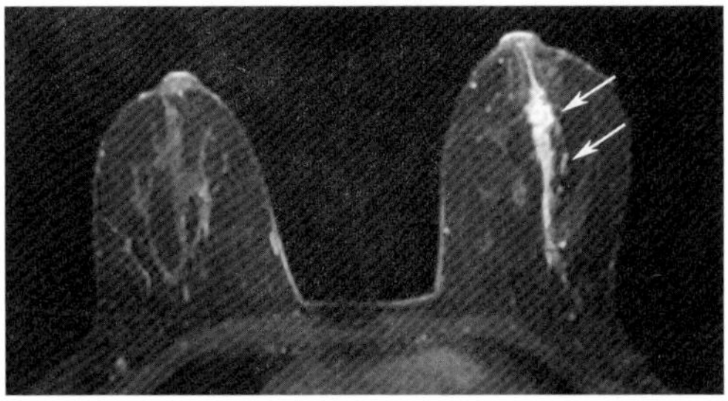

T_1WI 增强扫描轴位

图 4-36 非肿块样强化

线样分布非肿块样强化病变。病理提示导管原位癌

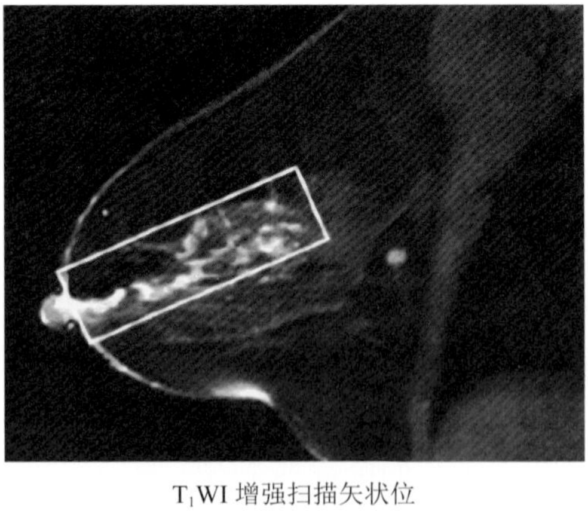

T_1WI 增强扫描矢状位

图 4-37 非肿块样强化

线样分布非肿块样强化病变，内部强化方式呈集簇状。病理提示导管原位癌

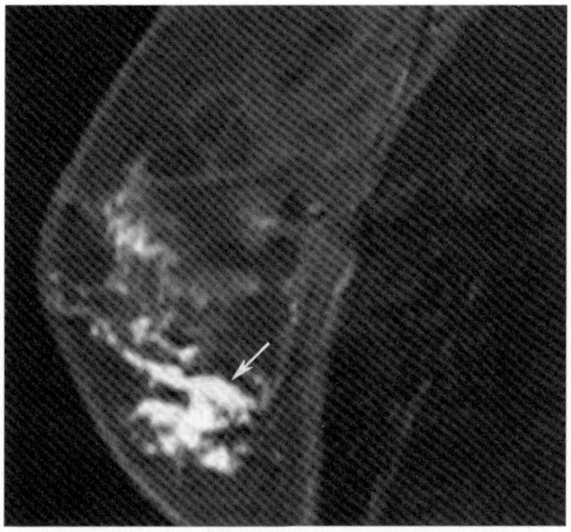

T_1WI 增强扫描矢状位

图 4-38　非肿块样强化

段样分布非肿块样强化病变。病理提示导管原位癌

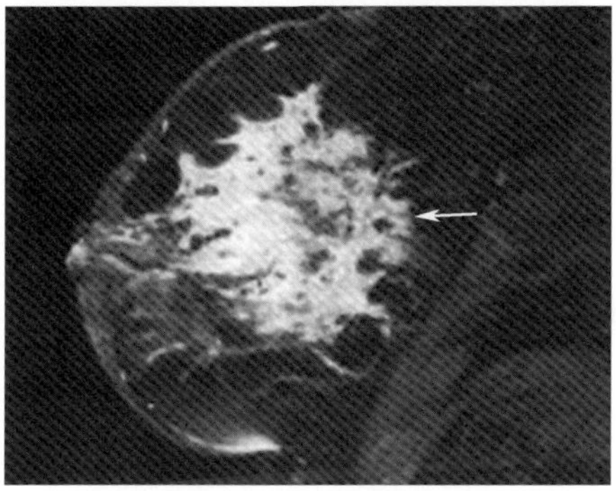

T_1WI 增强扫描矢状位

图 4-39　非肿块样强化

区域分布非肿块样强化病变。病理提示浸润性导管癌

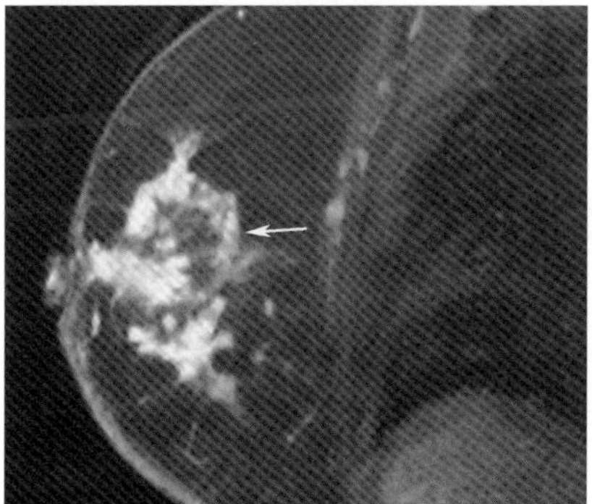

T_1WI 增强扫描矢状位

图 4-40　非肿块样强化

弥漫分布非肿块样强化病变。病理提示浸润性导管癌

④ 成簇环状：指聚集在导管周围的细环形强化（图 4-41）。常提示可疑发现。

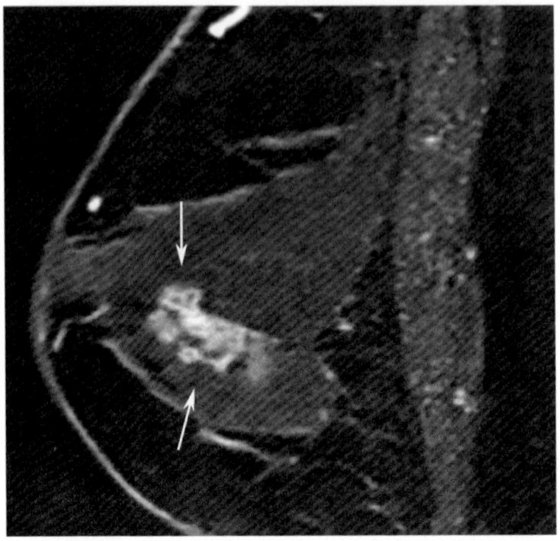

T_1WI 增强扫描矢状位

图 4-41　非肿块样强化

区域分布非肿块样强化病变，内部强化方式呈簇环状（箭头所示）。病理提示导管原位癌

四、动态增强后血流动力学表现

动态增强后时间 - 信号强度曲线分析的是注入对比剂后病变信号强度随时间变化的特征（图 4-42）。通常包括两个阶段。

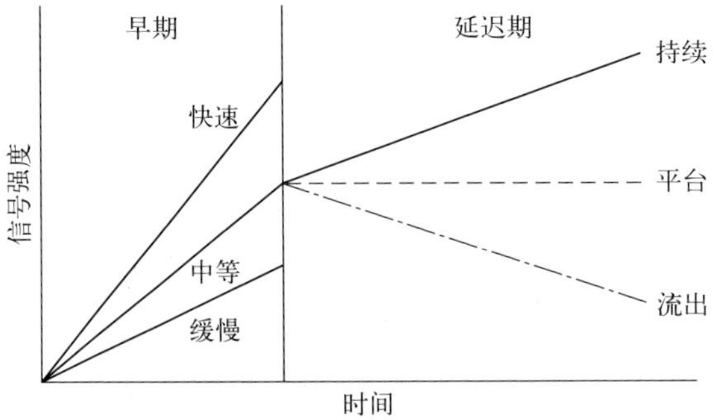

图 4-42　动态增强后时间 - 信号强度曲线分析

1. 第一阶段

为早期时相，指最初 2min 内或曲线开始变化前的强化模式。分为缓慢（信号强度增加小于 50%）、中等（信号强度增加 50% ～ 100%）、快速（信号强度增加大于 100%）。

2. 第二阶段

为延迟期，指 2min 后或曲线开始变化后的强化类型。分为渐增型（信号强度持续增加大于 10%）、平台型（信号强度升高后保持不变。曲线呈水平型）、流出型（信号强度达顶点后下降大于 10%）。

五、其他

1. 乳房内淋巴结

边缘清楚、均匀强化的肿块，外观呈肾形，有脂质淋巴门（图 4-43）。大小约 1cm 或更小。

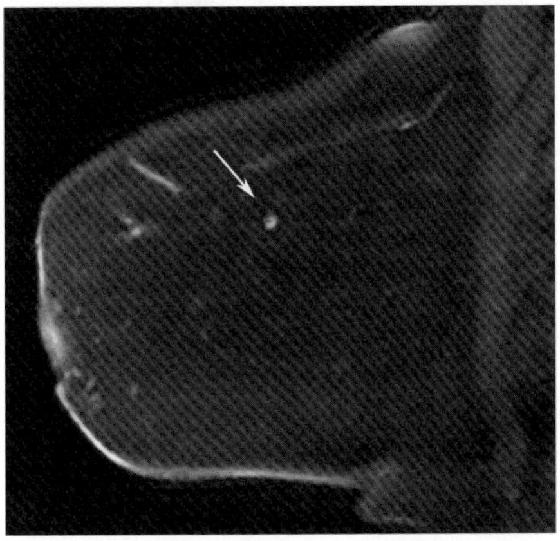

图 4-43　T_1WI 增强扫描矢状位，显示乳房内淋巴结

2. 皮肤病变

指乳房的良性增强性病变（图 4-44）。如瘢痕、皮脂腺囊肿或区域性皮炎。

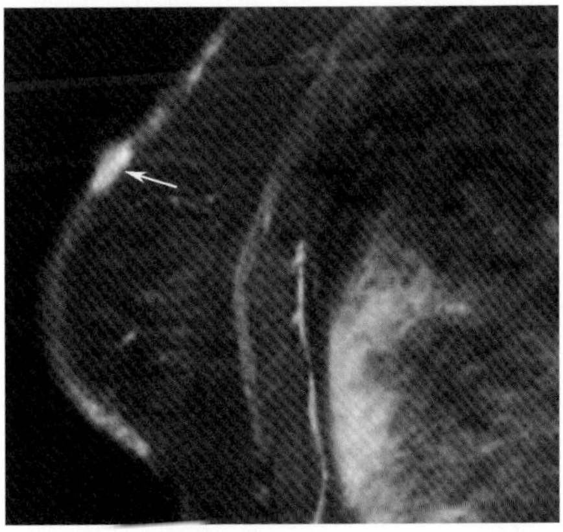

图 4-44　T_1WI 增强扫描矢状位，显示皮脂腺囊肿

3. 乳腺癌相关征象

乳头回缩（图 4-45）、乳头受侵、皮肤受侵、胸壁受侵（图 4-46）、结构扭曲。

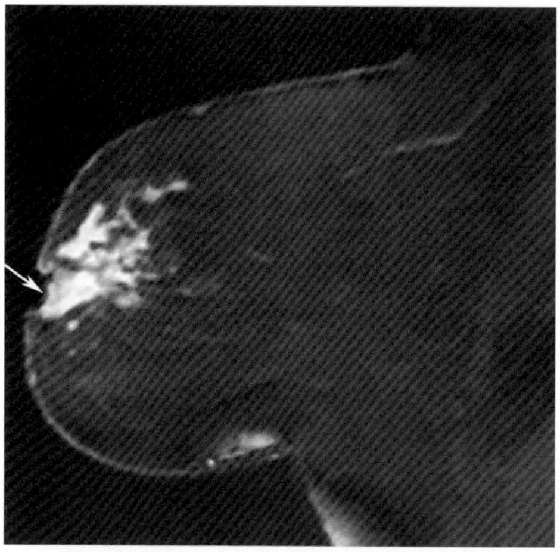

图 4-45　T_1WI 增强扫描矢状位，乳腺浸润性导管癌，显示乳头回缩

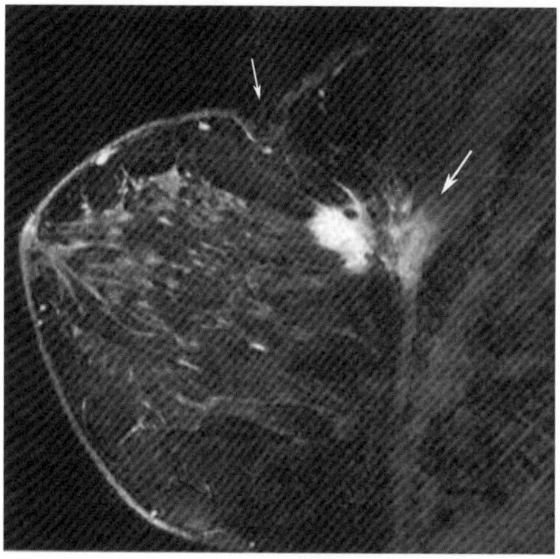

图 4-46　T_1WI 增强扫描矢状位，乳腺浸润性导管癌，显示皮肤（细箭头所示）及胸壁（粗箭头所示）受侵

第五章

乳腺影像报告与数据系统

美国放射学会（American College of Radiology，ACR）的乳腺影像报告和数据系统（Breast Imaging Reporting and Data System，BI-RADS；2013 年第 5 版）是用来规范报告、减少乳腺影像解读和处理建议误解的一个质量保证工具，有助于监测影像报告质量，同时 BI-RADS 提供了进行同行评议及质量控制的重要依据，从而有助于提高诊疗质量。

第一节　乳腺 X 线摄影评估分类

乳腺 X 线报告中对总体印象进行分类评估是美国食品药品监督管理局在乳腺 X 线摄影质量标准法案的最终条例强制要求的。BI-RADS 评估分类（表 5-1）提供了分类指导及处理建议，使医学实践得到进一步完善。BI-RADS 评价可分为不完全评价（0 类）和最终评价分类（1 类、2 类、3 类、4 类、5 类、6 类）。

表 5-1　BI-RADS 评估分类及相应处理意见

评估	乳腺癌可能性	处理意见
0 类：不完整	N/A	进一步影像学评估或与既往检查对比
1 类：阴性	恶性可能几乎为 0	常规乳腺 X 线摄影筛查
2 类：良性	恶性可能几乎为 0	常规乳腺 X 线摄影筛查
3 类：良性可能性大	＞ 0% 但≤ 2% 恶性可能性	短期随访（6 个月一次）或继续乳腺 X 线摄影监测
4 类：可疑 4A 类：低度可疑恶性 4B 类：中度可疑恶性 4C 类：高度可疑恶性	＞ 2% 但＜ 95% 恶性可能性 ＞ 2% 但≤ 10% 恶性可能性 ＞ 10% 但≤ 50% 恶性可能性 ＞ 50% 但＜ 95% 恶性可能性	组织学诊断
5 类：恶性可能性大	≥ 95% 可能性为恶性	组织学诊断
6 类：活检证实的恶性	N/A	临床可行外科手术切除

1. 0 类（不完整——需要进一步的影像学评估或与既往检查对比）

0 类常用于筛查性乳腺 X 线摄影中，用于提示建议进一步影像学评估，或同先前的检查结果对比，或行“技术性重复”检查。在特定的情况下，该分类也可用于诊断性乳腺 X 线摄影报告中，如不能立刻行彩超检查、患者不想或不能等到完善全面的诊断性检查。

报告中建议的进一步检查包括点压迫、特殊乳腺 X 线摄影投照位和超声。在需要进一步 MRI 检查的诊断性乳腺影像学发现不可用 0 类表示，报告医师在 MRI 检查前就应在报告中先给出一个最终评价。

不同于先前版本，2013版BI-RADS分类不推荐在筛查中使用4类和5类，而是对于所有不正常筛查评价使用0类。此种新的处理建议更接近筛查评价的本质（阳性 vs. 阴性）和处理建议的本质（常规筛查 vs. 立刻处理）。针对所有的筛查检查中不正常发现，使用0类评价最大增加了组织活检前恰当的额外诊断性影像学检查的可能性。

0类评价用于同先前的影像学结果对比仅限于必经对比才可作出最终评价的情况，常见的是局限性不对称可以通过对比确定为正常变异或良性发现。需要注意的是当类别0被用在和之前的检查做对比时，应确保30天之内无论如何一定要做出最终评价。

2.1类（阴性）和2类（良性）

1类和2类均属于正常评价结果，无恶性X线征象，处理建议均为常规乳腺X线摄影筛查。不同点在于1类用于没有特殊的良性发现，而2类用于至少有一个良性发现，其差别在于报告中是否提及有良性发现，而不是此发现是否在检查中可见。

2类用于描述具有典型良性表现的征象，如退化的钙化的纤维腺瘤、皮肤钙化、金属异物（如穿刺活检或金属夹）、含脂肪的病变（如油样囊肿、脂肪瘤、积乳囊肿和混合密度的错构瘤），诊断医师可做出较肯定的诊断。有时诊断者会描述乳内淋巴结、血管钙化、植入假体或与手术相关的结构扭曲等无恶性证据的征象，评估分类时用2类，另外诊断医生可能会选择不描述这些征象，而将结果评估为1类。

3.3类（良性可能性大）

3类并不是放射科医生不能明确是良性（BI-RADS2类）还是可疑恶性（BI-RADS4类）时而选择的中间分类，而是针对0%～2%的恶性可能性可疑发现的分类。在乳腺X线摄影检查中，有文献证实三种发现（无钙化边缘清楚的肿块、局灶不对称结构以及孤立团簇状点状钙化）的恶性可能性在定义的可疑良性范围内，建议密切乳腺X线摄影随访（6个月一次）。

在2013版BI-RADS分类中强调在做出可能良性的评价（3类）时，应做全面的诊断性影像学评估，因此在筛查性乳腺X线摄影检查时一般不做该类别的评估。该推荐有两大优点，其一是能更快地确认真正的良性发现（单纯囊肿、乳内淋巴结、皮肤钙化等）；其二是可以更快地明确一些快速生长的肿瘤。

对于被评价为3类的病例，最初的短期随访间隔一般是6个月，如果表现稳定，那么它的评价还是3类，并再进行一个为期6个月的短期随访，如果仍然很稳定，那么评价仍为3类，但是随访周期改为1年1次。如果随访2～3年，表现都很稳定，那么最终的评价分类应为良性（BI-RADS2类）。在随访过程中，如果可疑良性病变减小或者消失的话，其恰当评价应是良性（BI-RADS2类）或阴性（BI-RADS1类），同时处理建议改为常规乳腺X线摄影筛查，相反如果可疑良性病变体积或者范围变大，则需进行活检，而非继续观察。

4. 4类（可疑恶性）

此类病变没有典型的恶性征象，但是恶性可能性（2%～95%）足以提示活检的必要性，因此大多数推荐进一步介入性操作的病变都被置于该类别，从一些需行诊断性抽吸术的复杂囊肿到需活检的细线性和细分枝状的钙化。在BI-RADS指南中将4类再细分为4A、4B、4C三个亚类，并鼓励在报告中标识出各亚类别的恶性可能程度，以便患者及临床医生可以了解情况并作出最终治疗方案的决定。

① 4A类：用于需要介入诊断但恶性可能性不大的发现，其恶性可能性范围为2%～10%，在经皮穿刺组织诊断为良性时建议6个月或常规随访复查，此类别包括彩超证实考虑纤维腺瘤的部分边缘清楚的肿块、可触及的孤立复杂囊肿和可疑脓肿。一些能承受风险的患者或许选择不做建议的活检。

② 4B类：为中度可疑恶性病变，恶性可能性范围为10%～50%，在经皮穿刺组织活检后应仔细综合考虑影像学和病理结果，此类别典型发现包括团簇状分布的无定形或细小多形性钙化和不典型的边缘不清的肿块。

③ 4C类：为高度可疑恶性病变，而非恶性可能性大，恶性可能性范围为50%～95%，此类别典型发现为新发边缘模糊的不规则形肿块和新发团簇状分布的细线性钙化。

5. 5类（恶性可能性大）

5类评价的恶性可能性为≥95%，所以此评价常用于典型恶性表现病变，包括不规则、毛刺状伴随小钙化的高密度肿块以及新发的细线性或细树枝状段样分布的钙化。

现在，鉴于影像学定位下的穿刺活检已经被广泛认可，绝大多数影像学发现的乳腺癌诊断都包含经皮穿刺活检，所以目前5类的评价常用于明确经皮穿刺活检无恶性结果，但与实际考虑不符的病变，最终建议再次活检（常为手术切除活检）。

新版BI-RADS分类明确指出诊断医生对5类评价的处理建议为组织活检，

这恰当有效的将考虑禁忌的压力交给了临床医生。

6. 6 类（已知活检证实的恶性病变）

此类别用于经活检病理证实的恶性病变（经皮空芯针穿刺活检之后但是在完整的外科手术切除之前的影像学检查）。

6 类也可用于完全手术切除病变后切缘阳性的乳腺影像学检查，此时肿瘤有残余，行乳腺影像学检查的目的是明确任何可疑肿瘤残余部位，然而此种情况应用 6 类评价要至少在有证据表明有肿瘤残余的乳腺 X 线摄影征象时才合适，换句话说如果除了之前的手术瘢痕，没有其他可疑乳腺 X 线摄影发现，此时应当使用良性的类别（2 类）评价，但是针对此种评价与处理不一致的情况，应当给出额外的处理建议。

对于手术切除证实恶性切缘阴性后行乳腺影像学检查时使用 6 类不合适，如果肿块切除术后检查提示手术瘢痕但没见到残存恶性成分，恰当的评价应该是良性（2 类），如果残存恶性成分或可疑新发钙化，恰当的评价为 4 类或 5 类。

第二节　乳腺超声评估分类

FDA（美国食品药品监督管理局）对乳腺 X 线摄影有许多指令性的要求，但对超声尚无相关规定，尽管如此，我们希望通过采用与 BI-RADS X 线摄影相似的评估分类和报告语言，使超声报告更加清晰和统一，在报告末尾简要总结相关超声发现，采用 BI-RADS 0 ～ 6 类（表 5-2）和相关术语给出评估。

表 5-2　BI-RADS 评估分类及相应处理意见

评估	乳腺癌可能性	处理意见
0 类：不完整的评估——需要进一步影像学检查	N/A	召回，进一步检查
1 类：阴性	恶性可能性基本是 0	常规筛查
2 类：良性	恶性可能性基本是 0	常规筛查
3 类：良性可能性大	恶性可能性＞ 0 但≤ 2%	短期（6 个月）随访或继续监测
4 类：可疑恶性 4A：低度可疑恶性 4B：中度可疑恶性 4C：高度可疑恶性	恶性可能性＞ 2% 但＜ 95% 恶性可能性＞ 2% 但≤ 10% 恶性可能性＞ 10% 但≤ 50% 恶性可能性＞ 50% 但＜ 95%	组织活检
5 类：恶性可能性大	恶性可能性≥ 95%	组织活检
6 类：活检证实的恶性	N/A	临床可行手术切除

1. 0 类（不完整的评估——需要进一步的影像学评价或与之前的图像进行对照）

适用于存在需要进一步检查的超声发现，主要用于筛查。额外的影像检查包括在筛查性超声的基础上进行标准的超声图像采集，如果没有额外采集图像，而仅仅由报告医生和（或）其同事重复实时扫描，则不能包含在此类中。0 类不适用于需要进一步磁共振检查的病变，报告医生应该在磁共振检查之前给出最终评价和报告。

在某些情况下，0 类可用于诊断性超声报告，主要见于由于人员或设备原因不能同时进行诊断性乳腺 X 线摄影检查，或患者不能或不愿等待完整的诊断性检查完成。

当 0 类用于需要与既往检查对照时，只适用于那些必须与既往检查比较方能做出评估的情况。当使用 0 类等待既往检查的时候，应该能够确保最终诊断 100% 可以在 30 天内完成。

2. 1 类（阴性）和 2 类（良性）

1 类无特殊，为正常的超声检查结果。

2 类同 1 类一样，也是一个“正常”的评估，但这里报告医生选择在报告中描述一些良性发现，如单纯囊肿、乳内淋巴结、术后积液、乳房假体、复杂囊肿或至少 2 ～ 3 年无变化的纤维腺瘤。当然报告医生也可以选择不描述这些检查结果，而其评估降为 1 类。

1 类和 2 类均无恶性证据，其处理建议均为常规筛查。

3. 3 类（良性可能性大）

3 类（良性可能性大）适用于恶性可能性＞ 0 但≤ 2% 的情况。对于超声评估为 3 类的病变，监测方案与 X 线一致。以下罗列几个适合判定为 3 类的影像表现。

① 边缘清晰、卵圆形、平行于皮肤、回声低于脂肪、无后方回声改变或后方回声轻度增强的实性肿块。这类病变多为纤维腺瘤，恶性可能性≤ 2%。如果经过一段时间随访，肿块缩小或消失，则评估分类应分别降为 2 类（良性）或 1 类（阴性）。如果 6 个月后肿块直径增大超过 20% 或有其他可疑改变，则应将评估调整为 4 类（可疑），建议活检。超声上发现的双侧乳腺多发的大部分边缘清晰的肿块（至少 3 个且每侧至少一个），应评估为良性，建议常规筛查即可。

② 孤立、内部均匀低回声的复杂囊肿，其恶性可能性在 0 ～ 2% 之间，

评估为3类合适。同时仅超声可见的双侧多发的复杂囊肿（至少3个且每侧至少一个）也可以评估为良性，建议常规随访。

③ 完全由微分叶或卵圆形肿块组成的簇状微囊肿。如完全由单纯囊肿组成，则评价应为2类，但位于较小或较深的微囊肿，超声诊断可靠性降低，评估为3类更合理。

④ 强回声肿块中央可见低至无回声伴有周围组织水肿的病变符合脂肪坏死（但不能确诊）。此类病变恶性可能性数据非常少，评估为3类主要基于专家共识。不论是否追问到创伤或手术病史，结合X线表现诊断是更好的办法。

⑤ 脂肪小叶边缘声影。尽管这类声影很容易识别，但某些切面均可见的后方声影则可能存在诊断困难。仔细的实施扫描可以发现一部分相关的肿块。如果在不同切面上表现不同，或者改变探头压力或者改变声波角度后其表现不同，则可以判定为伪像。将这些声影判定为良性可能性大也主要基于专家意见，当诊断医师不能确定应该判定为2类（良性）还是4类（可疑）时，谨慎的做法是定为4类（可疑）。

⑥ 术后瘢痕相关的结构扭曲。临床病史很重要，另外可以看到延伸至切口皮肤的低回声隧道，这类病变恶性可能性数据非常少，判定为3类也是基于专家意见。存在判定困难时可以参照乳腺X线摄影。

4.4类（可疑）

4类用于没有典型恶性表现但又明确可疑需要活检的病变，其恶性可能性范围为2%～95%。因此几乎所有建议乳房介入操作的病变都适用这一类别。采用同乳腺X线摄影一致的截点值将4类细分为4A、4B、4C三个亚类，有助于临床医师获得更加丰富的信息，采取更加细致的处理措施。

5.5类（恶性可能性大）

5类的恶性可能性为≥95%。现代肿瘤学几乎总是要求经皮组织活检获得病理诊断，以便拟定治疗方案，包括外科的前哨淋巴结显影和术前给予的新辅助化疗，因此目前5类主要应用于恶性可能性非常大的病变，任何非恶性的活检结果都应视为临床病理不符，应该建议再次活检（通常是真空辅助或切开）。

6.6类（活检证实为恶性）

6类用于已经有恶性活检证据但需要术前进行影像检查的病例，这些患者除了需要进一步处理的癌症之外无其他异常发现。

第三节　乳腺磁共振成像评估分类

乳腺磁共振的评估分类是在乳腺 X 线摄影 BI-RADS 分类（表 5-3）基础上建立起来的。

表 5-3　BI-RADS 评估分类及处理建议

评估分类	恶性可能性	处理
0 类：检查不完整——需要结合其他的影像评估	N/A	推荐进一步检查 乳腺 X 线摄影或针对性超声
1 类：阴性	恶性可能性基本为 0	如果终身风险累计≥ 20%，考虑常规乳腺 MRI 筛查
2 类：良性	恶性可能性基本为 0	如果终身风险累计≥ 20%，考虑常规乳腺 MRI 筛查
3 类：良性可能性大	恶性可能性≥ 0 % 但≤ 2%	短期（间隔 6 个月）随访
4 类：可疑	恶性可能性＞ 2% 但＜ 95%	组织活检
5 类：恶性可能性大	恶性可能性≥ 95%	组织活检
6 类：活检证实的恶性肿瘤	N/A	临床可行时行手术切除

1. 0 类（评估不完整——需要结合其他的影像评估）

此类适用于需要进一步结合其他影像学评价的病灶。由于通常进行初次乳腺磁共振检查时已有其他影像学检查，故应尽量避免使用 0 类。常见使用原因可能包括扫描条件不满意或未做血流动力学成像，或需要更多信息以解释目前扫描所见时，额外的影像学评价可能是重复磁共振检查以获得满意图像，或乳腺 X 线摄影或超声等。

0 类的一个重要目的是期待多种方法综合评价，使得乳腺活检率降低。一般情况下应该基于乳腺磁共振结论来决定做不做活检，只有当磁共振表现为可疑而其他检查提示为良性特征无需活检时才分为 0 类。例如内乳淋巴结或脂肪坏死在磁共振上表现为可疑恶性时，可以归为 0 类，借助针对性超声扫描或乳腺 X 线摄影诊断，以避免活检。当额外检查完成时，应给出最后的综合评价分类。

2. 1 类（阴性）

无特殊，为正常乳腺磁共振表现。双侧乳腺对称，无异常强化肿块、结构扭曲或可疑强化区域。建议常规随访。但是如果乳腺 X 线图像发现钙化，则应对 X 线图像认真分析，因为部分仅表现为恶性钙化而没有其他伴随征象的乳腺癌不能被磁共振发现。

3. 2 类（良性）

与 1 类类似，为正常评估结论。包括乳腺内淋巴结、义乳、植入体、金属异物如外科夹、退变的纤维腺瘤、囊肿、非强化的陈旧或近期瘢痕，以及含脂肪病变如脂性囊肿、脂肪瘤、积乳囊肿、错构瘤等。即使是 1 类或 2 类的评估，也建议每年磁共振和乳腺 X 线摄影随访。

4. 3 类（良性可能性大）

此类评估用于恶性可能性≤ 2% 的病变，建议短期（6 个月）随访。

虽然有一定的数据支持，然而没有研究能为特定类型病变给出阳性预测值，所以磁共振 3 类的使用仍较为主观，一定程度上依赖于对每一类型病变的个人经验与直觉判断。

① 乳腺背景实质强化（BPE）：BPE 是乳腺磁共振检查的正常表现，不应归为良性病变。然而如果发现 BPE 表现不典型或考虑与激素变化有关，那么可以归为 3 类。因激素引起的良性强化可以随周期不同而不同，因此绝经前患者在不适宜的时期扫描，可用 3 类评估，磁共振复查应安排在最佳周期（月经来潮后第 2 周）。绝经后行激素替代治疗患者或激素增强的患者，应停止激素替代治疗几周后复查。需要强调的是归因于激素替代治疗的不明原因的强化区域是不常见的。同乳腺 X 线摄影一样，如果在随访过程中发现病变变小或强化减低，那么就是良性的。

② 灶点病变：灶点病变一般归为 3 类。但是新出现或较前增大的病变应被怀疑和谨慎评估。T_2WI 对于点状病变评估是有帮助的，T_2WI 上高信号的灶点病变可被评估为良性（这些灶点病变大多数代表淋巴结或小黏液纤维腺瘤），如果灶点病变 T_2WI 没有高信号，那么可能不是良性的，可随访或活检。注意恶性病灶可能比周围乳腺纤维腺体组织信号更高。

③ 肿块：强化的并在原始磁共振检查中被识别的肿块应基于形态学和动力学评估。部分恶性肿瘤可表现出良性肿瘤的特征，因此如果病灶的稳定性不能确定，则定期随访是合适的处理方式。随访中如果肿块增大，则应立即活检。

④ 非肿块样强化：非肿块样强化有别于整个背景增强，应基于形态学和动力学进行评估。T_2WI 有助于显示相关囊肿，可支持诊断局灶性纤维囊性变和良性（2 类）的评估。然而，线性、簇状、节段样非肿块强化不适合随访，

其恶性率＞ 2%。

⑤ 3 类的随访时间：最终的 3 类评估适用于独特的局灶性发现，初次发现建议短时间间隔（6 个月）的随访处理，直到 2 ～ 3 年随访证明其长期稳定性。一个典型的 2 ～ 3 年随访间隔依次是：6 个月、6 个月、1 年或以上证实稳定，经过这样 2 ～ 3 年随访，病灶表现稳定，则应被评定为良性（2 类），此种方法借鉴自乳腺 X 线摄影。

5. 4 类（可疑）

此类别用于不具有典型恶性征象，但又足够可疑需要活检证实。其恶性可能性为 2% ～ 95%，因此几乎所有对乳腺干预的建议都源自此类评估。在乳腺磁共振检查中，目前不将 4 类分为 4A、4B、4C 三个亚类。

可疑的集丛强化按线样分布或叶段分布、不规则形态或不均匀、环形强化的肿块、具有任何可疑形态或血流动力学特点的局灶分布强化，均需考虑恶性可能。介入性检查通常在超声引导下或 X 线摄影引导下进行，如果超声和 X 线摄影不能显示，则需行磁共振引导下穿刺活检。

6. 5 类（恶性可能性大）

此类病变恶性可能性非常大（≥ 95%），临床应采取适当的措施。通常单个的恶性征象不足以归为 5 类，需多个恶性征象或有乳腺 X 线摄影及超声作为佐证，方可评估为 5 类。

7. 6 类（已知的活检证实的恶性肿瘤）

这类用于评估恶性肿瘤活检证实后但在手术切除前进行的检查，排除已知癌灶之外的恶性病灶。如果恶性病变已切除或乳腺成功切除者（切缘无肿瘤）不应使用 6 类。除已知恶性病变外，其他可疑病变应归为 4 类或 5 类，采取相应治疗。

第六章

乳腺疾病影像学表现及解读

第一节　乳腺良性病变

一、乳腺炎性病变

（一）诊断要点

1. 一般特点

（1）主要病因

① 急性乳腺炎常为金黄色葡萄球菌感染，少数为链球菌感染，感染途径主要是细菌经擦破或皲裂的乳头进入，沿淋巴管蔓延至乳腺的间质内，引起化脓性蜂窝织炎；或自乳头侵入后沿乳管进入乳腺小叶，在滞留的乳汁中迅速繁殖，导致急性炎症。

② 慢性乳腺炎常为急性乳腺炎治疗不当所致，或为低毒力细菌感染，发病开始即为慢性乳腺炎表现。其病理及病因多样，由特殊性感染、非特殊性感染以及化学、物理等因素引起。

③ 乳腺脓肿可由急性炎症治疗不及时或治疗不当发生液化、坏死而形成，少数也可来自囊肿感染。

（2）流行病学　急性乳腺炎多见于初产妇的产后第 3 ～ 4 周。急慢性乳腺炎也可发生于非产后哺乳期妇女，其临床症状通常不典型。

（3）临床表现

① 急性乳腺炎起病急，可有寒战、发热、患乳肿大、表面皮肤发红、局部疼痛，可合并同侧腋淋巴结肿大、压痛。炎症区可发生坏死、液化而形成乳腺脓肿，脓肿可向外破溃，亦可穿入乳管，使脓液经乳管、乳头排出。不典型者无急性起病过程。实验室检查可有白细胞总数及中性粒细胞计数升高。

② 慢性乳腺炎起病慢、病程长、不易痊愈，往往以乳房肿块为主要表现，可伴有触痛，亦可伴有腋淋巴结肿大，缺乏典型的乳腺炎病史。

2. 影像学表现

（1）X 线表现

① 急性乳腺炎患者通常不需要 X 线检查。

② 急性乳腺炎常累及乳腺的一个叶段或全乳，表现为边缘模糊的片状致密影，并伴有局部或广泛皮肤增厚、皮下脂肪浑浊。

③ 慢性乳腺炎缺乏特征性，可表现为肿块、局限性或大片状致密影，结

构紊乱，边缘模糊，可伴有乳晕后大导管增宽、皮肤增厚、皮下脂肪密度增高、浑浊等。

④ 乳腺脓肿表现为单发或多发的大小不等类圆形肿块，多数边缘清楚，周围亦可环绕增生的纤维组织，形成蜂窝状改变。脓肿破溃后形成窦道，X线可见局限的缺损区。

（2）超声表现 表现为局限或弥散性不规则低回声区或边界不清的肿块，内部回声不均，可见液性无回声区，形成乳腺脓肿时可见连续的厚壁，内壁凹凸不平。

（3）MRI 表现

① T_1WI：不规则肿块或非肿块的等信号或低信号，边缘模糊；形成脓肿时则表现为周围为环状等或略低信号的脓肿壁，中心为低信号液化坏死部分，边界通常较清晰。

② T_2WI：不规则肿块或非肿块的等信号或高信号，边缘模糊；形成脓肿时，脓肿壁为等或略高信号，中心液化坏死为明显高信号。

③ 增强 T_1WI：表现多样，不规则肿块明显强化，边界不清，内部信号不均匀，脓肿则形成边缘呈环形强化，中心坏死区无强化，脓肿较小时亦可呈结节样强化，时间 - 信号强度曲线呈上升型。

（二）病例解析

1. 病例 1——乳腺炎

（1）病史摘要 患者，女，36 岁，左乳包块 2 月余，左乳见大片状红肿区，质韧、活动度差、压痛。

（2）影像资料（图 6-1）

（3）影像征象分析 X 线摄影：左侧乳腺见边缘模糊的大片状致密影，并伴有乳晕区及其上部局部皮肤增厚、皮下脂肪浑浊、腋前淋巴结增大。

2. 病例 2——乳腺炎伴脓肿形成

（1）病史摘要 女，40 岁，右乳包块 2 周，右乳外上象限见片状红肿区域，直径约 5cm，质韧、活动度差、压痛。

（2）影像资料（图 6-2）

（3）影像征象分析

① X 线摄影：右侧乳腺外上象限片状密度增高影，密度不均匀，边缘模糊。

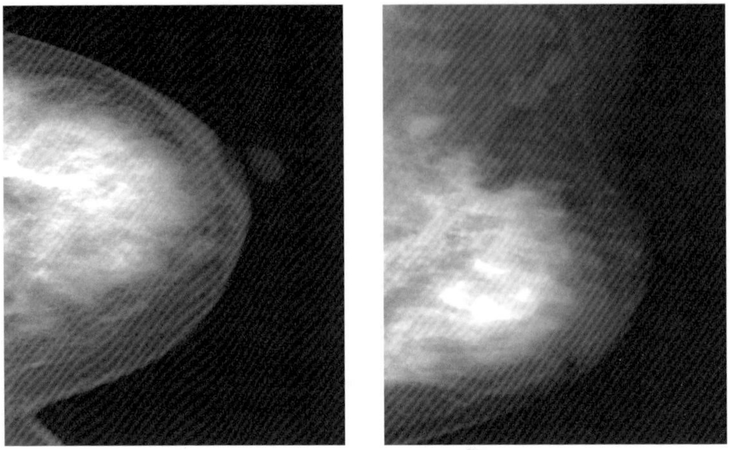

A　　　　　　　　　　B

图 6-1　乳腺炎的 X 线摄影

A. X 线摄影 CC 位；B. X 线摄影 MLO 位

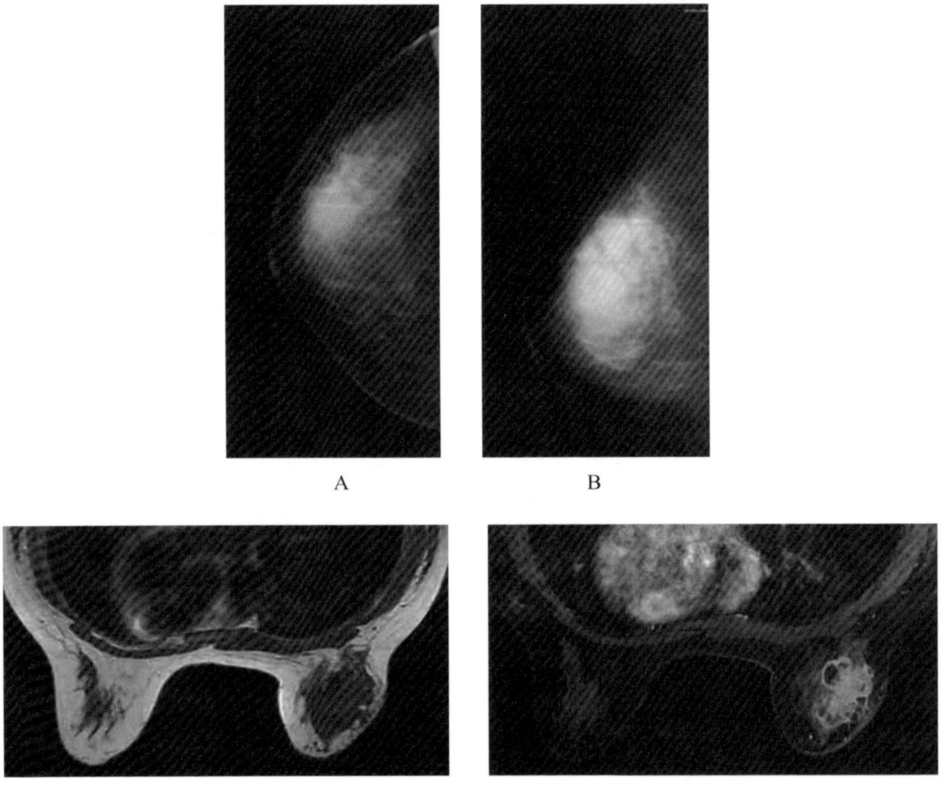

A　　　　　　B

C　　　　　　D

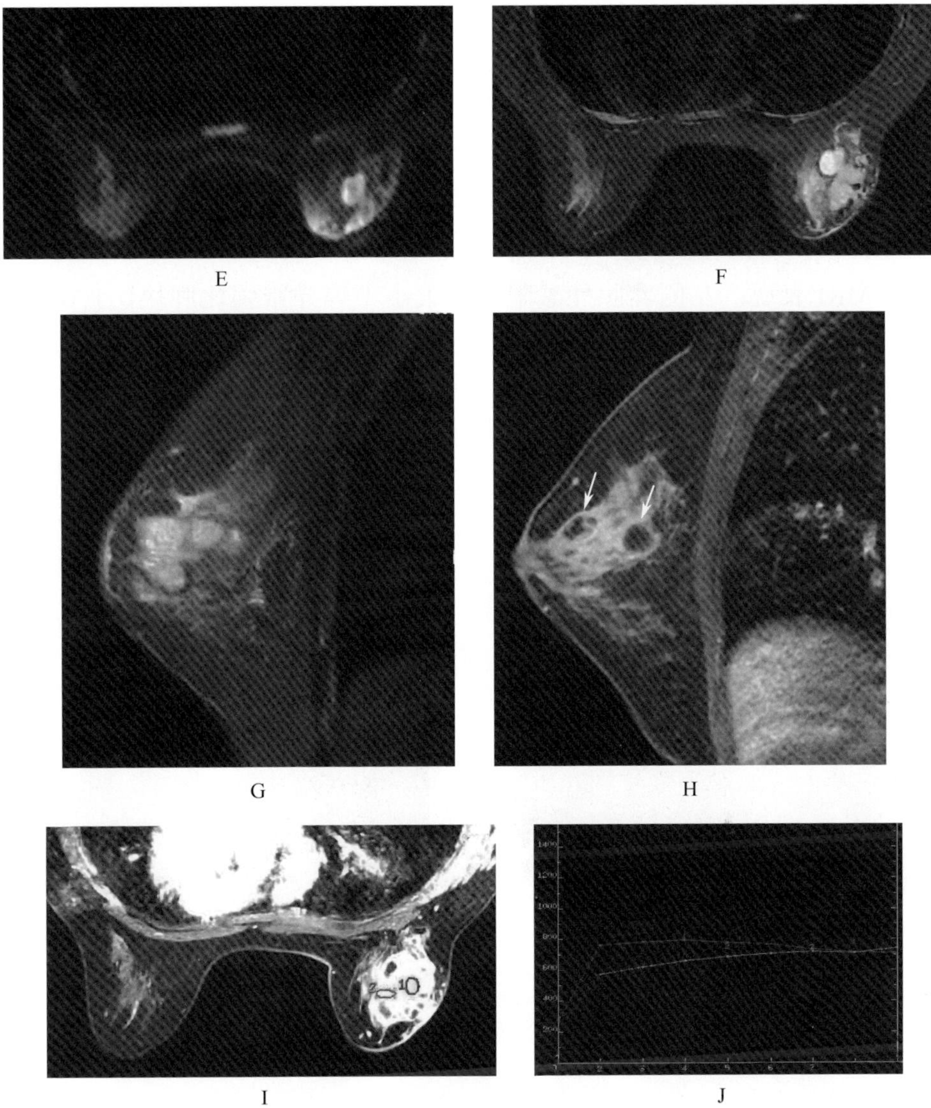

图 6-2 乳腺炎伴脓肿形成的 X 线摄影及 MRI 图像

A. X 线摄影 CC 位；B. X 线摄影 MLO 位；C. MRI T_1WI 轴位；D. MRI T_2WI-STIR 轴位；E. MRI DWI 轴位；F. MRI T_1 增强扫描轴位；G. MRI T_2WI 矢状位；H. MRI T_1 增强扫描矢状位；I. T_1 增强扫描轴位上选取感兴趣区（ROI）；J. 时间 - 信号强度曲线（TIC 曲线）

② MRI：T_1WI 显示右乳外上象限区域分布等信号或低信号；STIR 显示右乳外上象限区域分布等信号或高信号；DWI 上表现为局部明显高信号；T_1WI 增强扫描显示右乳外上象限区域分布非肿块样不均质明显强化，其内可见环形强化包绕不强化液性信号。TIC 曲线呈平台型。

3. 病例 3——左侧乳腺肉芽肿性小叶炎

（1）病史摘要　女，36 岁，查体发现左侧乳腺肿块，触诊可及。

（2）影像资料（图 6-3）

（3）影像征象分析

① 超声：左乳多发低回声结节，BI-RADS 4b 级。

② X 线摄影：左侧乳腺外上象限局灶性不对称致密影。

③ MRI 表现：左侧乳腺外象限多发大小不等异常强化肿块，T_1WI 呈等信号，STIR 及 DWI 呈不均匀略高信号，增强扫描呈明显较均匀强化，TIC 曲线呈流出型。

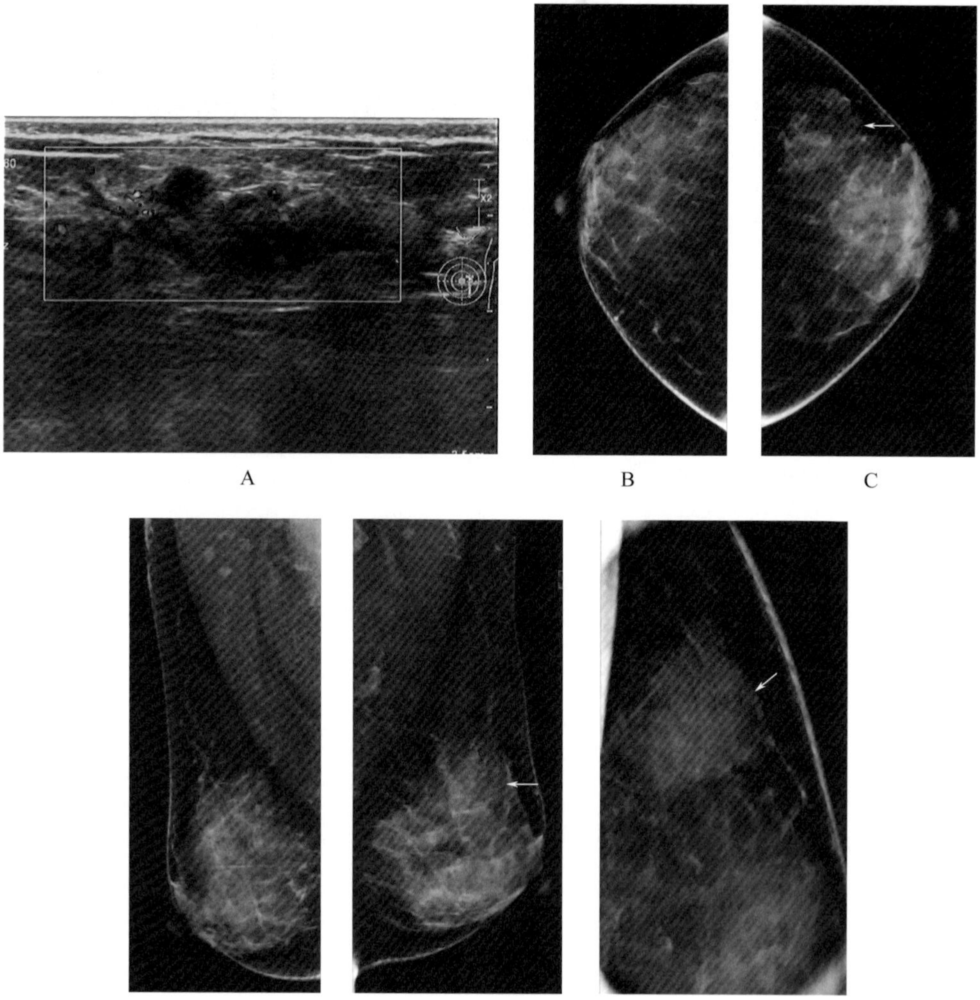

A　B　C

D　E　F

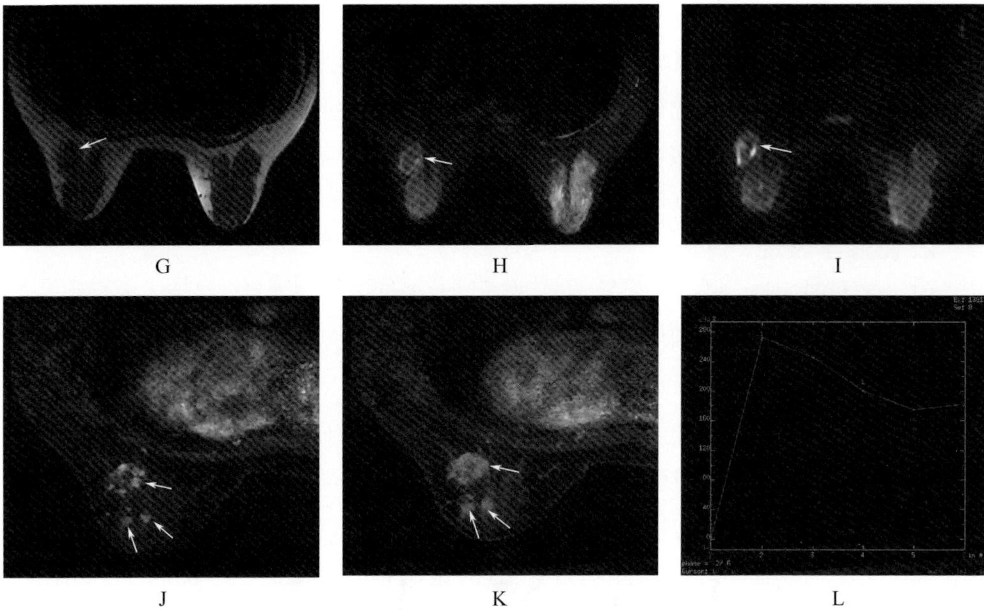

图 6-3　乳腺肉芽肿性小叶炎的超声、X 线摄影及 MRI 图像

A. 超声图像；B. 右乳 X 线摄影 CC 位；C. 左乳 X 线摄影 CC 位；D. 右乳 X 线摄影 MLO 位；E. 左乳 X 线摄影 MLO 位；F. 左乳局部加压放大图像；G. MRI T_1WI 轴位；H. MRI STIR 轴位；I. MRI DWI；J. MRI T_1WI 增强早期轴位；K. MRI T_1WI 增强晚期轴位；L. 时间 - 信号强度曲线（TIC 曲线）

（三）主要鉴别诊断

乳腺癌：患者年龄多在 40 岁以上，常有相应的临床症状；肿块形态不规则，边缘不光滑，有毛刺，可见细小不定形钙化；MRI 动态增强扫描多呈不均匀增强信号，信号强度趋向于快速明显增高且快速减低，TIC 曲线以Ⅱ型、Ⅲ型为主。

二、乳腺增生性疾病

（一）诊断要点

1. 一般特点

（1）主要病因　主要由雌、孕激素失调导致的一类以乳腺组织增生和退行性变为特征的病变，伴有上皮和结缔组织的异常组合，病理分型包括囊性增生、小叶增生、腺病和纤维性病变，囊性增生包括囊肿、导管上皮增生、乳头状瘤、腺管型腺病和大汗腺样化生。囊肿由末梢导管扩张而成，单个或多个，大小不等。

（2）流行病学　患者年龄多为 30 ～ 40 岁，病变常为双乳，临床症状与月经周期有关，乳腺胀痛与乳腺内肿块，在经前期明显。

（3）临床表现　表现以乳房胀痛及乳腺内多发肿块为主，可同时合并水样、浆液性乳头溢液，常与月经周期有关。但部分年龄较大患者症状与月经周期相关性减弱。

2. 影像学表现

（1）X 线表现

① 乳腺内弥散或局限分布点状、片状或絮状密度增高影或大小不等结节影，边缘不清楚。

② 散在均匀分布较低密度微钙化，常双侧乳腺同时发生。

③ 可有多发小囊肿形成，表现为弥散分布大小不等圆形或卵圆形等密度或低密度影，可见边缘钙化或新月状、茶杯样钙化。

（2）超声表现　乳腺腺体增厚，结构紊乱，内部回声不均，回声光点增粗。如形成囊肿，可见管状分布或类圆形大小不等的无回声区，边界清晰，多数有包膜，后方回声增强。

（3）MRI 表现

① T_1WI：点状、片状等、低信号，与正常乳腺组织信号相似，囊肿多呈低信号，少数呈高信号。

② T_2WI：依赖增生组织内含水量，含水量越高，信号越高，囊肿呈明显高信号。

③ T_1WI 增强扫描：表现为弥漫分布灶点状、区域性或多区域性轻至中度渐进性强化，强化程度通常与增生的严重程度成正比，严重时强化程度类似于恶性病变。囊肿一般无强化，但破裂或感染时其囊肿壁可见强化。

（二）病例解析

1. 病例 1——乳腺增生

（1）病史摘要　女，52 岁，3 年前健康查体乳腺彩超发现双乳结节，无明显疼痛，乳房皮肤无红肿及破溃，无乳头内陷及积液，一周前乳腺 X 线检查见双侧乳腺钙化灶。

（2）影像资料（图 6-4）

（3）影像征象分析　X 线摄影：双侧乳腺内弥散均匀分布细点状密度增高影，边缘清楚，呈圆形或卵圆形，部分呈新月状、茶杯底样钙化。

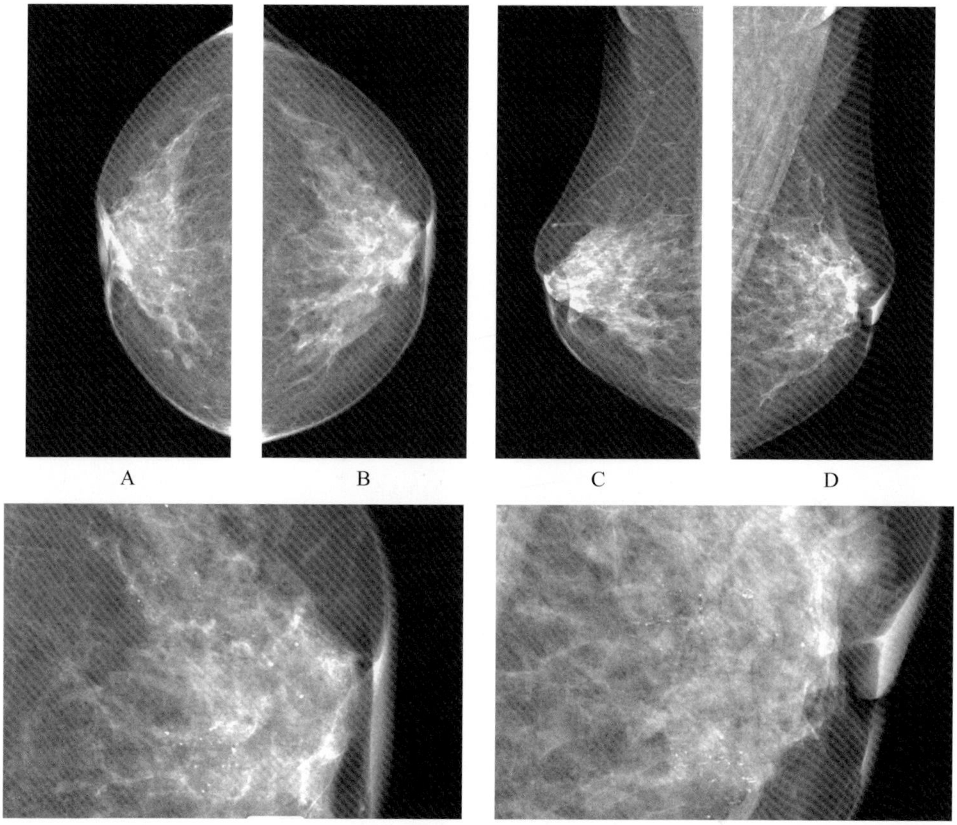

图 6-4　乳腺增生的 X 线摄影图像

A. 右乳 X 线摄影 CC 位；B. 左乳 X 线摄影 CC 位；C. 右乳 X 线摄影 MLO 位；D. 左乳 X 线摄影 MLO 位；E. 左乳 CC 位放大像；F. 左乳 MLO 位放大像

2. 病例 2——乳腺增生

（1）病史摘要　女，56 岁，乳房胀痛 1 年余，乳房皮肤无红肿及破溃，无乳头内陷及积液。

（2）影像资料（图 6-5）

（3）影像征象分析　X 线摄影：双侧乳腺密度增高，可见斑片状纤维腺体密度影及弥散分布细点状密度增高影、小圆形边缘钙化影，边缘清楚。

3. 病例 3——乳腺多发囊肿

（1）病史摘要　女，50 岁，双侧乳腺多发肿块。

（2）影像资料（图 6-6）

（3）影像征象分析

① X 线摄影：双侧乳腺腺体结构紊乱，见多发类圆形等密度或略高密度影。

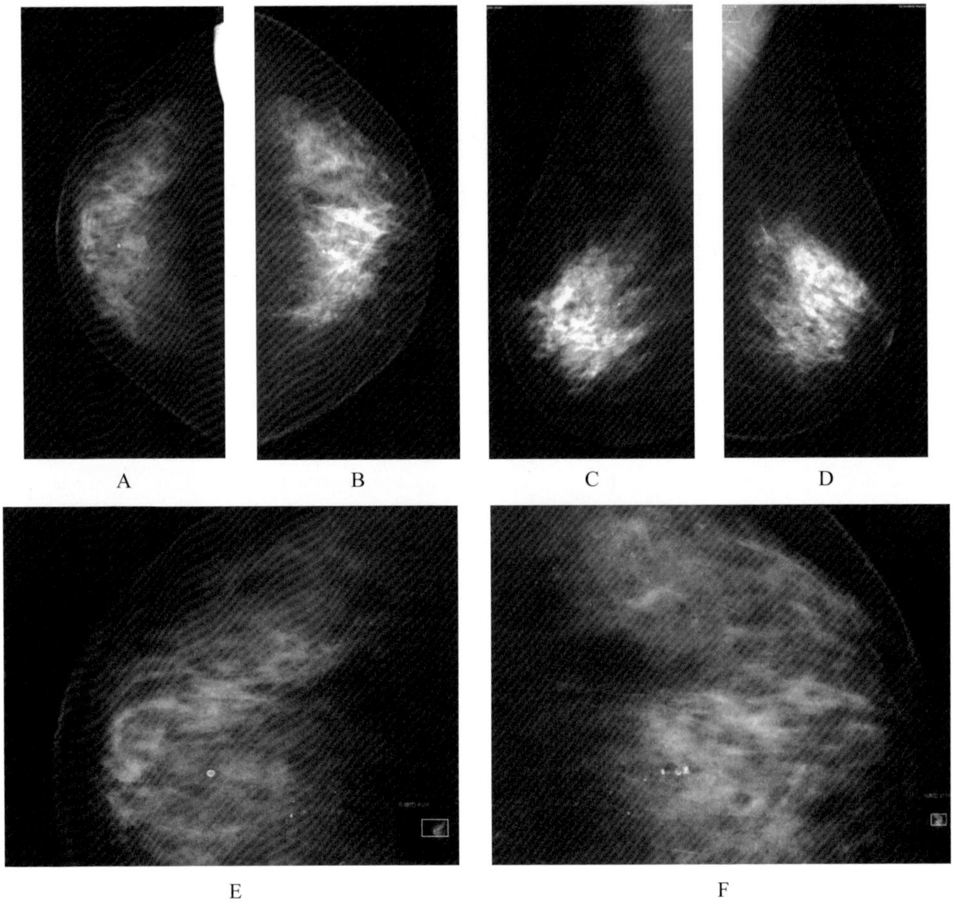

图 6-5　乳腺增生的 X 线摄影图像

A. 右乳 X 线摄影 CC 位；B. 左乳 X 线摄影 CC 位；C. 右乳 X 线摄影 MLO 位；D. 左乳 X 线摄影 MLO 位；E. 右乳 CC 位放大像；F. 左乳 CC 位放大像

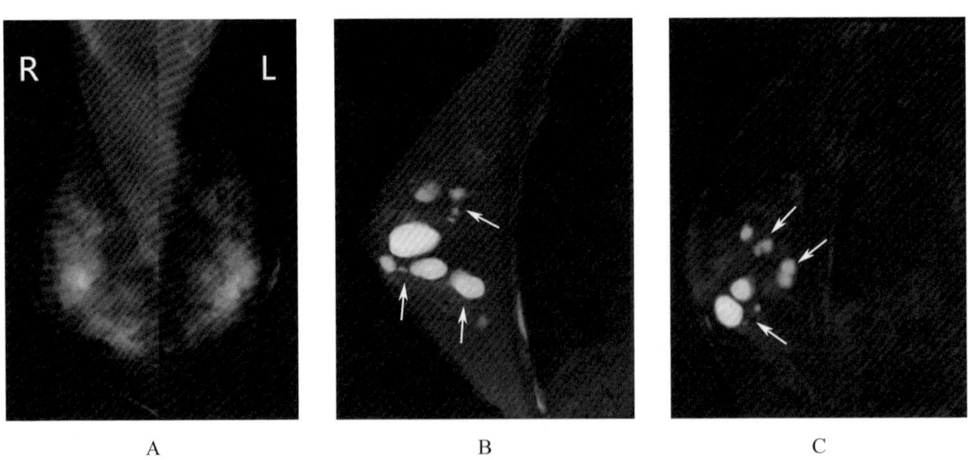

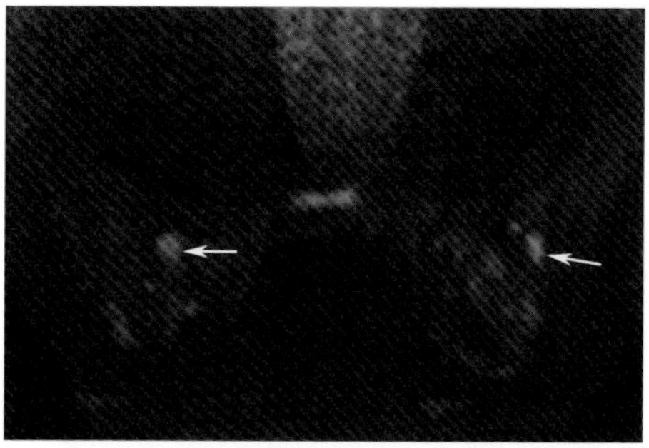

D

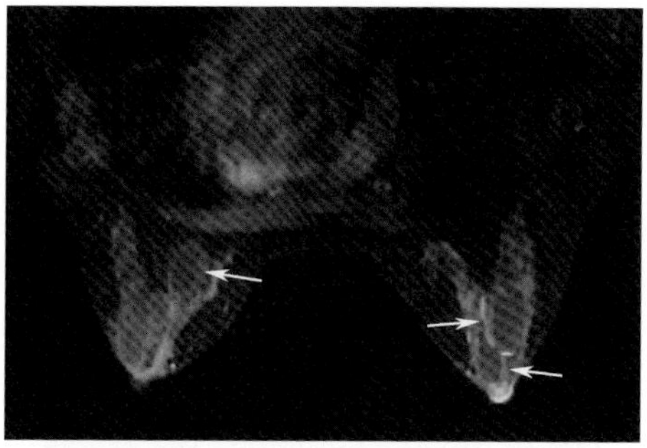

E

图 6-6　乳腺多发囊肿的 X 线摄影及 MRI 图像

A. 双侧乳腺 MLO 位；B. 左侧乳腺 T_2WI 矢状位；C. 右侧乳腺 T_2WI 矢状位；D. DWI 轴位；E. T_1WI 增强扫描轴位

② MRI：T_2WI 双侧乳腺见多发大小不等类圆形明显高信号，边界清晰，边缘光滑。DWI 序列部分病灶呈略高信号。增强扫描病变内部未见明显异常强化，壁呈轻度强化。

4. 病例 4——乳腺纤维囊性改变

（1）病史摘要　女，45 岁，双侧乳腺胀痛伴结节感。

（2）影像资料（图 6-7）

（3）影像征象分析

① X 线摄影：双侧乳腺腺体密度不均，结构欠规则，其内见多发等高密度、边界欠清小结节，并见散在分布点状钙化。

② MRI：T_2WI 双侧乳腺腺体信号不均，见多发斑片状、小囊状高信号，增强扫描双侧乳腺见斑片状异常强化，T_2WI 囊样高信号病变未见明显异常强化。

（三）主要鉴别诊断

（1）恶性病变　乳腺癌：患者年龄多在 40 岁以上，常有相应的临床症状；肿块形态不规则，边缘不光滑，有毛刺，可见细小不定形钙化；MRI 动态增强扫描多呈不均匀增强信号，信号强度趋向于快速明显增高且快速减低，TIC 曲线以Ⅱ型、Ⅲ型为主。

（2）良性病变

① 乳腺纤维腺瘤：为圆形或椭圆形稍高密度影，边缘光滑，邻近腺体受压，可见斑点状、颗粒状粗钙化及边缘钙化。

② 非哺乳期乳腺炎：多发生于育龄期、已婚经产妇的非哺乳期妇女，乳晕区常见，临床触诊局部皮肤温度升高、皮肤增厚水肿、向周围皮肤逐渐延伸。

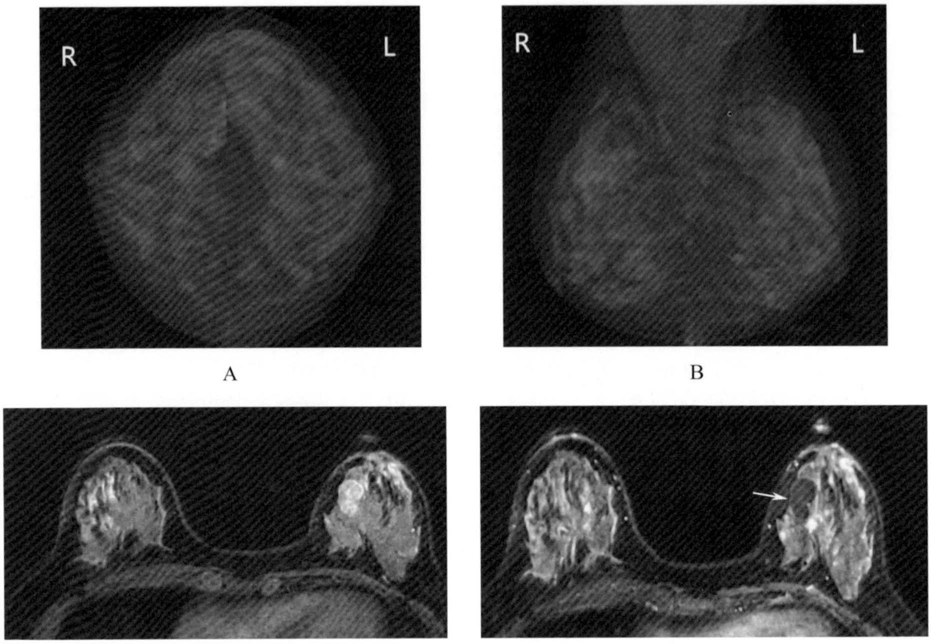

A B C D

图 6-7 乳腺纤维囊性改变的 X 线摄影及 MRI 图像

A. 双侧乳腺 CC 位；B. 双侧乳腺 MLO 位；C. T_2WI 轴位；D. T_1WI 增强扫描轴位

三、乳腺腺病

（一）诊断要点

1. 一般特点

（1）主要病因　一般认为与内分泌及精神因素有关，即可能与卵巢功能紊乱、雌激素与孕激素比例失调、黄体素分泌减少、雌激素及泌乳素分泌增多，导致乳腺组织增生而发病。

（2）流行病学　多见于 30 ～ 40 岁女性，在小叶增生基础上发生，可与囊性增生伴发，以其不同发展阶段可分为腺泡型腺病和硬化性腺病，硬化性腺病可形成边界清楚的肿块或结构扭曲，常需要与乳腺癌相鉴别。

（3）临床表现　表现为与月经周期相关的乳房胀痛，触诊可及局限性肿块或结节。

2. 影像学表现

（1）X 线表现

① 弥漫性多发点状或片状密度增高影。硬化性腺病可形成具有一定轮廓

的分叶状肿块。

② 结构扭曲。

③ 成簇分布无定形微钙化较为常见，钙化数量较少。

（2）超声表现

腺体增厚呈带状不均质强回声，其内有网状及索条状纤维组织；或表现为多灶形态不规则低回声结节。

（3）MRI 表现

① T_1WI 呈点状、片状低信号或等信号。T_2WI 呈点状、片状等信号或高信号，由增生组织含水量决定。

② DWI：无信号增高表现，ADC 值无明显降低。

③ T_1WI 增强扫描：可见腺体内多发小斑片状、条状或微小结节状强化，分布范围以腺体周缘为主，时间 - 信号曲线可表现为上升型或平台型，有时可有纤维腺瘤形成趋势表现。少数由于导管上皮增生活跃、血供丰富而表现为早期显著强化的结节，可伴流出型曲线，甚至形态不规则，边缘见毛刺。

（二）病例解析

1. 病例 1——乳腺腺病

（1）病史摘要　女，56 岁，发现左侧乳房肿块 1 年余，触诊肿块边缘清楚，活动度好，质地硬。

（2）影像资料（图 6-8）

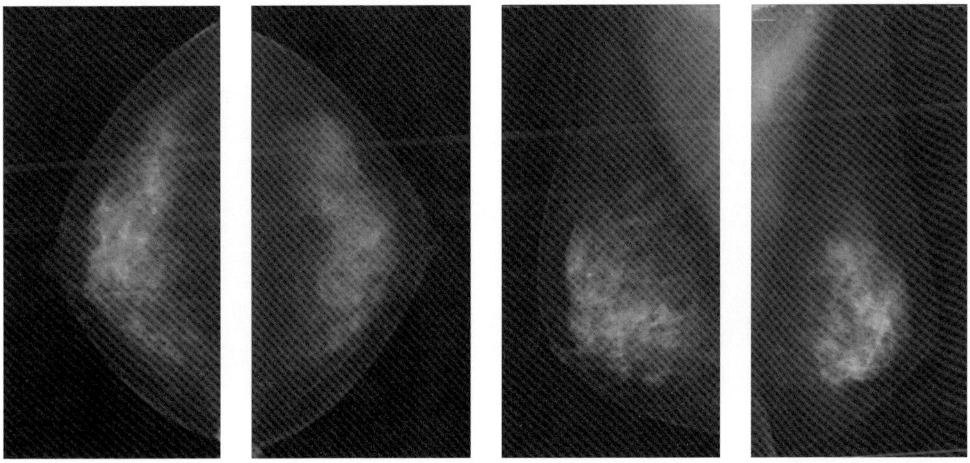

A　B　C　D

图 6-8

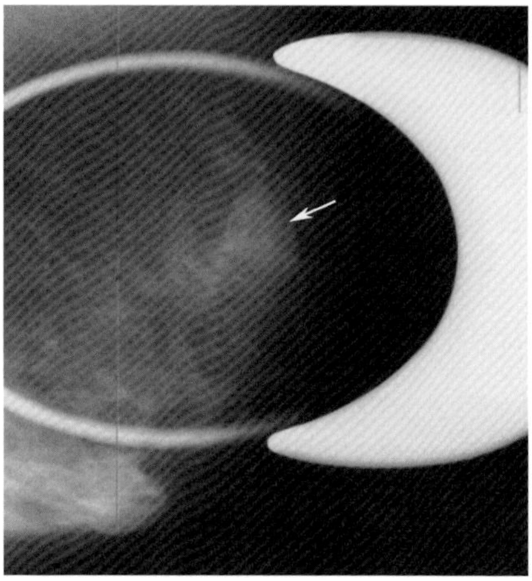

E

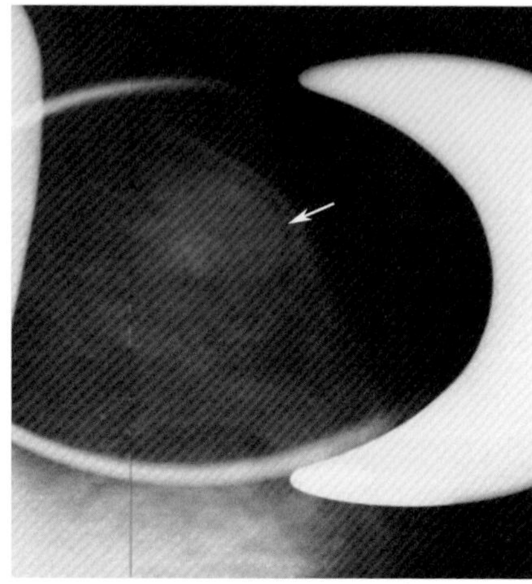

F

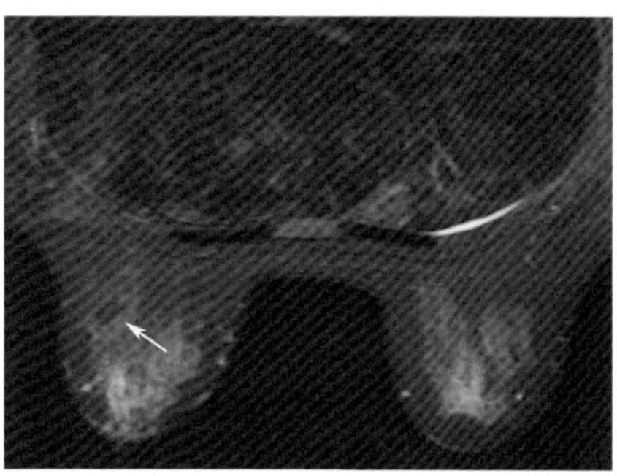

G

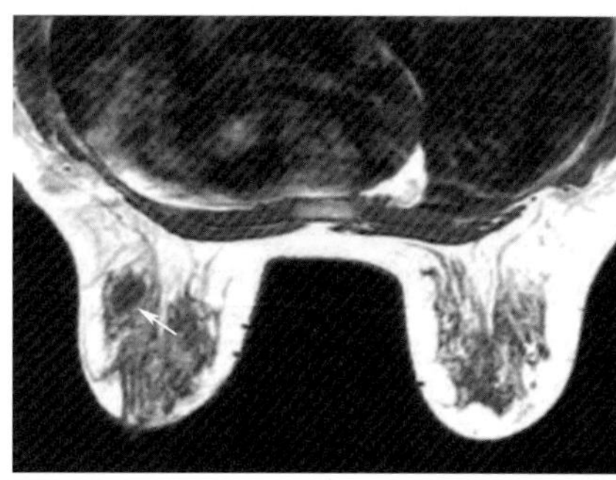

H

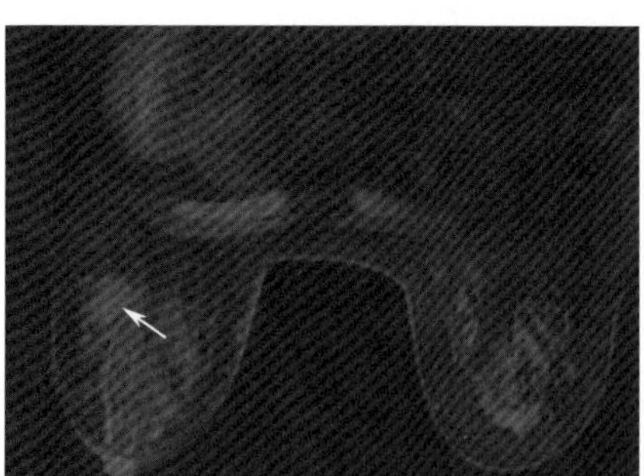

I

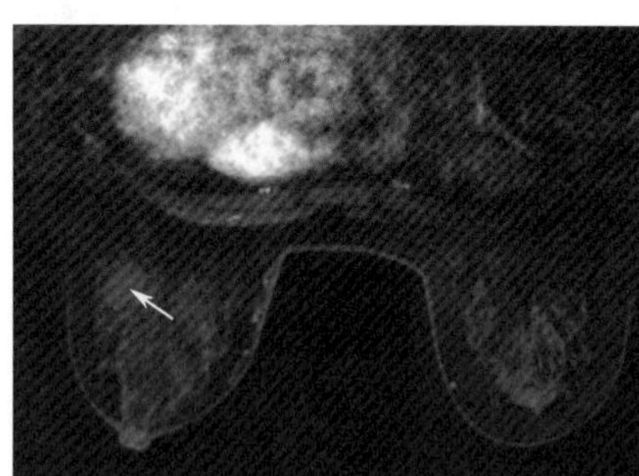

J

K

图 6-8　乳腺腺病的 X 线摄影及 MRI 图像

A. 右乳 X 线摄影 CC 位；B. 左乳 X 线摄影 CC 位；C. 右乳 X 线摄影 MLO 位；D. 左乳 X 线摄影 MLO 位；E. 左乳 MLO 位点压放大摄影；F. 左乳 CC 位点压放大摄影；G. MRI-STIR；H. T_1WI；I. T_1WI 增强扫描蒙片；J. T_1WI 增强扫描；K. 时间 - 信号强度曲线

（3）影像征象分析

① X 线摄影：左侧乳腺外上象限局域性非对称致密影，边缘模糊，密度均匀。

② MRI：T_1WI 显示左侧乳腺外上象限见卵圆形低信号肿块，边界清楚。STIR 显示肿块呈不均匀高信号。T_1WI 增强扫描显示肿块未见明显强化。

2. 病例 2——乳腺腺病

（1）病史摘要　患者，女，68 岁，体检超声检查发现左乳低回声结节。

（2）影像资料（图 6-9）

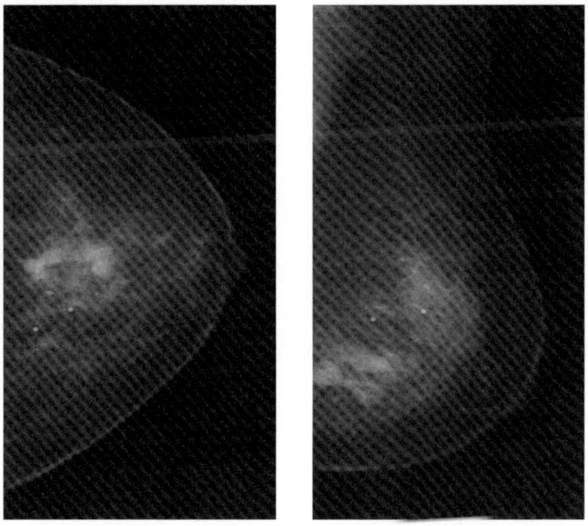

A　B

图 6-9

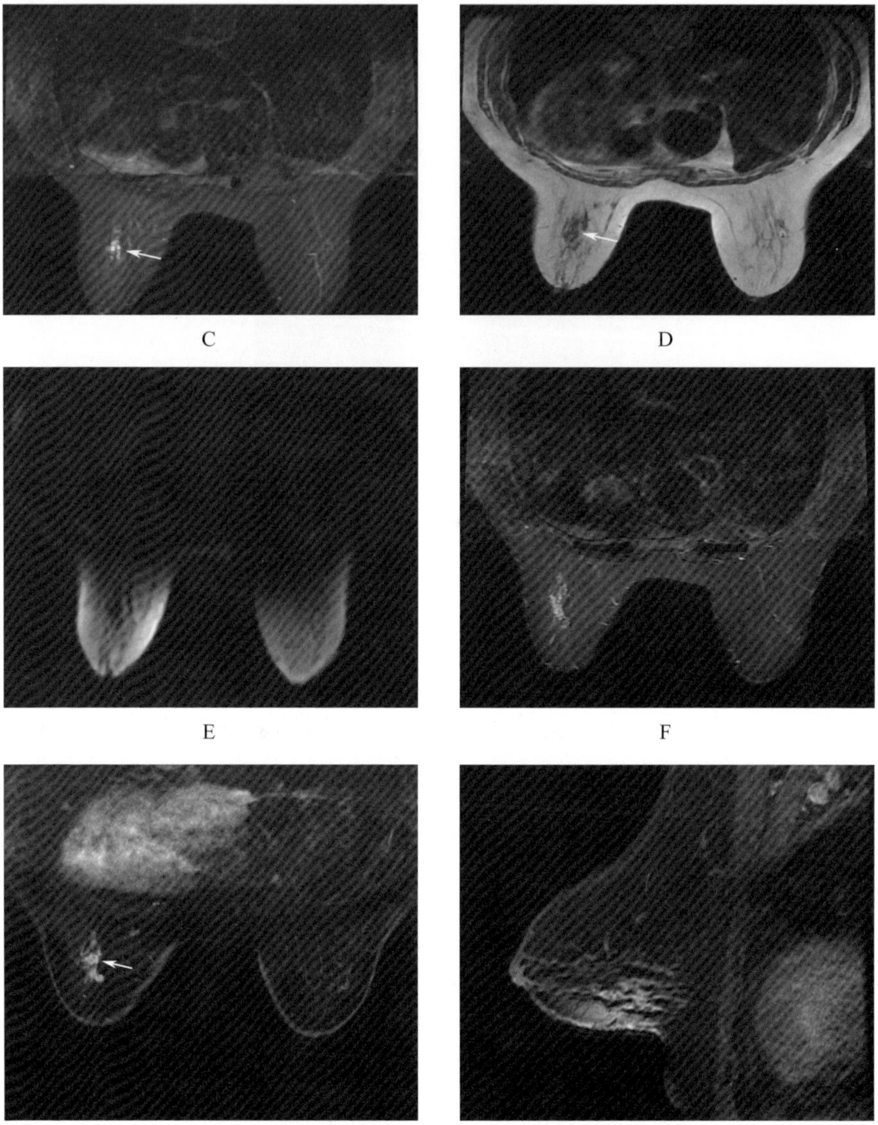

图 6-9　乳腺腺病的 X 线摄影及 MRI 图像

A. 左乳 X 线摄影 CC 位；B. 左乳 X 线摄影 MLO 位；C. MRI STIR 轴位；D. T_1WI 轴位；E. DWI 轴位；F. T_1WI 增强扫描蒙片轴位；G. T_1WI 增强扫描轴位；H. 左乳 T_1WI 增强扫描矢状位

（3）影像征象分析

① X 线摄影：左侧乳腺乳头下方后 1/3 局域性非对称致密影，边缘模糊，密度不均匀。

② MRI 表现：左侧乳腺乳头水平下方区域性异常信号，T_1WI 呈低信号，

STIR 呈等信号或高信号，DWI 呈低信号，T_1WI 增强扫描病变呈明显不均匀强化。

3. 病例 3——乳腺腺病

（1）病史摘要　患者，女，52 岁，发现右乳肿块 1 月余。

（2）影像资料（图 6-10）

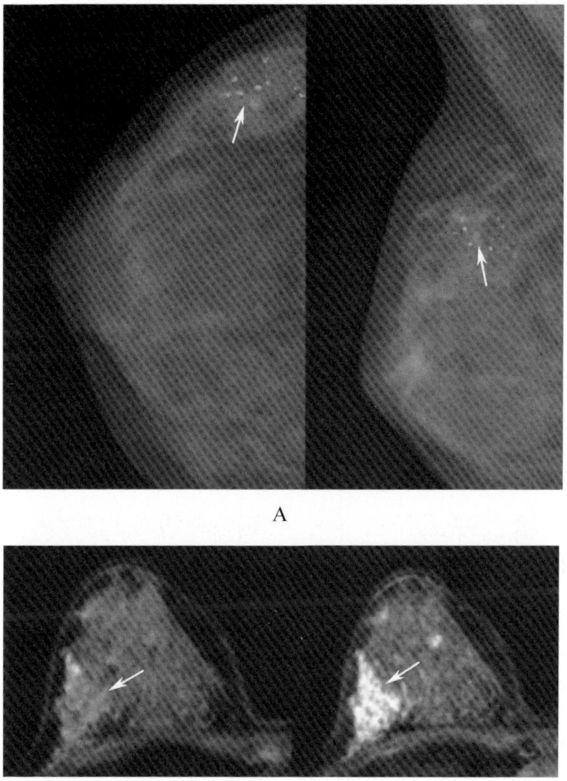

图 6-10　乳腺腺病的 X 线摄影及 MRI 图像

A. 右侧乳腺 CC 位及 MLO 位；B. 右侧乳腺 FS-T_2WI 及 T_1WI 增强扫描

（3）影像征象分析

① X 线摄影：右侧乳腺外上象限局部腺体增厚，密度增高，其内见成簇分布多发点状、环形钙化。

② MRI 扫描：右侧乳腺外上象限见片状 T_2WI 略高信号，信号不均，边界不清，增强扫描相应区域呈明显非肿块样强化。

③ 病理诊断：右乳腺病伴导管扩张、囊肿形成，伴钙化，导管上皮普通型增生，局灶大汗腺化生。

（三）主要鉴别诊断

乳腺癌：一般为孤立的密度增高影，边缘模糊，可见毛刺，可合并成簇分布、线状分布、节段性分布多形性微钙化；可伴有局部皮肤增厚、凹陷、乳头内陷等恶性征象。

四、乳腺纤维腺瘤

（一）诊断要点

1. 一般特点

（1）主要病因　病因未明，可能与局部乳腺组织对雌激素刺激的过度反应有关，乳腺纤维组织和腺管两种组织成分增生，按照腺上皮和纤维组织的比例，分为纤维腺瘤、腺纤维瘤和腺瘤，纤维腺瘤最常见。

（2）流行病学　多见于发育良好的青春期乳腺中，年龄可自 13 岁至 63 岁，15 ～ 39 岁者占 82.75%，40 岁以上者占 16%，15 岁以下者占 1.25%。

（3）临床表现　症状不明显，多为无意中发现，可有轻度疼痛，单侧或双侧发病，直径多小于 3cm，表面光滑，质硬，活动度好，与皮肤无粘连，可有分叶。

2. 影像学表现

（1）X 线表现

① 圆形、卵圆形或分叶状的等密度或稍高密度肿块，边缘光滑，邻近腺体受压移位，周围可有薄层晕环，小的肿块在致密性乳腺或多量腺体乳腺中可被掩盖或部分掩盖。

② 部分肿块边缘或中心可见粗颗粒状、斑点状、树枝状、块状钙化，钙化可占据肿块大部分或全部。

（2）超声表现

① 圆形、卵圆形或分叶状肿块，有光滑、清晰包膜，横径常大于纵径。

② 肿块内呈均匀低回声，后方回声正常或轻度增强，可见侧方声影，如有钙化则可见后方声影。

（3）MRI 表现

① T_1WI：圆形、卵圆形或分叶状的低信号、中等信号肿块，边界清楚。

② T_2WI：肿块纤维信号多时呈低信号，水及细胞成分含量多时呈高信号。钙化区无信号。

③ T_1WI 增强扫描：表现多样，根据纤维、水及细胞成分的多少，表现为无强化、轻度强化或明显强化；多数为缓慢渐进性的均匀强化或由中心向外围扩散的离心样强化，肿块内部出现不强化分隔为特征性表现；少数者如黏液腺性纤维腺瘤也可呈快速显著强化。

（二）病例解析

1. 病例 1——乳腺纤维腺瘤

（1）病史摘要　患者，女，38 岁，发现左侧乳腺肿块 1 周，触诊左侧乳腺外上象限肿块，质硬，边缘清楚，活动度好。

（2）影像资料（图 6-11）

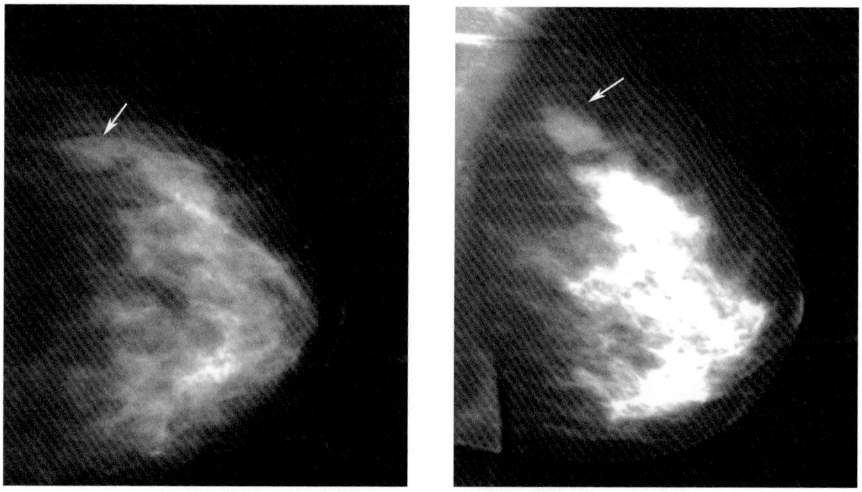

A　　B

图 6-11　乳腺纤维腺瘤的 X 线摄影图像

A. 左乳 X 线摄影 CC 位；B. 左乳 X 线摄影 MLO 位

（3）影像征象分析　左侧乳腺外上象限可见不规则形等密度肿块影，边缘清楚，周围可见线型透亮带。

2. 病例 2——青春期巨大乳腺纤维腺瘤

（1）病史摘要　患者，女，12 岁，偶然发现双侧乳腺发育不对称。查体发现左侧乳腺触及巨大肿块，质硬，光滑，活动度好。

（2）影像资料（图 6-12）

（3）影像征象分析　左侧乳腺巨大高密度肿块影，密度均匀，边缘清楚，周围腺体组织受压。

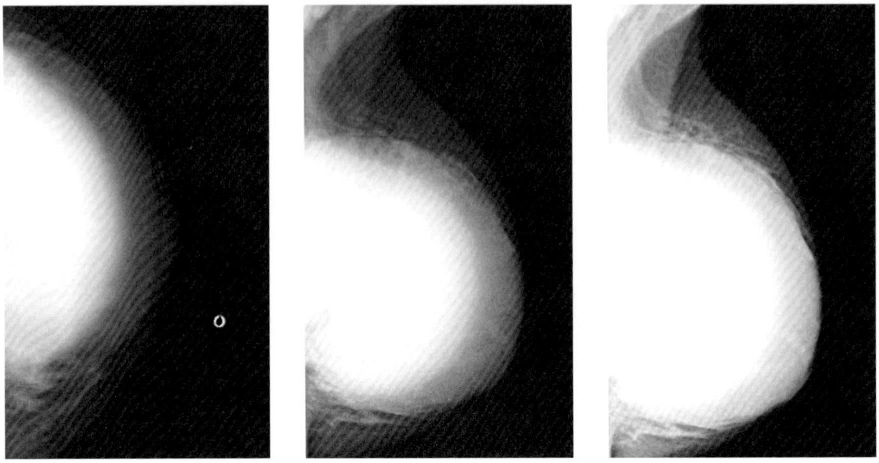

A　　B　　C

图 6-12　青春期巨大乳腺纤维腺瘤的 X 线摄影图像

A. 左乳 X 线摄影 CC 位；B. 左乳 X 线摄影 MLO 位；C. 左乳加大曝光条件 X 线摄影 MLO 位

3. 病例 3——纤维腺瘤并钙化

（1）病史摘要　患者，女，62 岁，查体发现左侧乳腺外上象限乳晕区后方肿块，质硬，边缘光滑，活动度好。

（2）影像资料（图 6-13）

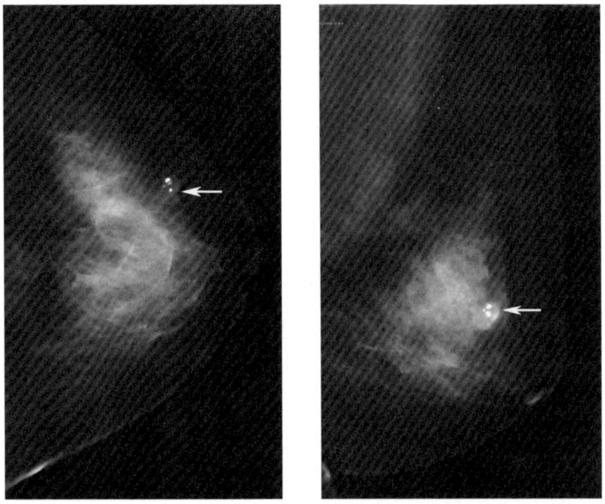

A　　B

图 6-13　纤维腺瘤并钙化的 X 线摄影图像

A. 左侧乳腺 X 线摄影 CC 位；B. 左侧乳腺 X 线摄影 MLO 位

（3）影像资料分析　左侧乳腺外上象限前、中 1/3 交界处卵圆形肿块，边缘光滑，密度不均，其内见点状、大小不一、边缘清楚的钙化灶。

4. 病例 4——纤维腺瘤

（1）病史摘要　患者，女，53 岁，发现右侧乳腺肿块 2 年余，触诊肿块边缘清楚，活动度好，质地硬。

（2）影像资料（图 6-14）

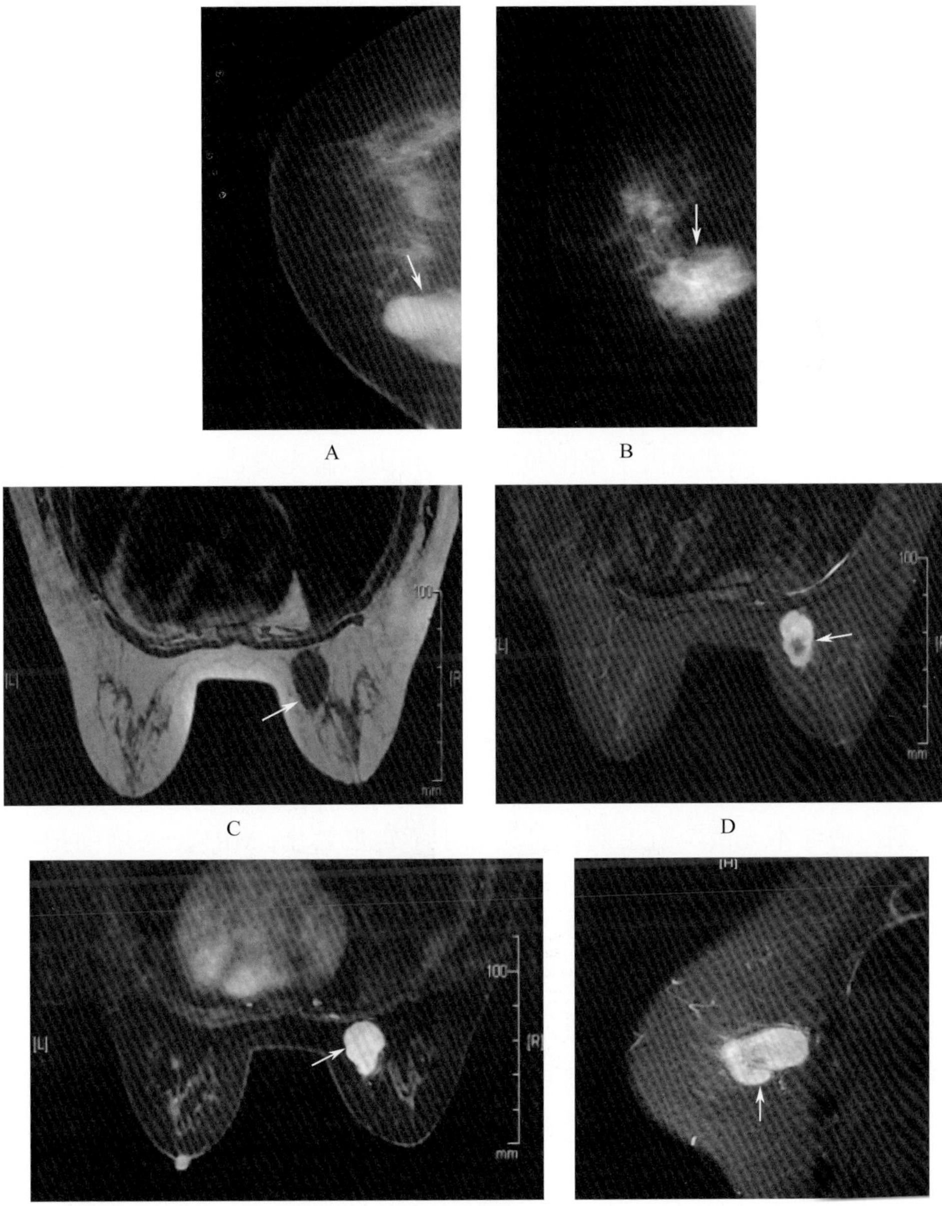

图 6-14

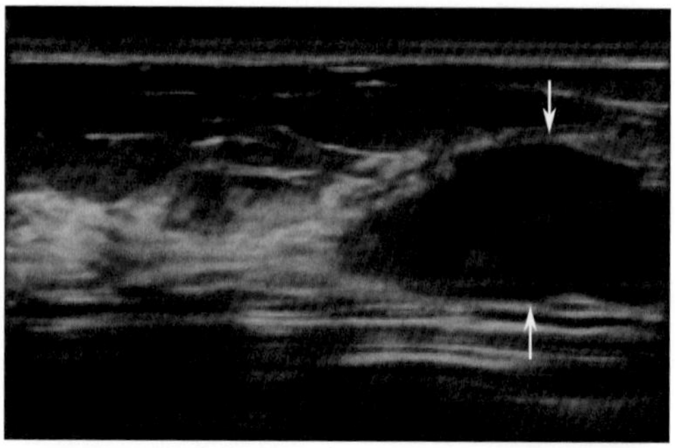

G

图 6-14　乳腺纤维腺瘤的 X 线摄影、MRI 及超声图像

A. 右乳 X 线摄影 CC 位；B. 右乳 X 线摄影 MLO 位；C.MRI T_1WI 轴位；D. MRI STIR 轴位；E. T_1WI 增强扫描轴位；F. T_1WI 增强扫描矢状位；G. 超声

（3）影像征象分析

① X 线摄影：右侧乳腺内下象限近胸壁侧见椭圆形肿块，边缘清楚，密度均匀。

② 超声：右侧乳腺内下象限见椭圆形肿块，有光滑、清晰包膜，横径大于纵径；肿块内呈均匀低回声，后方回声正常。

③ MRI：T_1WI 显示右侧乳腺内下象限近胸壁侧见卵圆形低信号肿块，边界清楚；T_2WI 显示肿块呈不均匀高信号；T_1WI 增强扫描显示肿块呈明显不均匀强化。

（三）主要鉴别诊断

① 乳腺癌：患者年龄多在 40 岁以上，常有相应的临床症状；肿块形态不规则，边缘不光滑，有毛刺，可见细小不定形钙化；MRI 动态增强扫描多呈不均匀增强信号，信号强度趋向快速明显增高且快速减低。

② 叶状肿瘤：中年女性居多，肿块多较大，边缘光滑锐利呈分叶状。

③ 乳腺脂肪瘤：X 线摄影呈纤维脂肪密度，周围有纤细致密的包膜；超声检查病变呈扁平状，边界清晰，内部回声均匀，呈高于皮下脂肪组织的中、低回声；MRI 在 T_1WI、T_2WI 均呈高信号，在脂肪抑制序列呈低信号，其内无正常的导管、腺体和血管等结构，边缘有时可见低信号包膜，增强扫描无明显强化。

④ 乳腺积乳囊肿：X 线摄影分致密结节型与透亮型，致密结节型表现为圆形或卵圆形致密结节影，密度可均匀或因脂肪聚集其内出现小透亮区，边

界光滑锐利，周围可有完整或不完整的透亮环，此型与纤维腺瘤不易鉴别；透亮型积乳囊肿内因含大量脂肪，表现为圆形、卵圆形部分或全部高度透亮的囊性结构，囊壁光滑、整齐且较厚；MRI 更能明确囊内容物成分。

⑤ 乳腺错构瘤：因主要由脂肪组织构成，X 线摄影表现为以多量脂肪组织组成的较低密度和以少量纤维组织组成的较高密度合成的混合密度影，具有明确的边界，可明确诊断。

五、乳腺导管内乳头状瘤

（一）诊断要点

1. 一般特点

（1）主要病因　可能与卵巢功能失调，雌激素水平增高、孕激素水平降低有关。

（2）流行病学　可发生于任何年龄，40 ～ 50 岁多见，是发生于乳腺导管上皮的良性肿瘤，乳晕区大导管多见，多发者称导管乳头状瘤病。

（3）临床表现　表现为单个或多个乳孔的血性、浆液性或血性浆液性溢液，局部可扪及数毫米大小、质软、可移动的肿块，按压可见乳头溢液。

2. 影像学表现

（1）X 线表现

① 病变较小者，常无阳性发现。病变较大时，可表现为肿块，边缘清楚，肿块内偶尔可见小的颗粒状钙化。

② 乳腺导管造影可见导管内充盈缺损或导管呈光滑杯口状中断，近端导管扩张，管壁光滑整齐。

（2）超声表现

① 扩张、无回声的导管腔内见不规则中等回声或低回声结节，表面光滑，形状规整，直径多在 1cm 左右或更小。

② 乳腺导管不扩张时较难发现肿物。

（3）MRI 表现

① T_1WI：肿块样等或低信号，形态规则，边缘清楚。

② T_2WI：等或稍高信号，并发感染或导管扩张时可见高信号。

③ T_1WI 增强扫描：中等或明显强化肿块，边界清楚，内部信号均匀，时间 - 信号强度曲线缺乏特异性。

（二）病例解析

1. 病例 1——右乳腺导管内乳头状瘤

（1）病史摘要　女，48 岁，右侧乳头溢液、溢血 1 年余。

（2）影像资料（图 6-15）

（3）影像征象分析

① X 线摄影：右侧乳腺乳头基底部肿块样密度增高影，密度均匀，边缘清楚。

② MRI：T_1WI 显示右侧乳头基底部等信号、低信号。STIR 显示右侧乳头基底部肿块样环形高信号。DWI 显示局部未见明显高信号。T_1WI 增强扫描显示右侧乳头基底部肿块样病变呈轻度均匀强化。

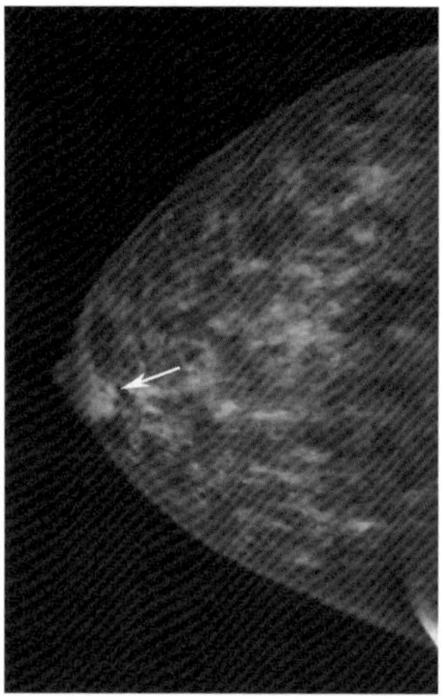

A

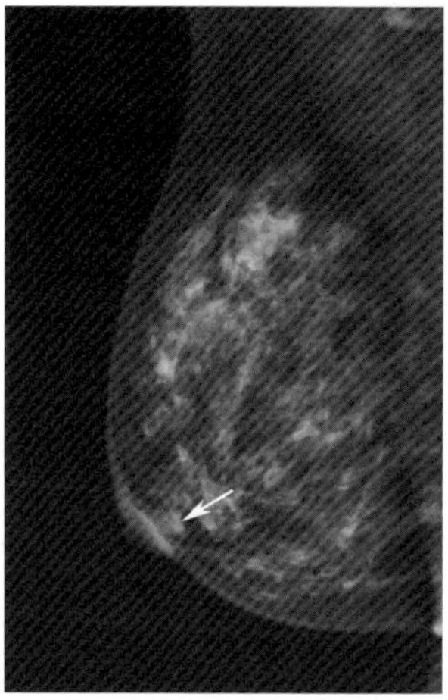

B

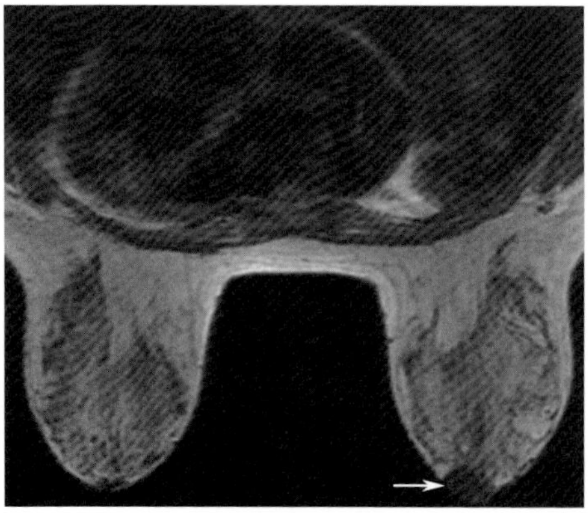

C

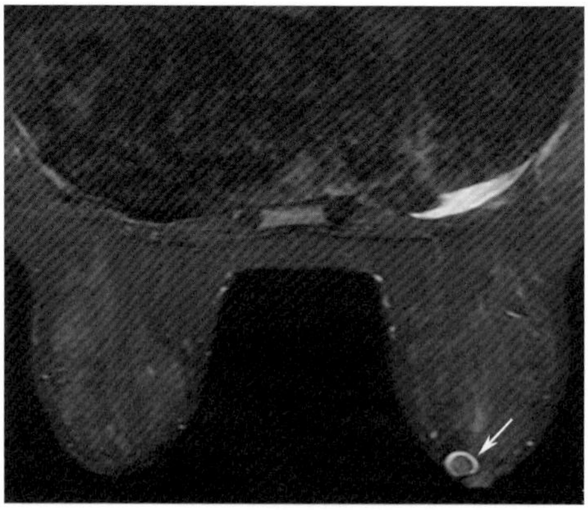

D

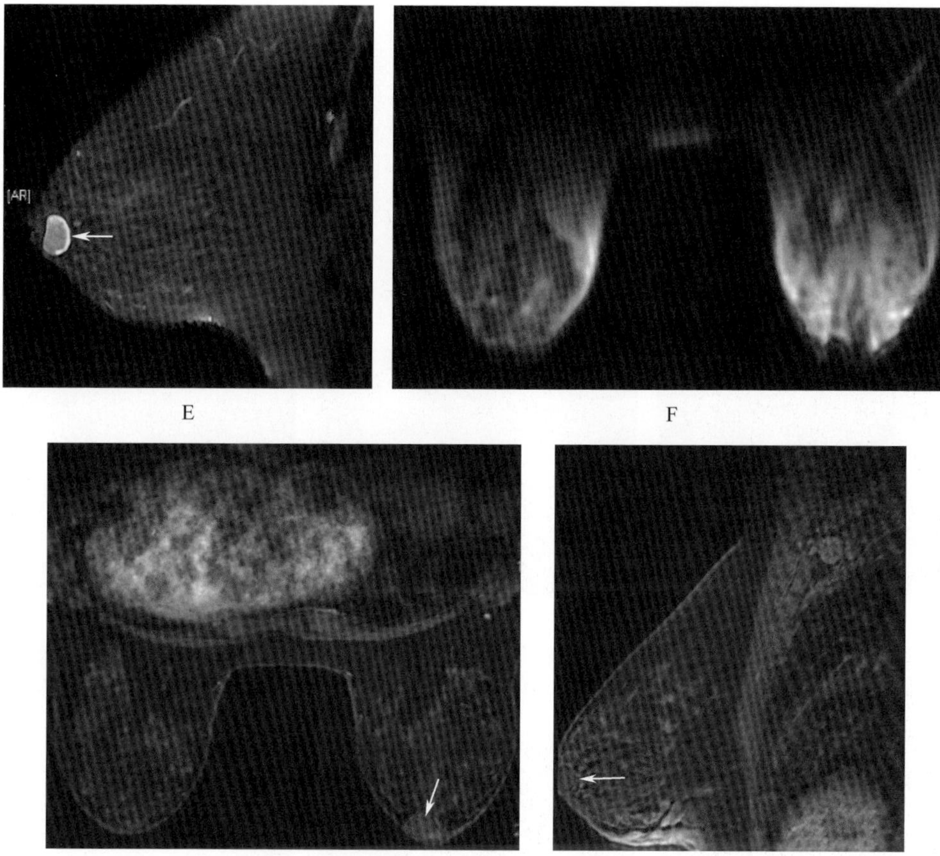

E　F　G　H

图 6-15　右乳腺导管内乳头状瘤的 X 线摄影及 MRI 图像

A. 右乳 X 线摄影 CC 位；B. 右乳 X 线摄影 MLO 位；C. T_1WI 轴位；D. STIR 轴位；E. T_2WI 矢状位；F. DWI 轴位；G. T_1WI 增强扫描轴位；H. T_1WI 增强扫描矢状位

2. 病例 2——右乳腺导管内乳头状瘤

（1）病史摘要　女，48 岁，无意中发现右侧乳腺外上象限包块，轻微触痛，无发热，乳头无溢液。

（2）影像资料（图 6-16）

（3）影像征象分析

① X 线摄影：右侧乳腺外上象限不规则略高密度影，边缘欠清。

② MRI 表现：右侧乳腺外上象限异常信号灶，T_1WI 呈略低信号；STIR 呈不均匀高信号；DWI 局部见高信号；T_1WI 增强扫描早期病变实性部分可见强化，延迟扫描病变边缘见环形强化。

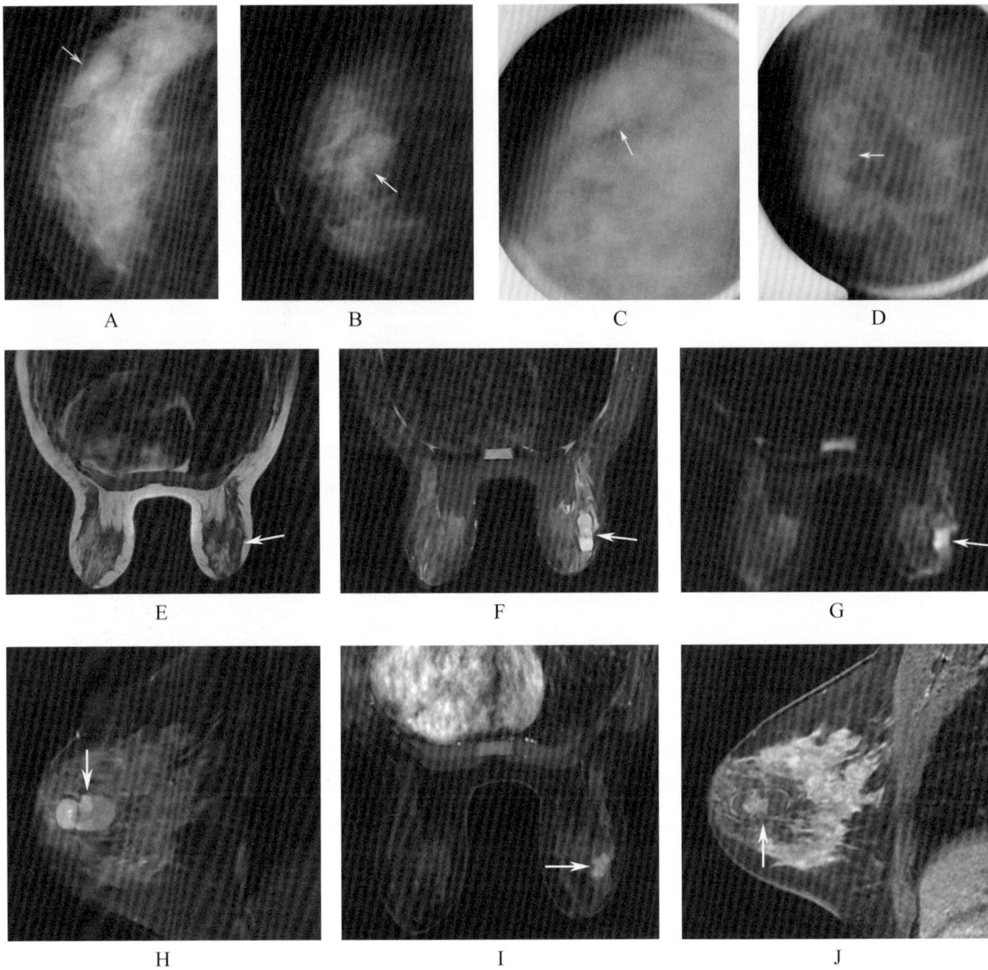

图 6-16　右乳腺导管内乳头状瘤的 X 线摄影及 MRI 图像

A. 右乳 X 线摄影 CC 位；B. 右乳 X 线摄影 MLO 位；C. 右乳 CC 位局部加压；D. 右乳 MLO 位局部加压；E. T_1WI 轴位；F. STIR 轴位；G. DWI 轴位；H. STIR 矢状位；I. T_1WI 增强扫描轴位；J. T_1WI 增强扫描矢状位

（三）主要鉴别诊断

① 导管内乳头状癌：多见肿块，可合并微钙化，肿瘤溢液多为血性，导管造影显示导管中断、破坏，管壁僵硬。

② 乳腺导管扩张症或乳腺囊性增生：常有先天性乳头凹陷或发育畸形，多为双侧多孔乳汁样、浆液性溢液，合并感染可呈脓血性或血性，大导管不均匀明显扩张，可合并导管样钙化。

六、乳腺脂肪瘤

（一）诊断要点

1. 一般特点

（1）主要病因　是一种由分化成熟无异型的脂肪细胞构成的肿瘤，为较为少见的良性肿瘤。

（2）流行病学　年龄多为 40 ～ 60 岁，多见于乳房丰满、肥胖者，肿瘤生长缓慢，因而病期较长，可达十余年。

（3）临床表现　一般无症状，触诊表现为柔软、光滑的肿块，活动度好，界限清晰，生长缓慢。

2. 影像学表现

（1）X 线表现　圆形或椭圆形脂肪密度肿块，形态规则可分叶，边缘光滑、清楚，密度均匀，包膜完整，周围结构受压移位。

（2）超声表现　表现为内部均匀的中强回声肿块，后方无声影，边缘规则、清楚，表面光整，有包膜，瘤体周边及内部均无血流信号。

（3）MRI 表现

① T_1WI 及 T_2WI：显示为边界清楚、包膜完整的高信号肿块，脂肪抑制序列显示为低信号。

② T_1WI 增强扫描：病变无强化或呈轻度强化。

（二）病例解析

1. 病例 1——乳腺巨大脂肪瘤

（1）病史摘要　女，60 岁。

（2）影像资料（图 6-17）

（3）影像征象分析　右侧乳腺内见巨大略低密度肿块，密度较均匀，边界清晰，周围腺体组织受压。

（三）主要鉴别诊断

① 脂肪为主型的错构瘤：以脂肪密度为主，其内仍可见少量等密度的纤维腺体组织密度影，MRI 有助于显示病变内的纤维腺体成分。

② 低密度积乳囊肿：发病年龄较小，多有产后乳腺炎或积乳史，超声及 MRI 可见液性组织结构，易于区别。

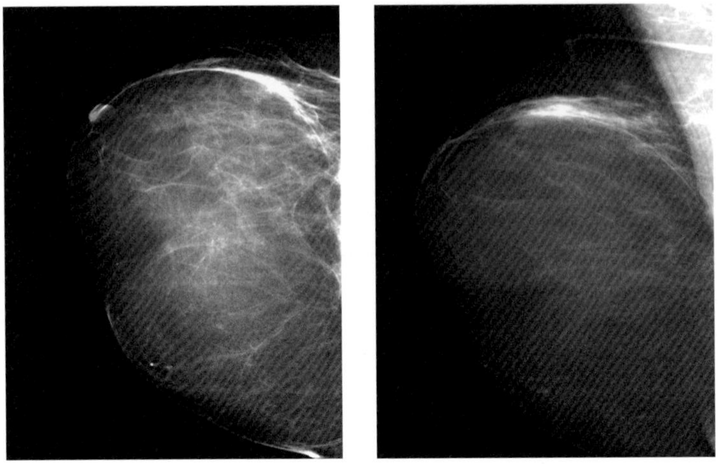

A　　　　B

图 6-17　乳腺巨大脂肪瘤的 X 线摄影图像

A. 右乳 X 线摄影 CC 位；B. 右乳 X 线摄影 MLO 位

七、乳腺错构瘤

（一）诊断要点

1. 一般特点

（1）主要病因　乳腺错构瘤是由不同含量的脂肪组织、纤维组织、乳腺导管和乳腺小叶组织组成，发病原因不明，有文献报道称，是乳房胚芽迷走或异位，或胚芽部分发育异常，致使乳腺正常结构成分紊乱所致。

（2）流行病学　乳腺错构瘤主要发生于绝经期妇女，也可见于任何年龄的女性，其中包括青少年和绝经后女性，多数患者无任何症状，具有妊娠期及哺乳期迅速增大的特点。

（3）临床表现　脂肪成分居多的错构瘤多无自觉症状，纤维组织成分居多的错构瘤多以乳腺肿块就诊，表现为圆形或椭圆形肿块，边界清楚，活动度好，软硬不一，皮肤无粘连，一般肿块直径约 5cm，也可达 20cm。未见恶变的报告。

2. 影像学表现

（1）X 线表现　混杂密度为乳腺错构瘤的典型表现。以脂肪成分为主时，表现为以低密度肿块，瘤体密度不均匀，其内见致密影，包膜完整，易漏诊；以腺体、纤维成分为主时，表现为等密度、高密度肿块，呈圆形、椭圆形，其内可见小透亮区，呈蜂窝状，肿块边缘清晰光滑，可有分叶，周围结构受压移位。

（2）超声表现　肿瘤呈圆形或卵圆形，边界清楚，有较完整包膜，根据错构瘤组织成分不同，其内部回声强弱及分布不同。以脂肪成分为主时，回声偏低，回声细腻；以纤维成分为主时，回声偏中等，回声粗糙。

（3）MRI 表现　错构瘤在 MRI 上表现依据肿瘤内成分含量不同而不同。脂肪成分居多时，肿块 T_1WI 及 T_2WI 以高信号为主，混杂等及低信号。腺体组织成分居多时，T_1WI 及 T_2WI 以低信号为主，混杂有高信号。脂肪抑制序列上肿瘤内部原高信号区信号减低。

（二）病例解析

1. 病例 1——乳腺错构瘤

（1）病史摘要　患者，女，45 岁，左乳肿块数年，质软。

（2）影像资料（图 6-18）

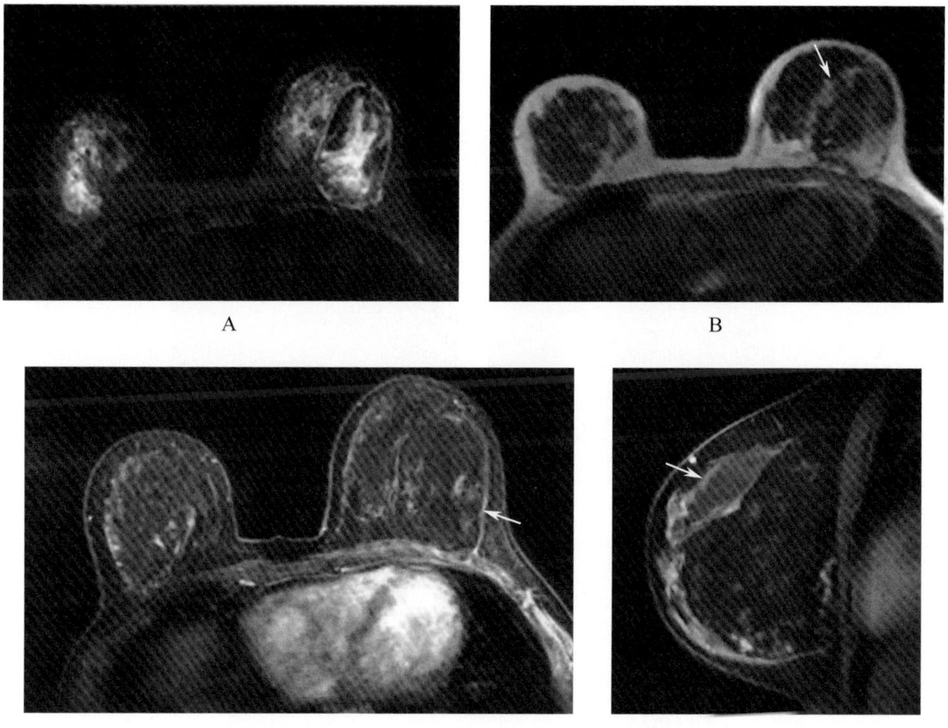

A　B　C　D

图 6-18

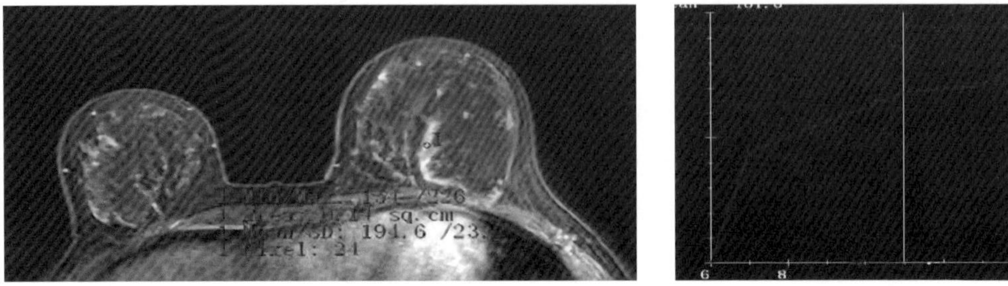

E　　　　F

图 6-18　乳腺错构瘤的 MRI 图像

A. FS-T_2WI 轴位；B. T_1WI 轴位；C. T_1WI 增强扫描轴位；D. 左乳 T_1WI 增强扫描矢状位；E. ROI 的选取；F. 时间 - 信号曲线（TIC）

（3）影像征象分析　MRI 扫描示左侧乳腺见卵圆形肿块，T_1WI 呈高低混杂信号，T_2WI 压脂序列示部分 T_1WI 序列高信号区呈低信号，增强扫描肿瘤部分病变呈斑点状、斑片状强化，瘤壁呈环形强化，TIC 曲线呈上升型。

2. 病例 2——乳腺错构瘤

（1）病史摘要　患者，女，51 岁，体检发现右乳肿物。

（2）影像资料（图 6-19）

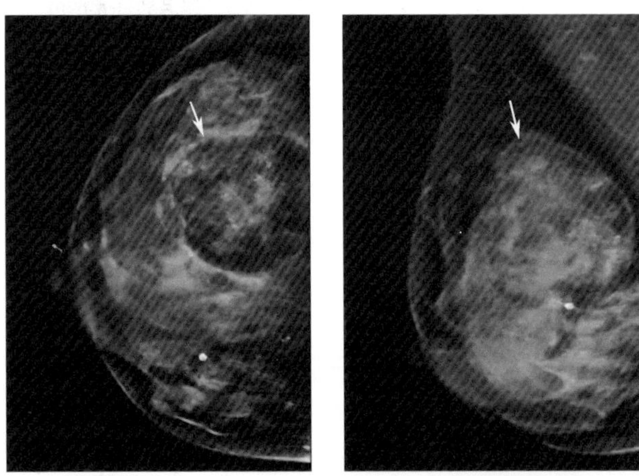

A　　　　B

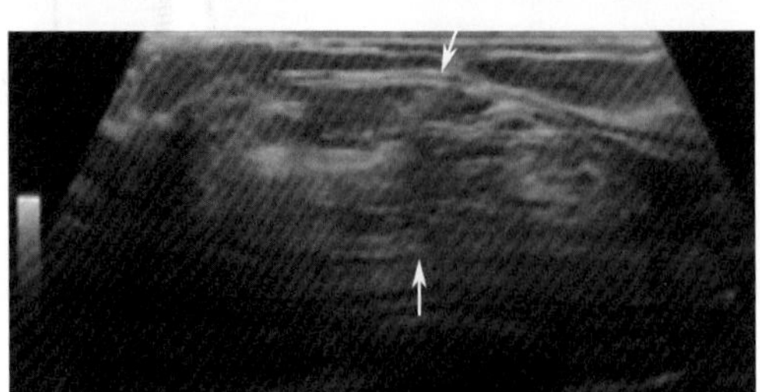

C

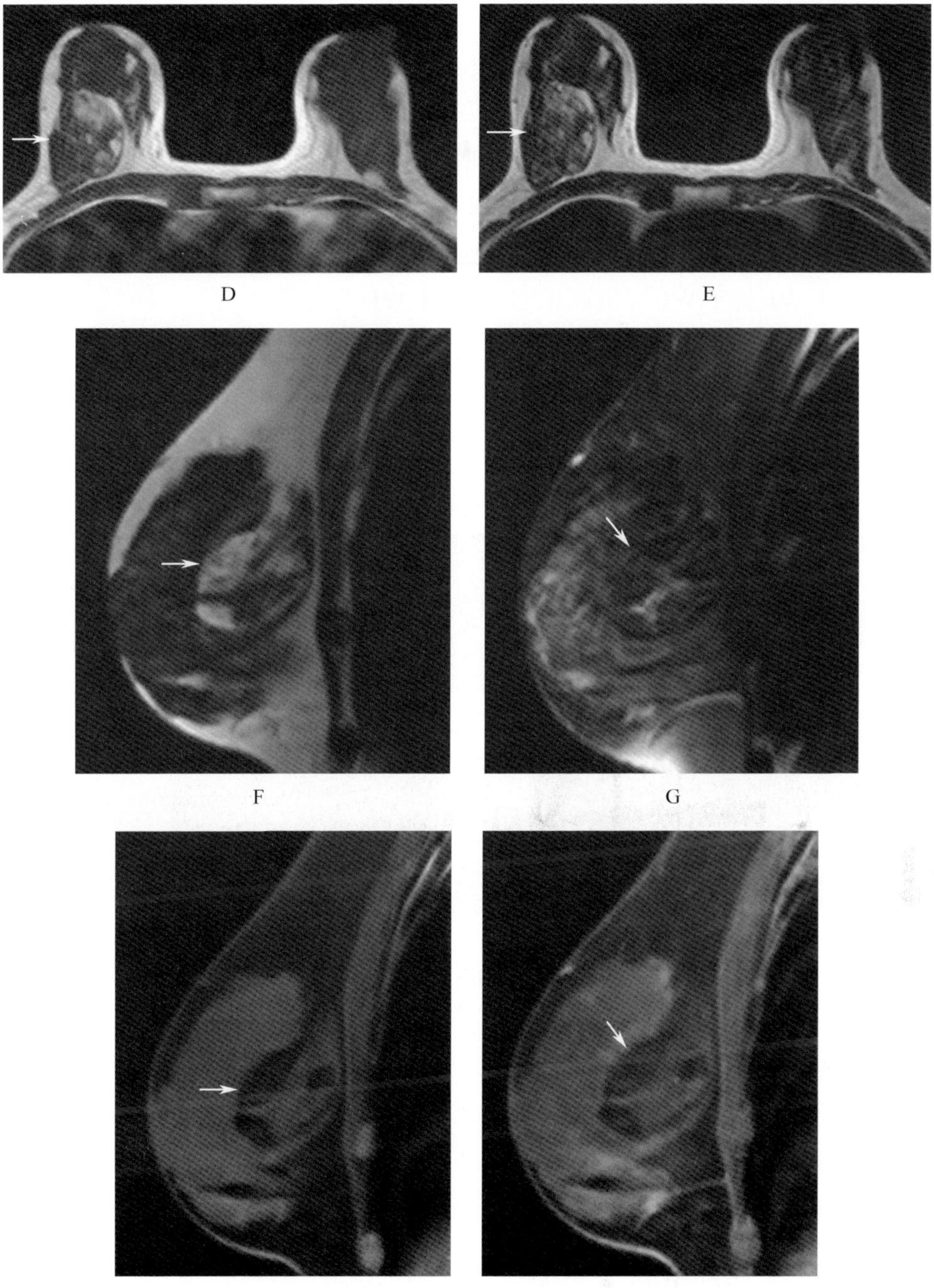

图 6-19　乳腺错构瘤 X 线摄影、超声及 MRI 图像

A. 右乳 X 线摄影 CC 位；B. 右乳 X 线摄影 MLO 位；C. 右乳超声；D. T_1WI 轴位；
E. T_2WI 轴位；F. 右乳 T_2WI 矢状位；G. 右乳 FS-T_2WI 矢状位；
H. 右乳 T_1WI 增强扫描蒙片矢状位；I. 右乳 T_1WI 增强扫描矢状位

（3）影像征象分析

① 右乳 X 线摄影：右乳外上象限见混杂密度肿物，卵圆形，边界清晰，其内见斑片状低密度及等密度影。

② 超声：右乳外上象限见强弱不等混杂回声区，边界清晰，形态呈卵圆形，内部回声部分与脂肪、部分与腺体组织回声相似。

③ MRI 表现：右乳外上象限见卵圆形混杂信号肿物，边界清晰，病变部分区域于 T_1WI 及 T_2WI 均呈高信号，FS-T_2WI 呈低信号，部分区域呈腺体样中等信号，增强扫描病变呈轻度强化。

3. 病例 3——乳腺错构瘤

（1）病史摘要　患者，女，32 岁，体检发现左乳结节。

（2）影像资料（图 6-20）

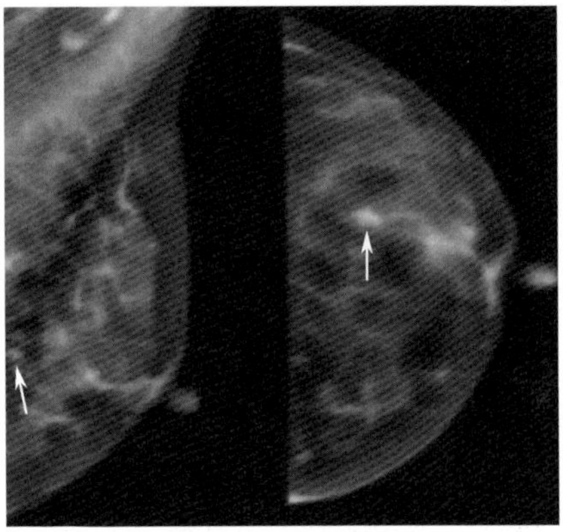

A

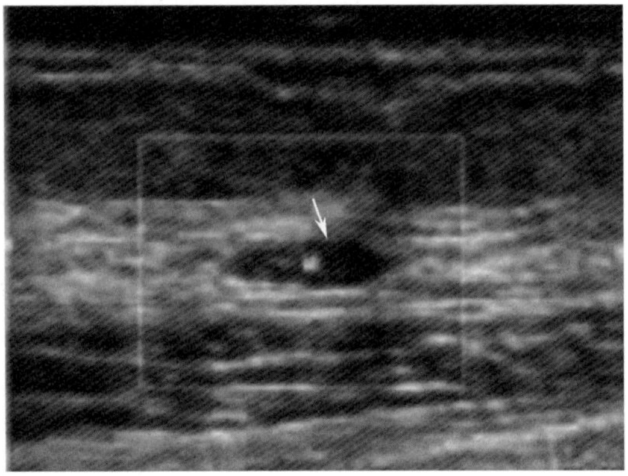

B

图 6-20　乳腺错构瘤的 X 线摄影及超声图像

A. 左乳 X 线摄影 MLO 位及 CC 位；B. 左乳超声

（3）影像征象分析

① 乳腺 X 线摄影：左侧乳腺外下象限高密度结节，边界欠清。

② 超声：左侧乳腺外下象限低回声结节，回声分布不均，边缘尚清。

③ 病理：病变内纤维组织、脂肪组织围绕腺体组织。

（三）主要鉴别诊断

① 脂肪瘤：脂肪瘤以脂肪密度为主见，少量纤维间隔，无纤维腺体实质成分，脂肪为主型的错构瘤脂肪密度为主，其内见少量中等密度纤维腺体组织易被错认为与脂肪瘤重叠的腺体组织影，所以易于脂肪瘤混淆，关键鉴别

点是病变密度是否均匀，局部点压、CT 或 MRI 检查均有助于显示病变内部结构和密度。

② 低密度积乳囊肿：发病年龄较小，20 ～ 40 岁居多，有明确的产后乳腺炎或积乳史，病史较短者，触诊有囊性感，病史较长者触诊质硬，超声显示边缘清楚的均质低回声区，后方声影减弱，超声检查对囊实性病变的鉴别具有特异性。

③ 创伤后含油囊肿：有明确的外伤史，单发或多发，典型 X 线表现为含脂肪密度的肿块性病变，圆形或椭圆形，壁薄均匀，呈中等密度的线环形，并可见弧形或环形钙化，创伤后含油囊肿，周围见数量不等的纤维索条影，局部皮肤增厚，超声呈圆形或椭圆形，低回声区边缘清楚，后方声影减弱。

八、乳腺血管瘤

（一）诊断要点

1. 一般特点

（1）主要病因　血管瘤是一种由成熟血管组织构成的良性肿瘤，也有人认为是先天性血管畸形。病因未明。

（2）流行病学　可发生于任何年龄段，多见于女性，以海绵状血管瘤常见。其内可见静脉石形成，大小 0.5 ～ 2.0cm，有外伤诱因或恶变为血管肉瘤时可迅速增大。

（3）临床表现　临床少见，多为偶然发现，生长缓慢，无明显临床症状；少数可形成肿块，边缘光滑，质软，活动度好，无压痛。位于皮下的海绵状血管瘤可致皮肤色泽改变，呈暗红色或蓝紫色。预后良好。

2. 影像学表现

（1）X 线表现　乳腺皮下、表浅部位的椭圆形或分叶状等密度肿块，边界清楚，肿瘤内部偶尔可见静脉石形成，表现为点状钙化。

（2）超声表现　乳腺皮下或表浅部位的边界清晰的肿块，以低回声多见，亦可表现为等回声或混杂回声，有时可见分隔，彩色多普勒检查常无阳性发现或可见血管增多。

（3）MRI 表现　由于肿瘤内部血流缓慢，T_2WI 呈现为高信号，增强扫描肿瘤早期明显强化，或可见对比剂由边缘向中心的渐进性强化。时间 - 信号曲线常呈平台型。

（二）病例解析

1. 病例 1——左侧乳腺多发血管瘤

（1）病理结果　左侧乳腺海绵状血管瘤伴小灶性骨化。

（2）病史摘要　患者，女，58 岁，发现左乳包块 5 年。

（3）影像资料（图 6-21）

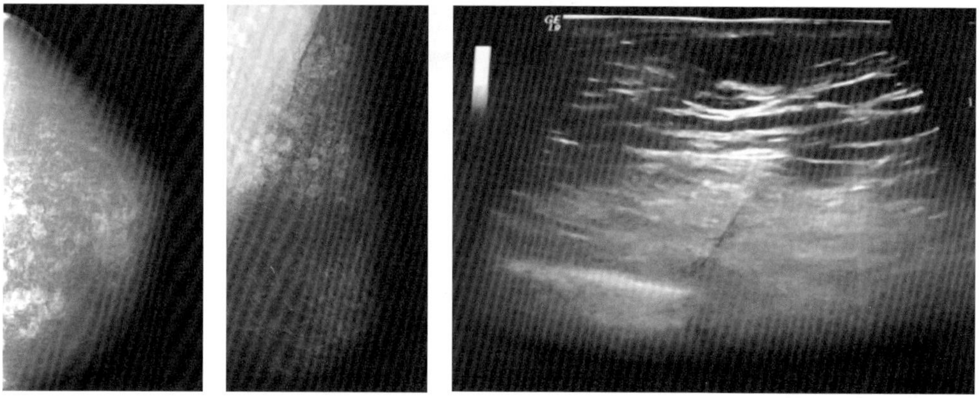

A　　B　　C

图 6-21　左侧乳腺多发血管瘤的 X 线摄影及超声图像

A. 左乳 X 线摄影 CC 位；B. 左乳 X 线摄影 MLO 位；C. 左乳超声

（4）影像征象分析

① 乳腺 X 线摄影：左侧乳腺内上象限见多发直径 0.6 ～ 1.0cm 结节样高密度影，边界较清楚，周围结构紊乱，部分病变内见线状钙化，部分结节有聚集趋势。

② 乳腺超声：左乳皮下脂肪层内见低回声结节，位于内上象限，边界可见，形态欠规则。

2. 病例 2——左侧乳腺海绵状血管瘤

（1）病理结果　肿瘤由丛状排列于较大血管周围的小血管构成，间质纤维化。

（2）病史摘要　患者，女，81 岁，发现左乳肿块 1 个月。

（3）影像资料（图 6-22）

（4）影像征象分析

① 乳腺 X 线摄影：左侧乳腺外下象限见高密度肿块，大部分边缘显示不清，未见毛刺及钙化。

② 乳腺超声：左侧乳腺外下象限腺体层内见低回声团块，内部回声欠均匀，后方回声增强，彩色多普勒血流图显示点状彩色血流信号。

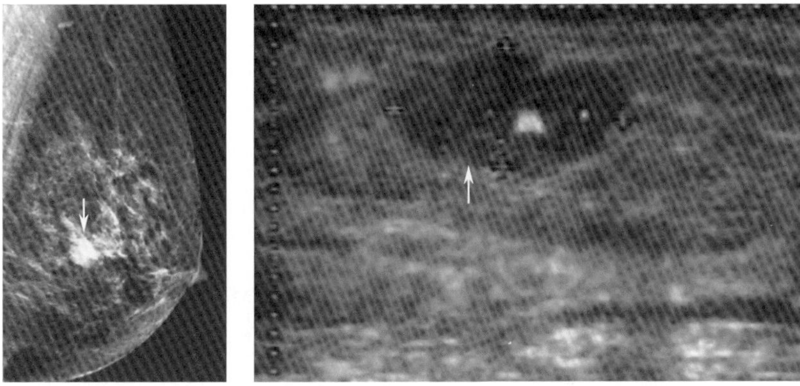

A　　　　B

图 6-22　左侧乳腺海绵状血管瘤的 X 线摄影及超声图像

A. 左乳 X 线摄影 MLO 位；B. 左乳超声

（三）主要鉴别诊断

① 血管肉瘤：通常较大，病变直径大于 2cm 时需考虑血管肉瘤的可能。

② 血管瘤病：范围广泛，呈现为弥漫性肿块。

九、乳腺脂肪坏死

（一）诊断要点

1. 一般特点

（1）主要病因　乳腺脂肪坏死是外伤、感染、手术后引起的脂肪细胞坏死分解液化后的无菌性炎症反应，分为原发性和继发性。

（2）流行病学　多见于 40 岁以上妇女，特别是脂肪丰富、肥大、下垂形乳腺的妇女，多有乳腺外伤、手术等创伤史。病变可发生于乳房任何部位，以乳晕下和乳晕周围常见。

（3）临床表现　早期病变区域可见黄色或棕黄色瘀斑和腺体内肿块，界限不清，质地坚韧，有压痛，肿块可增大，也可逐渐缩小甚至消失，有的病例可持续存在数年，后期肿块变硬附着的皮肤收缩、凹陷，有时可见乳头凹陷，但不会出现皮肤水肿或橘皮样改变。

2. 影像学表现

（1）X 线表现　可发生于腺体外或腺体内，早期少量的结缔组织围绕在液化的脂肪周围，X 线表现为单发或多发的环形低密度包膜包绕的透亮的脂肪密度影。后期周围结缔组织反应范围增加，纤维组织收缩，病灶局部密度逐渐增加，表现为不对称密度增高、不规则形态肿块。病灶可伴发钙化，钙化的数量可随时间的延续而增加。

（2）超声表现　根据发病不同时期，可表现为等回声、低回声、无回声或囊实性混合回声肿块，边界清或不清，可见毛刺，局部腺体实质、皮下组织或皮肤可扭曲，乳头可倾斜。

（3）MRI 表现　典型的油脂性囊肿 T_1WI 及 T_2WI 为高信号，压脂序列为低信号，偶见脂 - 水平面，囊壁呈轻到中度强化，边缘清楚与否与囊壁及周围发生的炎症及肉芽肿状态有关。当囊壁纤维化或肉芽肿性病变增多，中心坏死组织减少时，与乳腺癌鉴别困难。但动态观察病变呈缩小或长期稳定状态。

（二）病例解析

1. 病例 1——乳腺脂肪坏死伴炎细胞浸润

（1）病史摘要　女，60 岁，发现左乳肿物伴疼痛 1 年，逐渐增大，既往曾因左乳叶状肿瘤行左乳肿物切除术。

（2）影像资料（图 6-23）

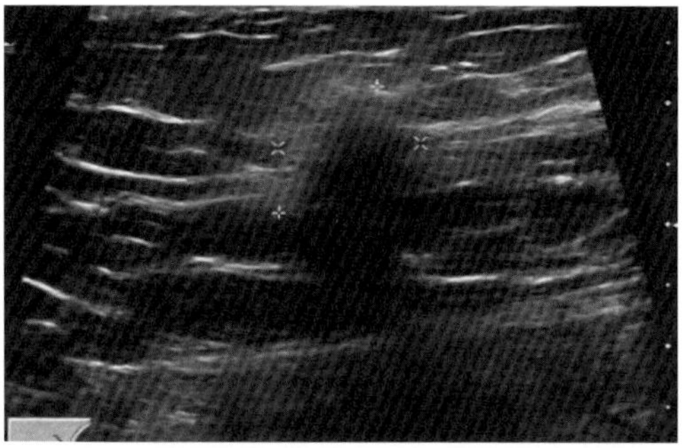

A

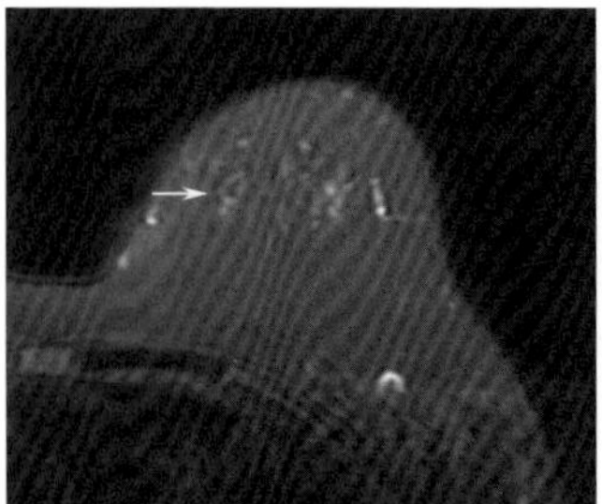

B

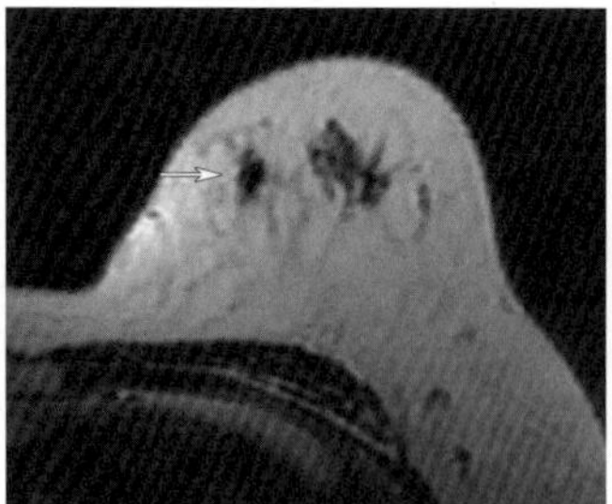

C

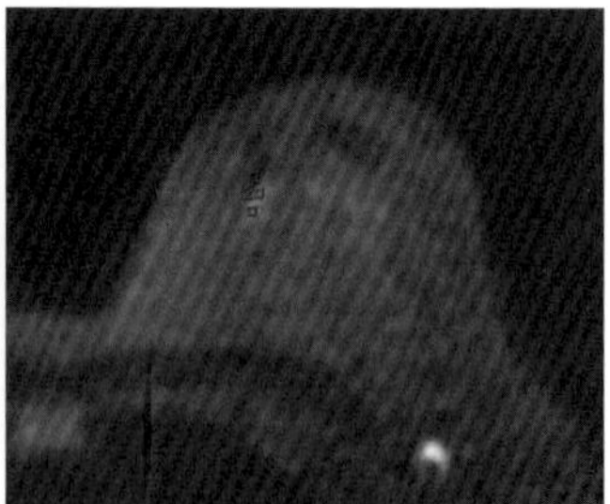

D

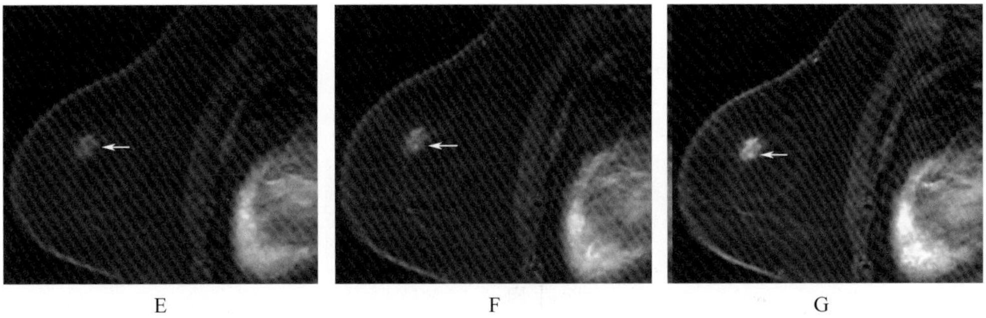

图 6-23　左乳脂肪坏死伴炎细胞浸润的超声及 MRI 图像

A. 左乳超声；B.FS-T_2WI 轴位（白箭示病灶处）；C.T_1WI 轴位（白箭示病灶处）；D.DWI 轴位；E.T_1WI 增强扫描早期矢状位；F.T_1WI 增强扫描中期矢状位；G.T_1WI 增强扫描晚期矢状位

（3）影像征象分析

① 超声：左侧乳腺内上象限见低回声肿物，边界欠清晰，边缘可见高回声晕，后方伴声影。

② MRI：T_2WI 呈等信号，T_1WI 呈低信号，DWI 呈稍高信号，病变形态不规则，边缘见细小毛刺及浅分叶，增强扫描病变呈持续性中等程度强化。

2. 病例 2——脂肪坏死伴边缘钙化

（1）病史摘要　女，50 岁，乳腺外伤病史。

（2）影像资料（图 6-24）

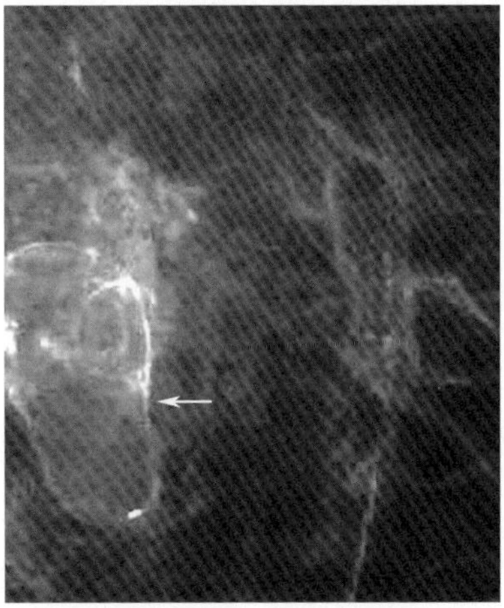

图 6-24　左乳脂肪坏死伴边缘钙化的 X 线摄影图像

左乳 X 线摄影 CC 位（白箭头示病灶处）

（3）影像征象分析　乳腺 X 线摄影：左侧乳腺见卵圆形略高密度肿块，肿块边缘见钙化（蛋壳样钙化）。

3. 病例 3——含脂肪信号脂肪坏死

（1）病史摘要　女，46 岁，查体发现左乳结节。

（2）影像资料（图 6-25）

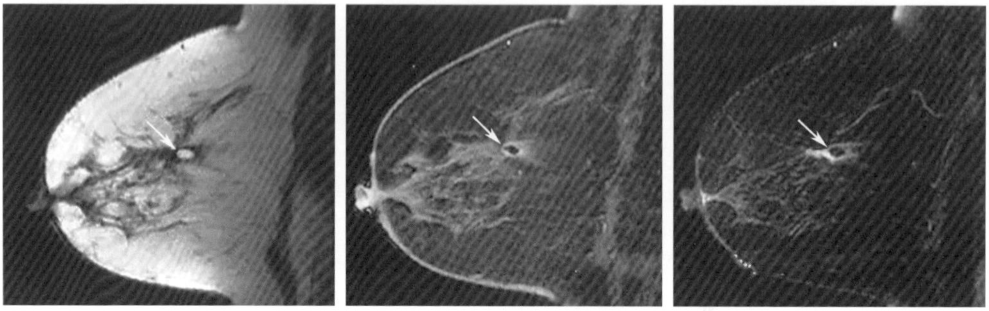

A　　B　　C

图 6-25　左乳含脂肪信号脂肪坏死的 MRI 图像

A. T_1WI 矢状位（白箭示病灶处）；B. FS-T_2WI 矢状位（白箭示病灶处）；C. T_1WI 增强扫描矢状位（白箭示病灶处）

（3）影像征象分析　MRI 示左侧乳腺上象限见卵圆形肿块，T_1WI 呈中心高信号，边缘见低信号环；FS-T_2WI 原 T_1WI 中心高信号区域呈明显低信号，周围见高信号环，边缘模糊；增强扫描病灶呈环形强化，中心未见明显强化，边缘不规则。

4. 病例 4——自体脂肪丰乳后脂肪坏死

（1）病史摘要　女，38 岁，自体脂肪丰乳术后。

（2）影像资料（图 6-26）

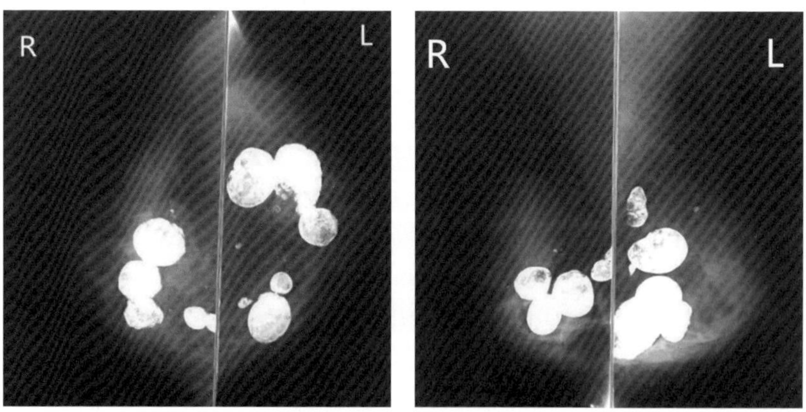

A　　B

图 6-26　自体脂肪丰乳后脂肪坏死的 X 线摄影图像

A. 双乳 X 线摄影 CC 位；B. 双乳 X 线摄影 MLO 位

（3）影像征象分析　乳腺 X 线摄影示双侧乳腺腺体后方见多发大小不等卵圆形钙化灶，密度欠均匀，另有部分病变呈略高密度肿块，其内见多发点状钙化。

（三）鉴别诊断

① 错构瘤：含有脂肪及纤维腺体结构但不含液性组织，边缘清楚、光滑。

② 纤维腺瘤：边界清楚，活动度好，与邻近腺体、皮肤无黏连，其内常见粗大钙化。

③ 乳腺癌：无或少有外伤，形状不规则，边缘可见分叶及毛刺或合并钙化。

十、乳腺积乳囊肿

（一）诊断要点

1. 一般特点

（1）主要病因　乳腺积乳囊肿，又称乳汁潴留性囊肿或乳汁淤积症，是由各种原因引起的，乳汁分泌期间乳汁排出不畅、淤积，导致所属乳腺导管、终末导管及腺泡扩张、融合而形成的囊性病变。

（2）流行病学　多见于 20 ～ 40 岁妇女，常发生于妊娠期、哺乳期及近期停止哺乳者，也可见于各种原因引起的高泌乳素血症患者，肿块多位于乳腺深部或边缘处，少部分位于乳晕下，单侧或双侧乳房均可发生，可单发或多发。预后良好，无恶变。

（3）临床表现　乳腺无痛或轻微疼痛肿块，边界清楚，表面光滑，活动度好，大小不一，直径 1 ～ 3cm。当囊内容物比较黏稠时，触诊质地较硬；继发感染时，局部皮肤可见红、肿、热、痛，同侧腋窝可触及增大淋巴结。病史较长者，囊壁可钙化伴周围炎性改变，质地坚硬，边界不清，需与乳腺癌鉴别。偶尔积乳囊肿可破裂形成瘘，自瘘管中有乳汁溢出。

2. 影像学表现

由于囊肿形成的时间和内容物成分的不同，影像学表现各异。

（1）X 线表现

① 积乳囊肿形成早期，囊内水分较多，周围尚无纤维囊壁形成，病变多成局限浸润阴影，密度等或略高于周围腺体组织。

② 囊肿形成时间较长，水分逐渐吸收，内容物黏稠，脂肪含量增多，病

变表现为圆形或卵圆形致密结节影，病变内可因脂肪聚集而出现小透亮区，周围可有完整或不完整透亮环。

③ 若积乳囊肿内含有大量脂肪，则病变表现为圆形或卵圆形的部分或全部高度透亮的囊性结构，囊壁光滑完整。

（2）超声表现

① 积乳囊肿形成早期，囊内水分较多，表现为无回声或弱回声肿块，边缘可光滑，部分多囊病变囊内可见分隔。

② 囊肿形成时间较长，囊内水分减少，脂肪含量逐渐增多，表现为均匀细密强回声光点漂浮或复合性囊性肿物特点。

③ 随时间延长，囊肿内水分完全吸收，则表现为中强回声的实性肿物，伴后方回声增强。

（3）MRI 表现

① 囊肿内水分较多时，表现为长 T_1 长 T_2 的液性信号。

② 囊肿内水分逐渐减少，脂质或蛋白含量逐渐增加，T_1WI 及 T_2WI 均呈高信号，脂肪抑制序列呈低信号或仍呈高信号。

③ 增强扫描囊肿壁可有轻中度强化。

（二）病例解析

1. 病例 1——乳腺积乳囊肿合并感染

（1）病史摘要　女，33 岁，断奶 2 个月，右乳触及大肿块，边界清，质硬，活动度可。

（2）影像资料（图 6-27）

（3）影像征象分析　乳腺 X 线摄影示右侧乳腺见巨大类圆形肿物，边界较清晰，密度明显不均，其内见多发囊样低密度影。

2. 病例 2——乳腺积乳囊肿合并钙化沉积

（1）病史摘要　女，30 岁，体检发现右乳肿块，无发热肿胀，无乳头溢液。

（2）影像资料（图 6-28）

（3）影像征象分析　乳腺 X 线摄影示右侧乳腺内上象限见类圆形异常密度灶，边缘清晰、光滑，其内见透亮囊液及片状高密度钙化。

3. 病例 3——乳腺积乳囊肿并间质轻度慢性炎症

（1）病史摘要　女，20 岁，妊娠期间发现左乳肿块，哺乳后自觉肿块迅速长大。

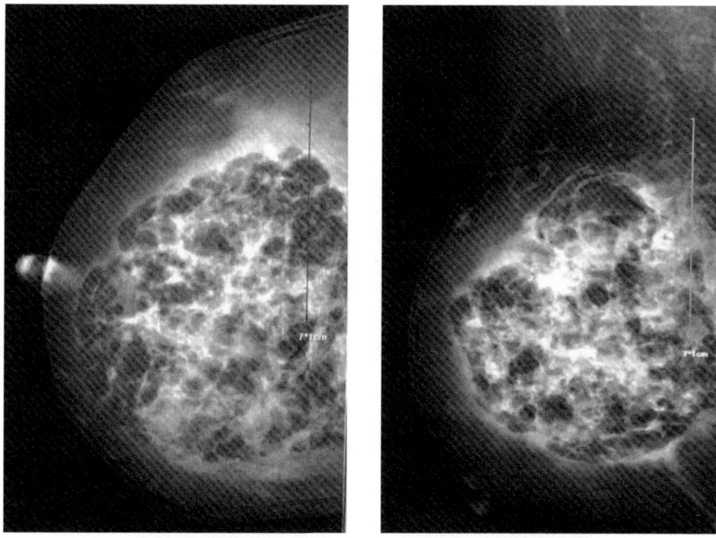

A　　B

图 6-27　乳腺积乳囊肿合并感染的 X 线摄影图像

A. 右乳 X 线摄影 CC 位；B. 右乳 X 线摄影 MLO 位

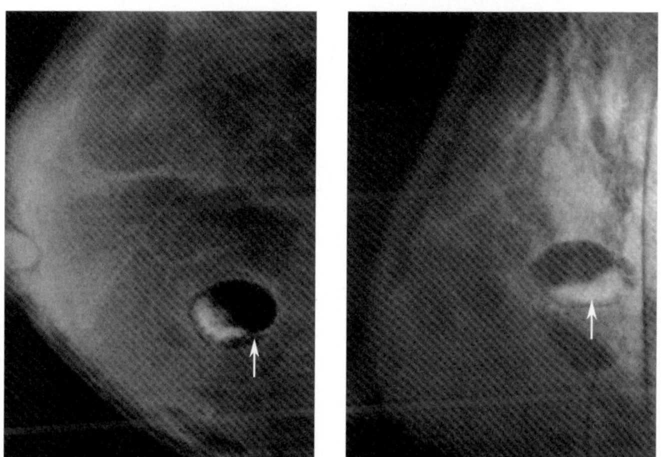

A　　B

图 6-28　乳腺积乳囊肿合并钙化沉积的 X 线摄影图像

A. 右乳 X 线摄影 CC 位；B. 右乳 X 线摄影 MLO 位

（2）影像资料（图 6-29）

（3）影像征象分析　MRI 示左侧乳腺外象限见类椭圆形肿块，T_2WI 呈略低信号，壁及病变内分隔呈高信号，增强扫描病变囊性部分未见明显强化，壁及分隔呈明显强化。

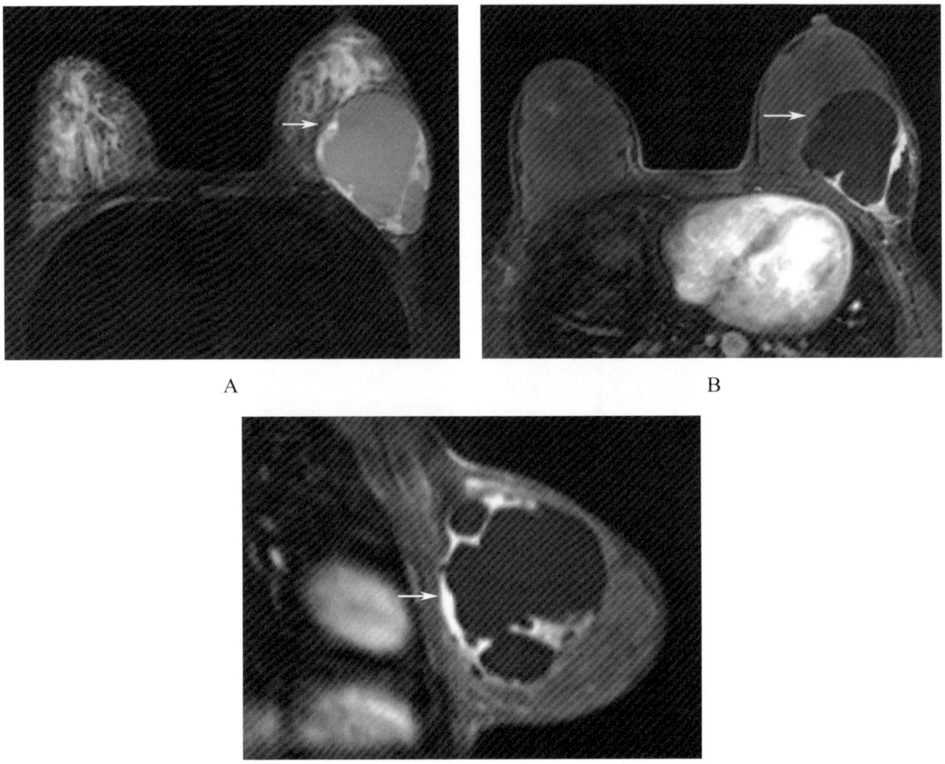

A　B

C

图 6-29　乳腺积乳囊肿 MRI 图像

A. T_2WI 轴位；B. T_1WI 增强扫描轴位；C.T_1WI 增强扫描矢状位

4. 病例 4——乳腺积乳囊肿

（1）病史摘要　女，45 岁，右乳肿块 2 年，伴疼痛感 2 个月，无乳头溢液。

（2）影像资料（图 6-30）

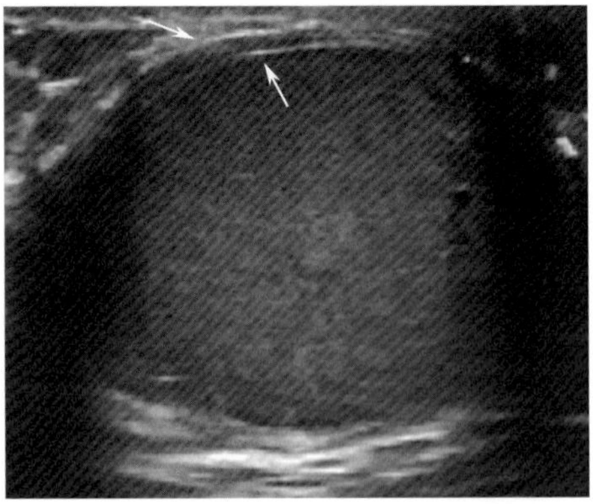

图 6-30　乳腺积乳囊肿的超声图像

（3）影像征象分析　超声示右侧乳腺见复杂性囊肿，囊壁增厚（箭头指向处），囊内充满点状弱回声。

5. 病例5——乳腺积乳囊肿

（1）病史摘要　女，38岁，体检发现右乳结节，无疼痛不适，无发热红肿。

（2）影像资料（图6-31）

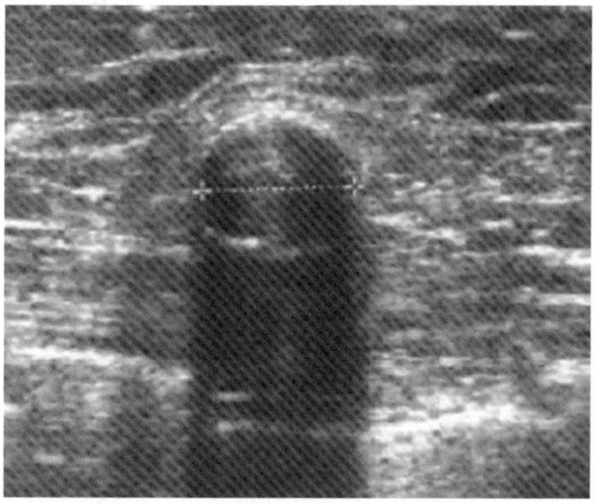

图6-31　乳腺积乳囊肿的超声图像

（3）影像征象分析　超声示右乳见低回声结节，周边回声增强，呈环形，结节后方回声衰减。

6. 病例6——乳腺积乳囊肿

（1）病史摘要　女，35岁，右乳肿块，伴轻度触痛，无乳头溢液，无发热。

（2）影像资料（图6-32）

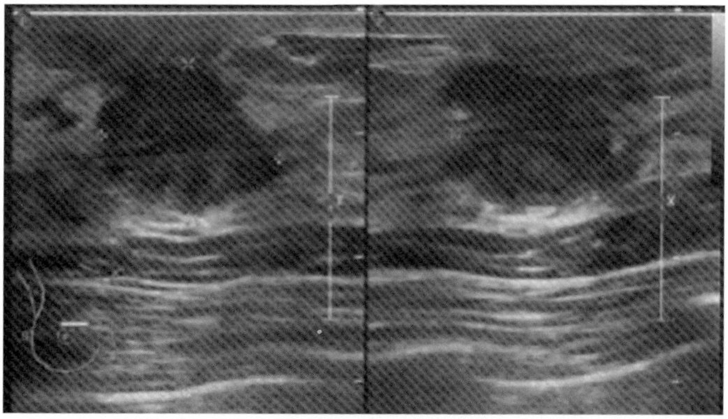

图6-32　乳腺积乳囊肿的超声图像

（3）影像征象分析　超声示右乳内上象限见低回声结节，边缘毛糙、不平整，回声不均匀。

（三）主要鉴别诊断

① 单纯囊肿、复杂囊肿、错构瘤：X 线检查鉴别困难时，超声有利于鉴别病变的囊实性，针吸活检对确诊病变有帮助。

② 纤维腺瘤：触诊较积乳囊肿硬度略高，X 线检查多为等密度肿块，其内可见粗大钙化，超声有助于鉴别囊实性。

③ 乳腺癌：发病年龄为中老年女性，X 线表现为等或高密度肿块，形状不规则，边缘呈分叶状或见毛刺，晚期可有局部侵犯或远处转移征象。

十一、浆细胞性乳腺炎

（一）诊断要点

1. 一般特点

（1）主要病因　部分学者认为，浆细胞性乳腺炎是一种自身免疫性疾病，其病理基础为乳腺导管扩张、导管异常分泌及排泄，各种原因（包括乳头畸形、乳腺退行性病变、炎症、哺乳期乳汁分泌障碍、外伤、吸烟等）均与其发生、发展相关。乳腺导管上皮的不规则增生、分泌功能异常导致乳头下的输乳管内有大量含脂质的分泌物积聚，而引起导管扩张；以后，导管内容物分解，其分解产物的化学刺激引起导管壁炎性浸润及纤维增生；当刺激性物质穿破导管溢到管周及乳腺间质，使之发生炎症反应，因大量浆细胞浸润为其特征，故而得名。浆细胞性乳腺炎是乳腺导管扩张症的后期阶段或伴随于乳腺导管扩张症，但浆细胞性乳腺炎不是导管扩张症的必然过程。

（2）流行病学　可发生于青春期后任何年龄，多为非哺乳期或非妊娠期女性，发病高峰年龄为 30 ～ 40 岁和 50 ～ 60 岁。

（3）临床表现　乳头溢液为患者最早出现的症状，绝大多数患者可摸到肿块，肿块多位于乳头或乳晕的附近，软硬程度不一，边界清楚或不清楚，生长缓慢可伴有隐痛或刺痛。由于反复炎性反应及纤维增生，可使附近皮肤水肿、增厚、橘皮样改变，乳头内陷，同侧腋窝淋巴结可肿大。

2. 影像学表现

（1）X 线表现

① 早期，大乳管呈蚯蚓状扩张，宽 0.3 ～ 0.5cm，甚至可达 1 ～ 2cm 或更宽，周围有纤细的囊壁；正面观时，则表现为薄壁透亮的蜂窝状阴影。

② 后期，表现为乳晕后方密度均匀或不均匀的浸润阴影，边缘模糊，

无明确的境界，也可能伴有火焰状或丝状突起，可出现局部皮肤增厚及乳头内陷。

③ 导管内可发生钙化，表现为沙粒状或圆形钙化，大致沿导管走行方向稀疏分布，若管壁发生钙化，则呈平行短棒状。

④ 乳腺导管造影诊断价值明显，可见数支大导管明显扩张、扭曲，当扩张的导管腔内充满黏稠分泌物时，可见不规则形态的充盈缺损，需与导管内乳头状瘤或气泡造成的充盈缺损相鉴别。

（2）超声表现　可表现为乳头或乳晕区单纯导管扩张，腔内由于脱落的上皮碎屑及脂类物质而呈现液性暗区透声不良；也可由导管节段性不均匀扩张而表现为囊性液性暗区；周围伴有肉芽组织形成时，可乳晕后或乳晕周围形成肿块，内部呈不均匀低回声、无包膜。

（3）MRI 表现　T_1WI 显示部分导管内见高信号脂质物质，T_2WI 显示乳晕下大导管扩张呈高信号，DWI 显示病变弥散一般不受限，呈等信号，ADC 呈高信号；增强扫描显示部分增厚导管壁呈轻度渐进性强化，乳晕下不规则肿块影呈渐进性强化，边缘模糊。可伴有乳头凹陷。

（二）病例解析

1. 病例 1——浆细胞性乳腺炎

（1）病史摘要　女，50 岁，双乳间断疼痛 5 年，双乳头溢液 1 年，外科查体双乳未触及明显肿物，双乳头回缩，可见黄色溢液。

（2）影像资料（图 6-33）

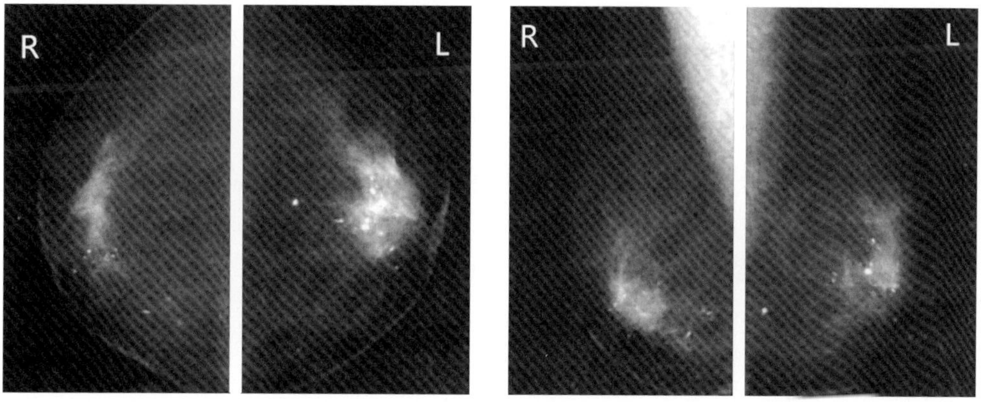

A　　B

图 6-33

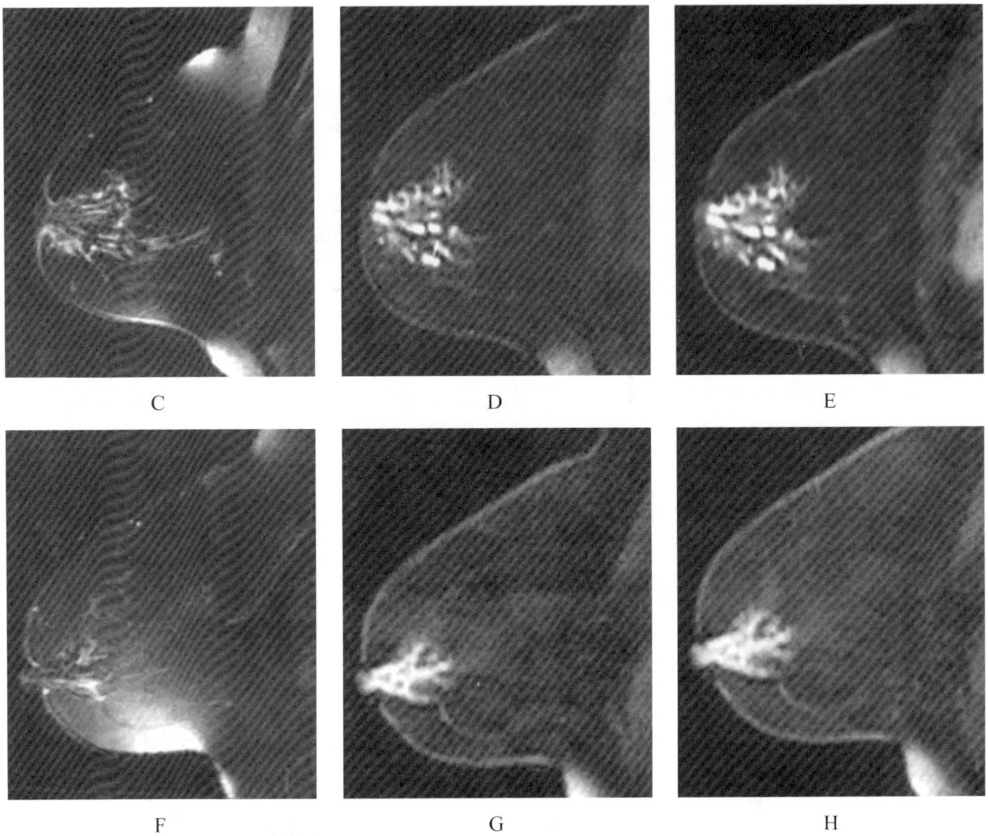

图 6-33 浆细胞性乳腺炎的 X 线摄影及 MRI 图像

A. 双乳 X 线摄影 CC 位；B. 双乳 X 线摄影 MLO 位；C. 左乳 STIR 矢状位；D. 左乳 T_1WI 增强扫描蒙片；E. 左乳 T_1WI 增强扫描；F. 右乳 STIR 矢状位；G. 右乳 T_1WI 增强扫描蒙片；H. 右乳 T_1WI 增强扫描

（3）影像征象分析

① 双侧乳腺 X 线摄影：双乳晕下腺体组织致密，以左乳明显，乳腺内见多发大小不等钙化，形态不一，呈点状、棒状、分支状，部分沿导管走行分布，双侧乳头凹陷。

② MRI：双侧乳腺乳晕下大导管扩张，以左乳为著，蒙片可见导管内高信号征，增强扫描呈轻度强化，双侧乳头凹陷，以左侧为著。

2. 病例 2——浆细胞性乳腺炎

（1）病史摘要 女，35 岁，发现左乳肿块月余。

（2）影像资料（图 6-34）

（3）影像征象分析 MRI 示 T_1WI 平扫病变呈略低信号，STIR 序列呈高信号，边界不清，信号不均，边缘见长短不一毛刺，增强扫描后病变呈明显

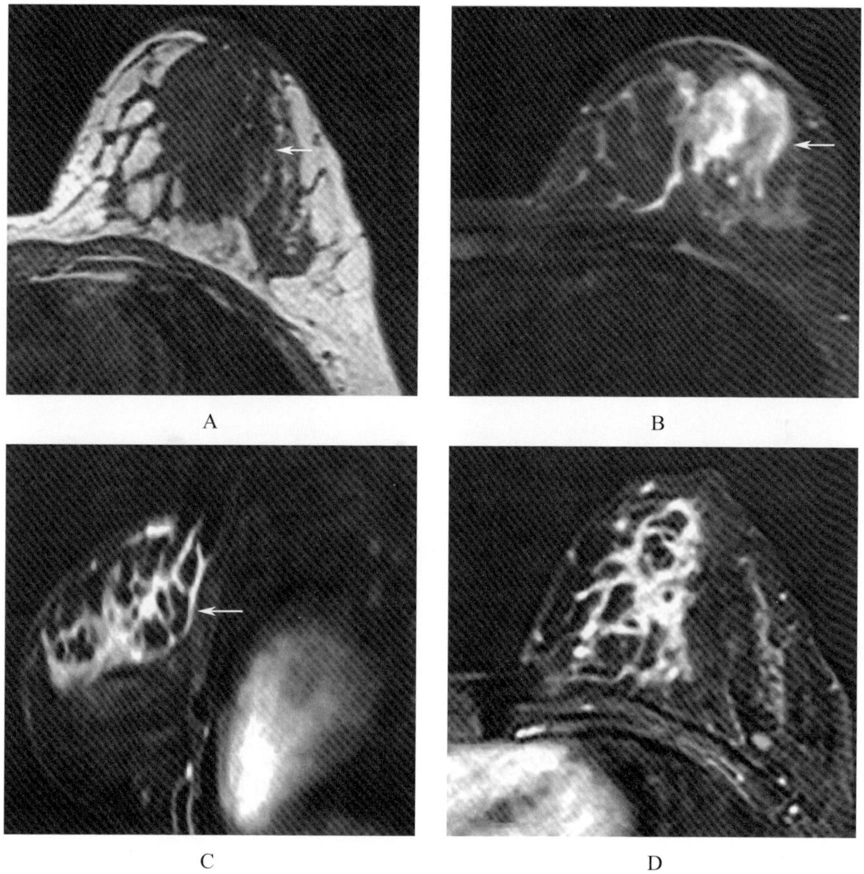

图 6-34　浆细胞性乳腺炎的 MRI 图像

A. 左乳 T_1WI 轴位；B. 左乳 STIR 轴位；C. 左乳 T_1WI 增强扫描矢状位；D. 左乳 T_1WI 增强扫描轴位

不均匀强化，累及乳房后间隙，周围皮肤及乳头、乳晕未见明显异常。

3. 病例 3——浆细胞性乳腺炎

（1）病史摘要　女，50 岁，左乳头溢液。

（2）影像资料（图 6-35）

（3）影像征象分析　乳腺 X 线摄影示左侧乳腺局部腺体致密，结构紊乱，乳腺导管造影显示左侧乳腺导管走行扭曲、紊乱，管腔明显扩张，管壁欠光滑。

（三）主要鉴别诊断

① 细菌感染性炎症：本病的炎性反应阶段与细菌感染性炎症表现相似，难以鉴别；但本病多位于乳晕后方，发病部位特殊并可双侧对称发病；患者

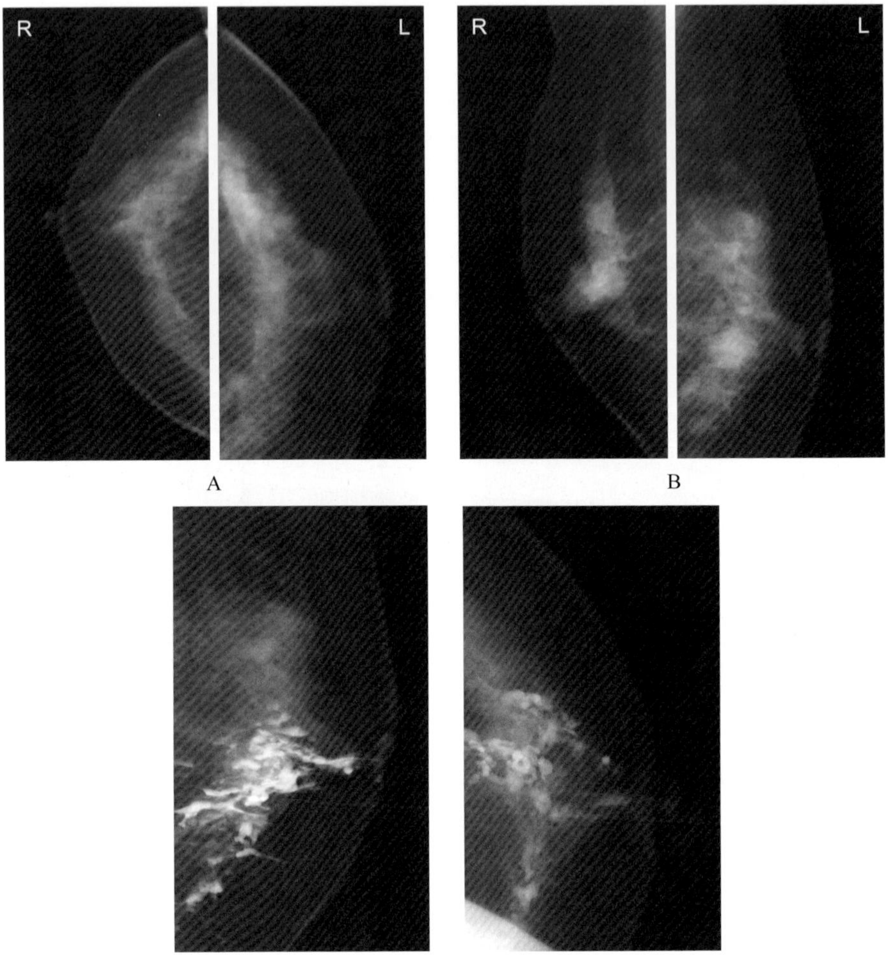

A　　　　B　　　　C　　　　D

图 6-35　浆细胞性乳腺炎的 X 线摄影及乳腺导管造影图像

A. 双侧乳腺 X 线摄影 CC 位；B. 双侧乳腺 X 线摄影 MLO 位；
C. 左乳腺导管造影 MLO 位；D. 左乳腺导管造影 CC 位

多有乳头溢液病史；细菌感染性炎症多发生于产后哺乳期妇女，抗感染治疗有效，而浆细胞性乳腺炎使用抗生素治疗无效。

② 乳腺癌：浸润性或炎性乳腺癌表现范围通常比临床触诊范围小，密度高于浆细胞性乳腺炎，血供显著增多。浆细胞性乳腺炎一般病程较长，易反复发作。

③ 肉芽肿性乳腺炎：与浆液性乳腺炎的炎性反应阶段难以鉴别，但浆液性乳腺炎临床上多有乳头溢液病史，发病部位有一定特殊性，多位于乳腺后方，有导管扩张，乳腺导管造影易于鉴别。

十二、乳腺表皮样囊肿

（一）诊断要点

1. 一般特点

（1）主要病因　先天性表皮样囊肿为胚胎期间埋入深部的外胚叶组织未发生蜕变而继续发育所致，临床少见，多发生在中枢系统和生殖系统。获得性表皮样囊肿多由于皮肤因外伤破裂表皮组织碎屑进入深部组织内生长而形成的良性肿瘤。乳腺表皮样囊肿多见于乳房缩减术后、穿刺活检术后。

（2）临床表现　皮下触及圆形、椭圆形肿块，边界清楚，可随皮肤移动，位于乳腺实质内的肿块不能滑动，易误诊为其他良性肿瘤，囊肿破溃易发生感染，局部皮肤可见红斑，病变可发生在任何位置，以腋下和乳房下皱褶内侧区域常见。

（3）影像学表现

① X 线表现：圆形、椭圆形的等密度或高密度肿块，边缘清楚，可见钙化。发生感染时病灶边缘可模糊，但很少有毛刺。位置表浅的病变，需仔细观察乳腺皮肤及皮下组织。部分乳腺 X 线检查可无异常发现，切线位有利于显示病变。

② 超声表现：皮肤或皮下形态规则、边缘清楚的肿块，与皮肤关系密切，如伴感染，则形态可不规则；多表现为低回声伴后方回声增强，少见无回声或高回声。内部回声可不均匀，呈稍弱回声伴小片状无回声，或线状稍强回声呈层状排列，称为“葱皮样”改变。

③ CT 表现：乳腺表皮样囊肿的 CT 表现与身体其他部位表皮样囊肿表现基本一致，病灶多位于乳腺皮下脂肪层内，多为类圆形分叶状低密度肿块影，也可呈高密度及混杂密度影，其内可见脂肪密度，增强扫描无明显强化，邻近皮下脂肪层清晰。

④ MRI 表现：MRI 表现与其他部位表皮样囊肿基本一致，主要表现为囊状长 T_1 长 T_2 信号，信号可以不均匀，其内可见等 T_1 等 T_2 信号，DWI 表现为明显高信号。增强扫描多无明显强化。

（二）病例解析

1. 病例 1——乳腺表皮样囊肿

（1）病史摘要　男，45 岁，发现左乳肿块，逐年增大。

（2）影像资料（图 6-36）

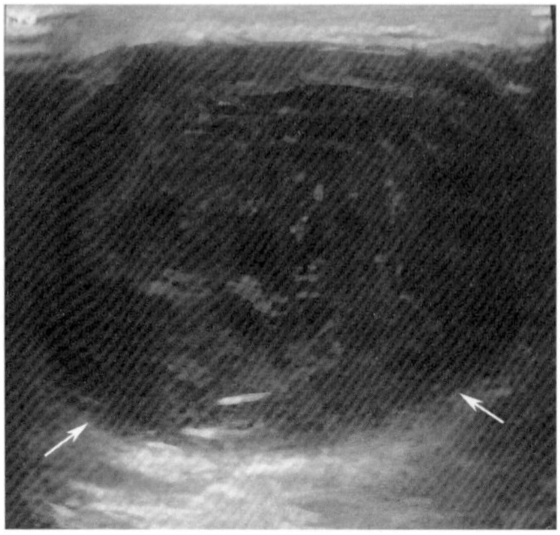

图 6-36　左乳表皮样囊肿的超声图像

（3）影像征象分析　超声显示左乳内侧皮下边界清晰肿块，内部回声不均，呈高低回声相间，类似“葱皮征”。

2. 病例 2——乳腺表皮样囊肿

（1）病史摘要　女，65 岁，发现左乳肿块 2 年，无疼痛不适。

（2）影像资料（图 6-37）

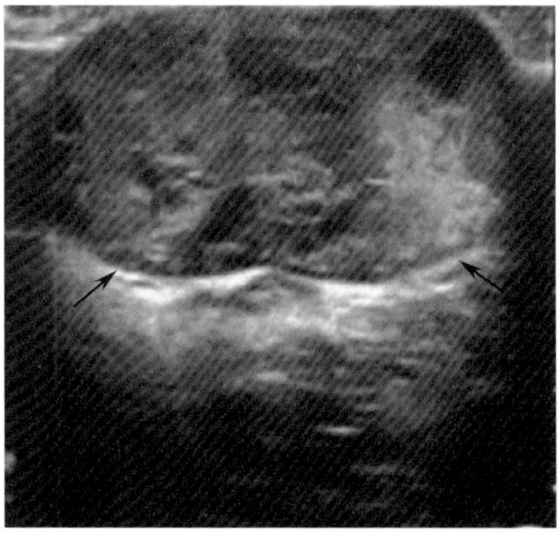

图 6-37　左乳表皮样囊肿的超声图像

（3）影像征象分析　超声显示左乳上方边界清楚团块，包膜完整，内部回声不均匀，可见无回声区。

3. 病例 3——乳腺表皮样囊肿合并感染

（1）病史摘要　女，26 岁，右乳肿块，红肿，质稍硬，伴疼痛。

（2）影像资料（图 6-38）

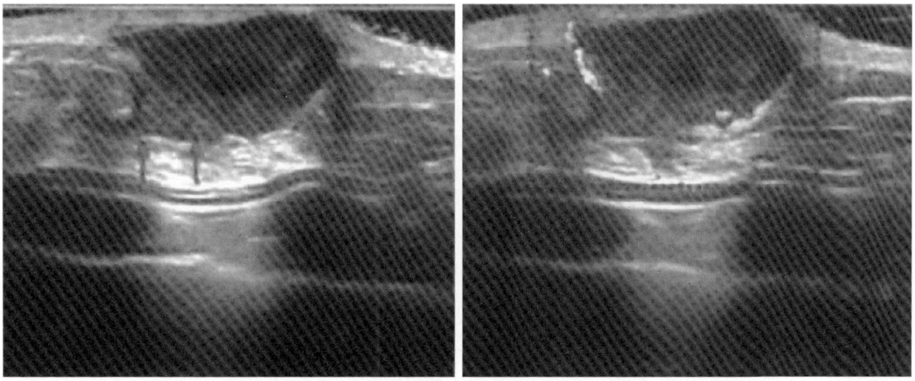

图 6-38　右乳表皮样囊肿合并感染的超声及 CDFI 图像

（3）影像征象分析　超声显示乳腺低回声团块边界部分不清（如图 6-38 中箭头所示），内部回声不均。CDFI 示肿块边缘探及血流信号。

4. 病例 4——乳腺表皮样囊肿

（1）病史摘要　女，44 岁，发现右乳肿物 2 个月余。

（2）影像资料（图 6-39）

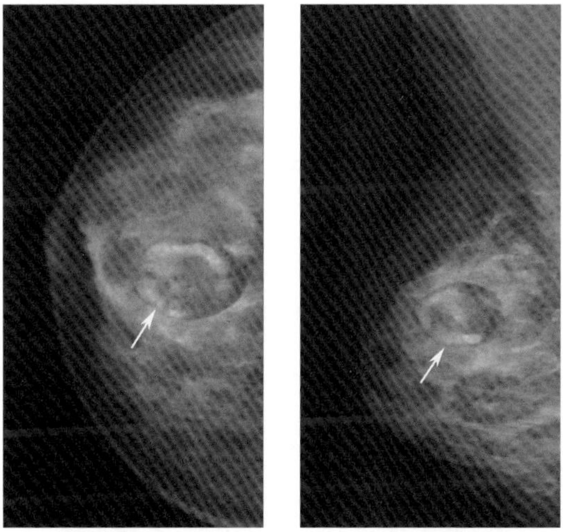

A　B

图 6-39　右乳表皮样囊肿的 X 线摄影图像

A. 右乳 X 线摄影 CC 位；B. 右乳 X 线摄影 MLO 位

（3）影像征象分析　乳腺 X 线摄影显示右侧乳腺内上象限见类圆形高密度肿块，边界清晰，有包膜，其内密度不均，可见线样脂肪密度。

5. 病例 5——乳腺表皮样囊肿 CT 表现

（1）病史摘要　女，27 岁，发现左乳包块 10 个月余。

（2）影像资料（图 6-40）

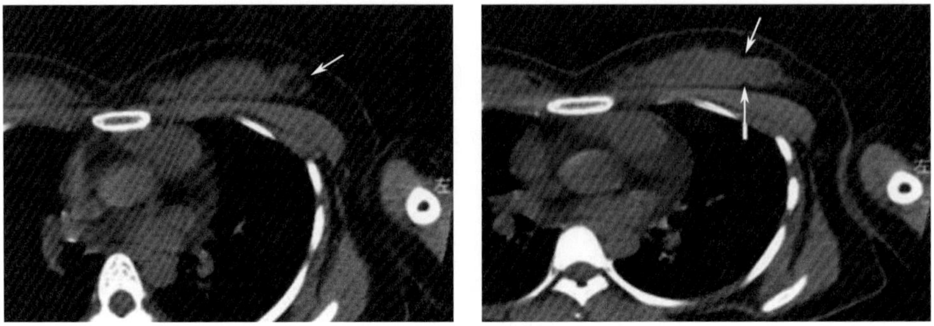

A　　B

图 6-40　左乳表皮样囊肿的 CT 图像

A、B. 左侧乳腺 CT 平扫图像

（3）影像征象分析

① CT 平扫：左侧乳腺外上象限皮下脂肪层内类软组织密度影，密度不均，其上部可见不规则脂肪密度影（图 6-40A 箭头指向处），结节内侧与乳腺分界不清（图 6-40B 箭头指向处），其外缘边界清晰。

② 病理：灰色囊肿一个，囊壁为复层鳞状上皮，囊内充满角化物，诊断为左侧乳房表皮样囊肿。

（三）主要鉴别诊断

① 皮脂腺囊肿：由于皮脂腺阻塞引起的潴留性囊肿内存物多为黄色、黄油样物质，在临床和影像上很难与表皮样囊肿鉴别。

② 纤维腺瘤：当表皮样囊肿位于乳腺实质时，术前常被误诊为纤维腺瘤。

③ 乳腺囊肿：X 线摄影难以鉴别，需依赖超声检查。

第二节　乳腺恶性病变

一、乳腺癌

（一）诊断要点

1. 一般特点

（1）主要病因　乳腺癌的病因至今尚未完全明了，涉及饮食、环境、生育、激素、基因等因素。乳腺是多种激素的靶器官，而乳腺癌则是激素依赖性肿瘤。有证据表明，卵巢功能与乳腺癌的发生与发展有密切关系。当卵巢分泌雌激素过多时，长期慢性刺激敏感的乳腺组织，可导致乳腺组织的增殖和癌变。在乳腺癌的遗传易感性方面，乳腺癌家族史、多种基因的改变及单一基因的突变均可导致乳腺癌的发生，研究发现，乳腺癌具有多种癌基因的过表达，如 *HER-2/neu*、*cyclin DI*、*COX-2* 基因等，以及抑癌基因的低表达，如 *p53* 等。总之，乳腺癌确切病因尚有待进一步证实。

（2）流行病学　乳腺恶性肿瘤约 98% 为乳腺癌，我国乳腺癌发病率虽较欧美国家低，但近年来在大城市中的发病率呈逐渐上升趋势，已成为女性第二位常见的恶性肿瘤。一般趋势是市区的发病率较郊区或县城高，北方较南方高，沿海地区较内陆地区高。

乳腺癌在女性中多见，男性罕见。

乳腺癌的发病率随年龄增加迅速增长，在我国，一般乳腺癌的发病高峰从 40 岁开始，发病高峰在 45 ～ 55 岁。

2. 临床表现

（1）肿块　肿块是乳腺癌最重要的症状和体征，约 97.6% 乳腺癌患者的首发症状表现为肿块。肿块多位于外上象限，其次为内上象限及中央区，少数位于乳房下部。肿块大小不一，多呈类圆形或不规则形，质地较硬，边界多数不清楚，活动度较差。

（2）疼痛　患乳通常无疼痛或仅有轻微疼痛，但少数可伴有疼痛或胀感，疼痛性质多为钝痛或隐痛，且局限于病变处，少数患者疼痛可为首发症状。疼痛程度与肿瘤分期、病理类型均无明显相关性。

（3）乳头溢液　乳腺癌乳头溢液多为单侧、单个乳管口、自发性，呈血性或浆液血性居多。50 岁以上妇女发生乳头溢液时，多为肿瘤所致，发生溢液的原因可能与肿瘤坏死、出血及分泌物增多有关。

（4）乳头改变　发生在中央区的乳腺癌早期即可引起乳头回缩；发生在乳晕区以外的癌灶因纤维牵拉，可使乳头回缩、扭向，并将乳头向癌灶方向牵拉；如癌灶已侵及乳头根部，则乳头完全固定；乳头表面反复脱屑、继之糜烂、结痂等湿疹样改变则是乳头乳晕湿疹样癌（乳头 Paget 病）的典型表现。

（5）皮肤改变　当肿瘤累及乳房悬韧带，使其缩短牵拉皮肤，造成皮肤局部凹陷，形似酒窝，称为“酒窝征”；当肿瘤侵及淋巴管或癌栓堵塞淋巴管时，可造成相应区域皮肤水肿、增厚，水肿严重时，使毛囊孔扩大，形成

“橘皮样改变”，进而导致皮肤破溃；生长速度较快的肿瘤增长到较大体积时，可压迫表面皮肤使其变薄；血运丰富的肿瘤可见皮肤表面静脉曲张；炎性乳腺癌、乳腺癌伴发感染或淋巴管炎时，可造成皮肤大片红肿，颇似乳腺炎表现。

（6）转移性改变　乳腺癌易发生淋巴结转移，多累及同侧腋窝淋巴结，其次是胸骨旁淋巴结（内乳淋巴结）和锁骨上淋巴结。乳腺癌可发生肺、胸膜、骨骼、肝、脑、肾等远处转移，并产生相应的临床症状及体征，以肺、胸膜及骨骼转移多见。

3. 影像学表现

（1）X 线表现

① 肿块：肿块是乳腺癌最基本、最常见的 X 线征象。癌性肿块多为卵圆形或不规则形，边缘多数（80% 以上）可见轻微或明显的毛刺和（或）浸润，密度一般表现为等或高密度影。30% ～ 40% 的乳腺癌肿块内、近旁或肿块内、外伴有恶性钙化。

② 微小钙化：钙化在乳腺癌中具有重要的诊断意义，在 4% ～ 10% 的病例中钙化是唯一的诊断依据。可疑恶性钙化形态表现为无定形钙化、粗糙不均质钙化、细小多形性钙化、细线样或细小分支状钙化，其中细线样或细小分支状钙化阳性预测值（PPV）最高，约 70%。钙化的分布在 X 线上表现为弥漫性、区域性、团簇、线样及段样分布，其中线样及段样分布钙化需警惕恶性可能。

③ 局部结构扭曲：在致密性乳腺中，因肿块常可被掩盖，结构扭曲可能是乳腺癌的唯一征象。局部加压片及旋转位对显示局部结构扭曲有帮助。除乳腺癌外，其他一些情况亦可出现结构扭曲，如手术后、穿刺活检后、局部炎症痊愈后及放射状瘢痕等。

④ 非对称致密影：癌组织造成局限致密而未见肿块的原因可能有：癌细胞沿乳腺导管呈浸润性扩展而不形成肿块；癌周有严重的炎性反应，掩盖了肿块影；癌周无明显的纤维组织包绕，使瘤块缺乏明显的境界；肿块密度较低，接近正常的纤维腺体组织密度，与周围的纤维腺体密度融为一体。进展性非对称致密，如果没有做过手术、受过外伤和感染，应引起重视并做进一步的影像学评估。

局部加压放大片、B 超和 MRI 对进一步判断非对称致密的良恶性有所帮助。

⑤ 孤立导管扩张：孤立的导管扩张可以是早期乳腺癌的一个间接征象。

原因可能是由于癌细胞沿乳腺导管向乳头方向扩展、蔓延，造成导管内充满癌细胞及反应性纤维组织增生而变得致密、粗糙及增粗；或因癌组织附近非特异性上皮增生、管腔内充满脱落的上皮组织残屑，导致增粗、致密。

⑥ 皮肤增厚及局部凹陷、乳头内陷：女性乳房皮肤的正常厚度为0.5～2mm，乳腺癌时可造成皮肤局限性或弥漫性增厚，常合并邻近皮下脂肪层的浑浊、致密，出现网状索条影，悬吊韧带可增宽、增密，浅筋膜浅层可局限增厚、致密。皮肤的局限性凹陷，可出现“酒窝征”。乳头内陷可形成“漏斗征”。

⑦ 腋窝淋巴结转移：X线上确定腋窝淋巴结有无转移比较困难。一般认为淋巴结大于2cm且无脂肪成分、密度相应增高，即提示有转移的可能，但小的淋巴结亦不能完全除外已有镜下转移的可能，最终需依赖切检下的病理检查，B超、MRI对诊断淋巴结转移要优于X线检查。

⑧ 异常增粗血管：乳腺癌血管异常增粗多出现在中至晚期的乳腺癌中，若不合并其他异常，则此征象亦无重大临床意义。

⑨ 特殊造影表现：乳腺导管造影时，乳腺癌可表现为乳腺导管轻度扩张、扭曲、中断；或导管在病灶处断续显影，管腔不规则狭窄、充盈缺损，管壁僵硬。

（2）超声表现　乳腺癌超声声像图主要表现为不规则低回声肿块，伴或不伴有后方声影衰减；肿块在垂直皮肤方向径线常大于其平行于体表方向径线（纵横比值＞1）；肿块边缘呈分叶状，可见毛刺或“蟹足状”改变，部分肿块边缘有强回声晕环包绕，称“回声边界征”；高频超声可检出部分钙化灶，成簇微小钙化的出现对诊断浸润性导管癌特异性较高；大部分病灶内血流丰富，其内见散在点状血流、穿入性血流或周边出现环形血流。

（3）MRI表现

① MRI平扫：多数乳腺癌表现为肿块或非肿块样T_1WI等低信号，T_2WI等高信号，DWI多为高信号，ADC值较低，因周围组织反应（充血、水肿、渗出等）或直接浸润，病变与周围组织结构分界不清，甚至粘连，边缘常可见毛刺。一般来讲，病变T_2WI信号强度依赖于肿瘤内部细胞纤维成分和水的组成比例，纤维占比越大，T_2WI信号越低，细胞和水的成分占比越大，T_2WI信号强度越高。多数乳腺癌T_2WI呈高信号，但某些特殊类型乳腺癌T_2WI信号可明显不同，如黏液腺癌，T_2WI信号明显增高，而硬癌T_2WI信号强度减低。另外肿瘤内部有液化、坏死、囊变时多呈明显T_1WI低信号、T_2WI高信号，如囊液含蛋白较高或有血性成分，则表现为T_1WI高信号或中

等信号；纤维化、钙化成分多表现为 T_1WI、T_2WI 低信号；乳头有血性分泌物时，腺组织或病变可呈 T_1WI 高信号。

② 动态增强扫描：因乳腺癌血供较为丰富，多数病变呈中等以上强化，信号强度明显高于周围正常腺组织，易于发现平扫时与乳腺实质信号相似的病变，另外可使病变细节显示更加清晰，为病变的良恶性鉴别诊断提供依据。MRI 动态增强扫描多数乳腺癌呈肿块样或非肿块样强化。肿块样强化表现为圆形、卵圆形或不规则形肿块，边缘常不规则或呈毛刺状，内部强化常不均匀，如中心出现坏死、囊变时，可呈环形或周边强化。非肿块样强化可呈局灶、线样、段样、区域、多区域、弥漫分布，内部强化特征呈均匀、不均质、集簇状、或簇环状强化。时间 - 信号强度曲线（time-signal intensity curves，TIC）多呈流出型，部分呈平台型，少数呈流入型。

③ 其他征象：可出现局部皮肤增厚和凹陷，乳头凹陷肿瘤累及胸肌及其筋膜时，可见病变与肌肉之间脂肪线消失，甚至可见病变破坏胸壁突入胸腔或纵隔内；另外 MRI 对腋窝淋巴结显示亦优于乳腺 X 线检查。

（二）病例解析

1. 病例 1——右乳浸润性导管癌，组织学Ⅱ级，伴部分导管内癌

（1）病史摘要　患者，女，43 岁，发现右乳肿块，无疼痛不适，无乳头溢液。

（2）影像资料（图 6-41）

（3）影像征象分析　MRI 显示右侧乳腺外下象限见不规则肿物，T_1WI 呈等信号，STIR 序列呈略高信号，DWI 序列病变未见明显扩散受限，右侧腋窝区见高信号淋巴结显示，增强扫描显示病变更加清晰，肿块边缘见浅分叶，

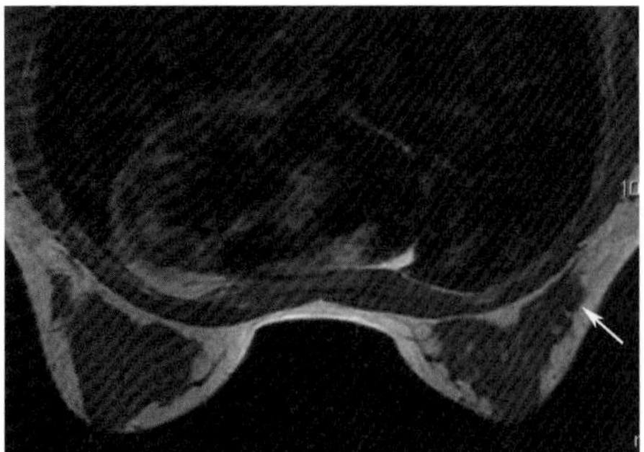

A

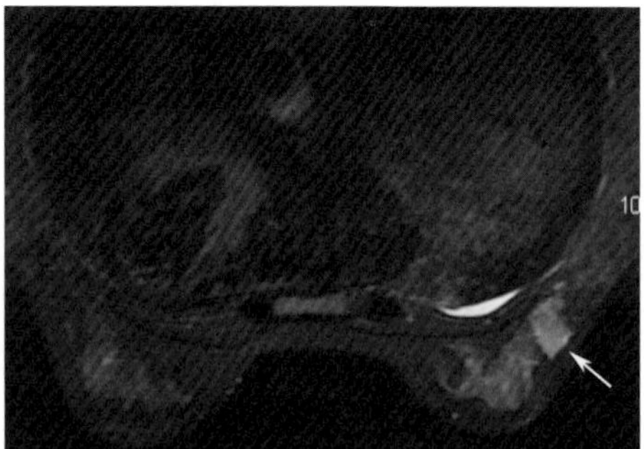

B

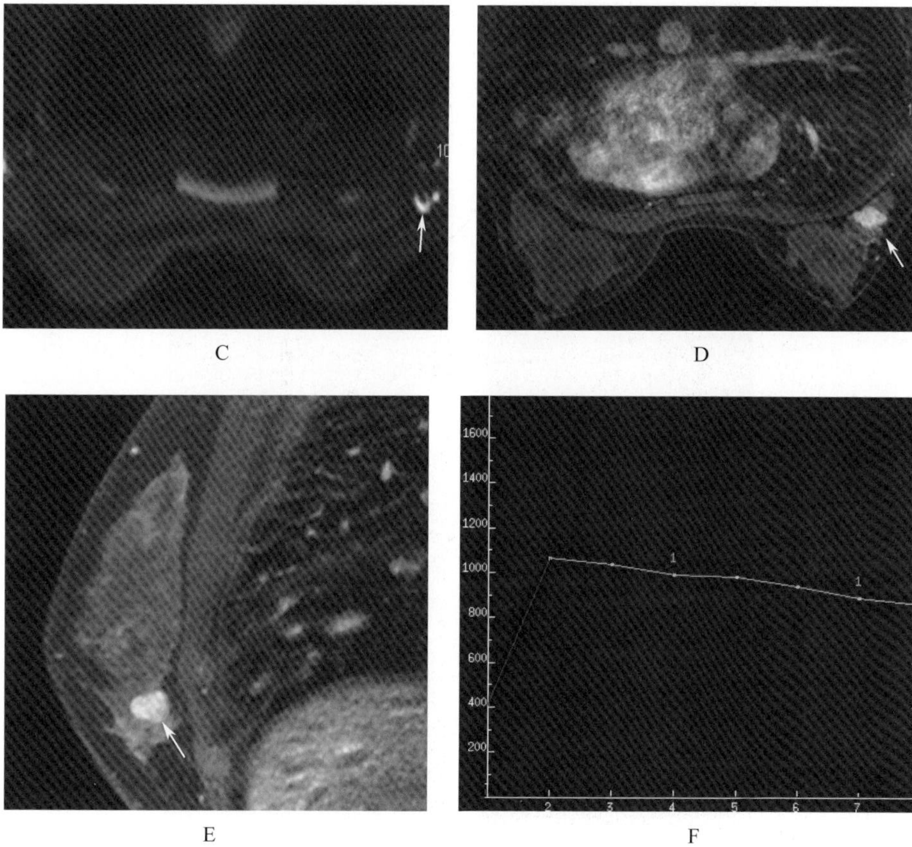

图 6-41　右乳浸润性导管癌的 MRI 图像

A. T_1WI 轴位；B. STIR 轴位；C. DWI 轴位；D. T_1WI 增强扫描轴位；
E. 右乳 T_1WI 增强扫描矢状；F. 时间 - 信号强度曲线（TIC）

局部见毛刺征象，呈明显不均质强化，时间 - 信号强度曲线呈流出型。

2. 病例 2——乳腺癌

（1）病史摘要　患者，女，60 岁，体检发现右乳结节，触诊可及，质韧，活动度差。

（2）影像资料（图 6-42）

（3）影像征象分析　乳腺 X 线摄影显示右侧乳腺内上象限见卵圆形等密度肿块，边缘不清。乳腺导管造影示肿块处乳腺导管走行中断。

3. 病例 3——乳腺癌

（1）病史摘要　患者，女，48 岁，左乳触及肿块，边界不清，轻度触痛，无乳头溢液。

（2）影像资料（图 6-43）

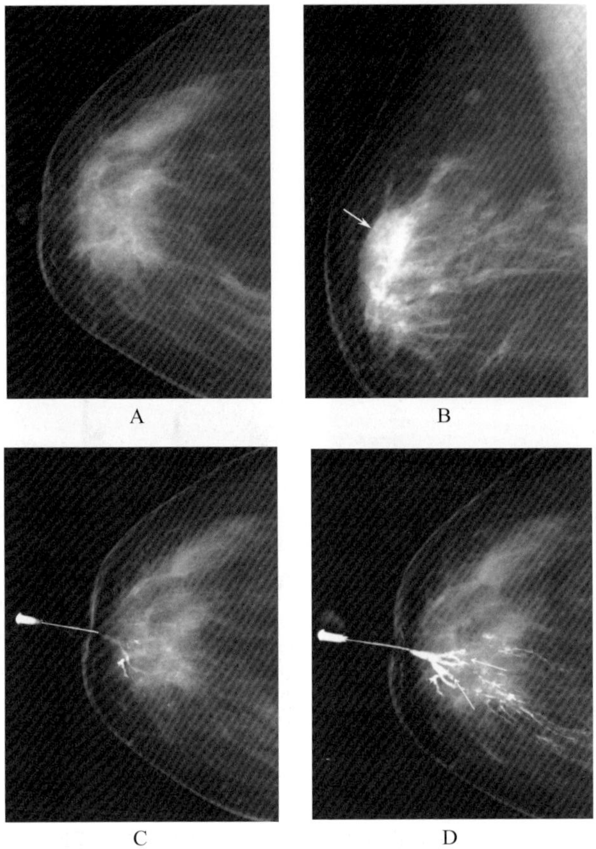

图 6-42 乳腺癌的 X 线摄影及导管造影图像

A. 右乳 X 线摄影 CC 位；B. 右乳 X 线摄影 MLO 位；C. 右乳腺导管造影 CC 位；D. 右乳腺导管造影 CC 位

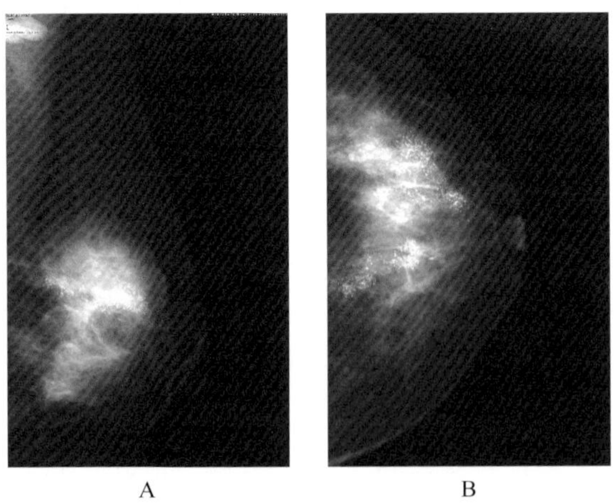

图 6-43 乳腺癌的 X 线摄影图像

A. 左乳 X 线摄影 MLO 位；B. 左乳 X 线摄影 CC 位

（3）影像征象分析　乳腺 X 线摄影显示左侧乳腺段样分布蠕虫样、细线分支状钙化，伴左侧腋窝肿大淋巴结。

4. 病例 4——乳腺癌

（1）病史摘要　患者，女，47 岁，自觉左乳肿块，近期增长明显，无红肿热痛。

（2）影像资料（图 6-44）

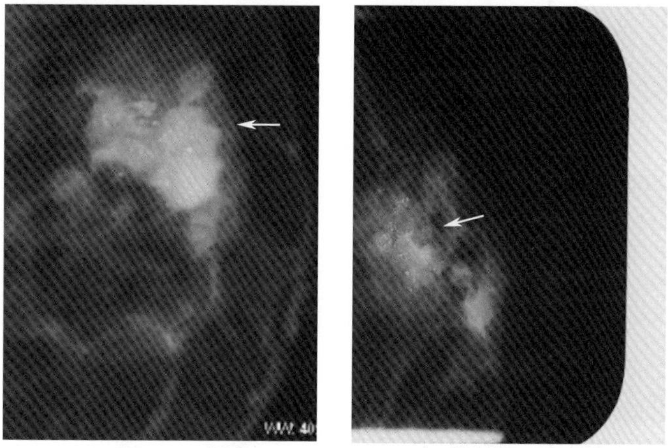

A　　　　B

图 6-44　乳腺癌的 X 线摄影图像

A. 左乳 X 线摄影 MLO 位；B. 左乳点压放大 X 线摄影

（3）影像征象分析　乳腺 X 线摄影显示左侧乳腺外上象限不规则肿块伴多发细小不定形钙化，肿块边缘见浅分叶及毛刺，密度不均，乳头内陷，周围皮肤略增厚，血管增粗。

5. 病例 5——多中心性乳腺癌

（1）病史摘要　女，55 岁，发现左乳肿块数月。

（2）影像资料（图 6-45）

（3）影像征象分析

① 乳腺 X 线摄影：双侧乳腺呈致密型，未见明确肿块显示。

② MRI：左侧乳腺近胸壁处及左乳内侧均见异常信号，T_2WI 压脂序列呈不均匀略高信号（图 6-45 中 C 箭头所示），边缘不清，DWI 呈高信号（图 6-45 中 B 上图箭头所示），ADC 图信号减低（图 6-45 中 B 下图箭头所示），增强扫描病灶早期均见明显强化（图 6-45 中 D ～ E 箭头所示），近胸壁处病灶呈环形强化，并累及胸大肌（图 6-45 中 F）。

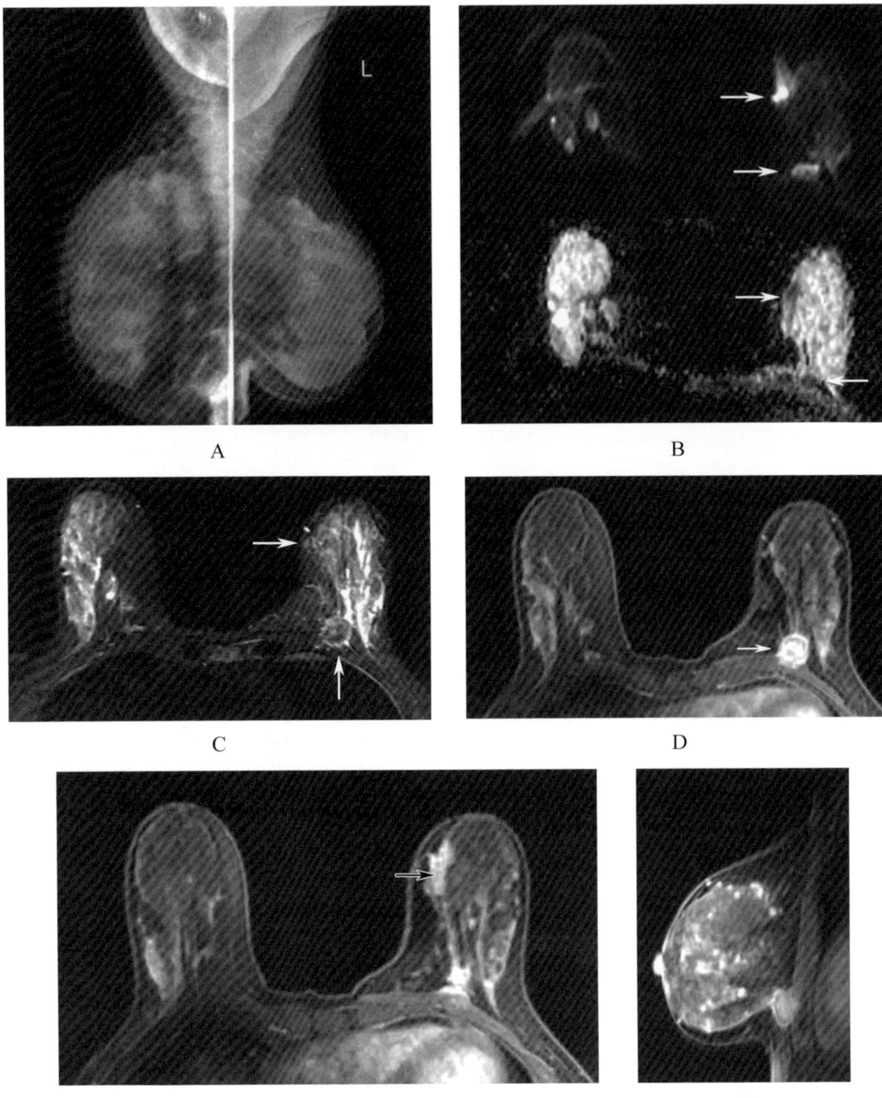

图 6-45 乳腺癌的 X 线摄影及 MRI 图像

A. 双乳 X 线摄影 MLO 位；B. 双乳轴位 DWI（上图）及 ADC 图（下图）；C.FS-T_2WI 轴位；D.T_1WI 增强扫描轴位；E.T_1WI 增强扫描轴位；F. 左乳 T_1WI 增强扫描矢状位

（三）主要鉴别诊断

① 纤维腺瘤：多见于年轻妇女，触诊病灶边缘光滑、活动度好。X 线表现为边缘清晰的圆形或卵圆形肿块，可有分叶，也可伴粗大钙化。MRI 增强扫描表现为进行性缓慢强化，动态增强的时间 - 信号强度曲线多呈缓慢流入型。

DWI 可呈高信号，但 ADC 值较高。

② 硬化性腺病：组织学具有小叶结构轮廓，存在肌上皮细胞和基底膜。X 线表现为边界不清的肿块，可伴粗大点状钙化。T_1WI 增强扫描表现为多发或弥漫性灶点状、区域性或节段性渐进性强化。

③ 放射状瘢痕：X 线表现为不规则的星状影，中心的星核密度较低，周围可见长毛刺，部分毛刺呈平行排列，与乳腺癌鉴别困难，需结合 MRI 检查。

④ 导管内乳头状瘤：临床常以乳头溢液就诊。病变较小时，X 线难以发现，乳腺导管造影可见扩张导管内的充盈缺损，边缘光滑。超声可见扩张、无回声的导管腔内不规则的中呈低回声结节，有助于与乳腺癌鉴别。MRI 表现为扩张导管内明显强化的肿块，动态增强时间 - 信号强度曲线无特征性，有时与导管内乳头状癌难以鉴别。

⑤ 叶状瘤：年轻女性多见。X 线表现为较大的边缘光滑的分叶状或圆形肿块，有时与髓样癌、黏液样癌表现相似。MRI 对鉴别诊断有所帮助。

⑥ 脂肪坏死：多见于 40 岁以上妇女，特别是脂肪型、肥大、下垂型乳腺，易发生于乳腺表浅部位多见于皮下及乳晕周围，多有外伤、手术等外伤史。结合外伤部位及临床病史可帮助与乳腺癌鉴别。

⑦ 乳腺炎：多发生在哺乳期妇女，急性期全身症状明显，乳房疼痛、发热、白细胞计数增高，抗生素治疗有效。慢性期可形成脓肿。超声、MRI 易于显示。区别于炎性乳腺癌。

二、乳腺导管原位癌

（一）诊断要点

1. 一般特点

（1）概述　乳腺导管原位癌（ductal carcinoma in situ，DCIS）又称导管内癌或导管上皮内瘤变，是指乳腺导管上皮细胞的恶性增生，细胞异型性从轻微到明显，但病变局限于导管的基底膜内，未侵犯间质。有发展为浸润性乳腺癌倾向，但并不一定发展为浸润性乳腺癌。

（2）流行病学　随着对乳腺原位癌认识的加深，以及乳腺 X 线检查的广泛应用，导管原位癌的检出率明显增加。在西方国家，乳腺导管原位癌占新发乳腺癌病例的 20%。患者发病年龄为 30 ～ 87 岁，中位年龄 44 岁。乳腺导管原位癌预后较好，死亡率低。

（3）临床表现　乳腺导管原位癌患者通常无临床症状和体征，约 85% 病例由乳腺 X 线摄影发现。在出现临床症状和体征的患者中，大部分表现为临床可触及的肿块，边界不清，大小为 0.5 ～ 9cm，与皮肤无粘连；部分患者可有乳头溢液，其中大部分为血性溢液；如同时伴有乳头糜烂，即为乳头 Pagets 病。

2. 影像学表现

（1）X 线表现　大多数乳腺导管原位癌由乳腺 X 线检查发现。乳腺 X 线摄影检出的特征性微小钙化是诊断乳腺导管原位癌的主要依据。在 X 线上，约 72% 的病例仅见钙化，12% 可表现为钙化伴软组织异常，约 6% 无阳性发现。

这种特征性微小钙化形态多为细小线状、细线分支状、不定形或模糊不清，沿导管走行的线样或段样分布较为典型，也可呈弥漫或簇状分布，提示这些钙化存在于被肿瘤不规则侵蚀的导管内，或者是导管系统的铸形钙化。

乳腺导管原位癌软组织异常包括由病变导管周围的肿瘤细胞或伴有炎症、水肿及纤维化形成的实性肿块，也可表现为结构扭曲、不对称致密影或扩张的乳晕后导管。

（2）超声表现　由于大部分乳腺导管原位癌不形成肿块、血供较少，超声敏感性较低。早期超声仅见导管扩张，内壁不光滑，或见导管内低回声结节，或腺体局部回声减低、结构紊乱。高频超声或弹性成像可检出密集的成簇钙化，但远不及 X 线检查敏感。

（3）MRI 表现　MRI 平扫对检出乳腺导管原位癌的价值不大。病灶 T_1WI 呈等信号，T_2WI 可见段样或导管样高信号。MRI 增强扫描对检出乳腺导管原位癌具有高的敏感性，其特征性表现为非肿块样强化，呈线样、段样或导管样强化，时间 - 信号强度曲线无特征性，三种曲线类型均可见。

（二）病例解析

1. 病例 1——右侧乳腺高级别导管原位癌

（1）病史摘要　患者，女，53 岁，自觉右乳肿块 6 个月，无疼痛不适。

（2）影像资料（图 6-46）

（3）影像征象分析

① 乳腺 X 线摄影：右侧乳腺外上象限段样分布多发无定形钙化。

② MRI：T_1WI 见右侧乳腺外上象限段样分布等、略低信号，STIR 呈等信号或略高信号，DWI 呈略高信号，ADC 值减低，呈低信号，增强扫描蒙

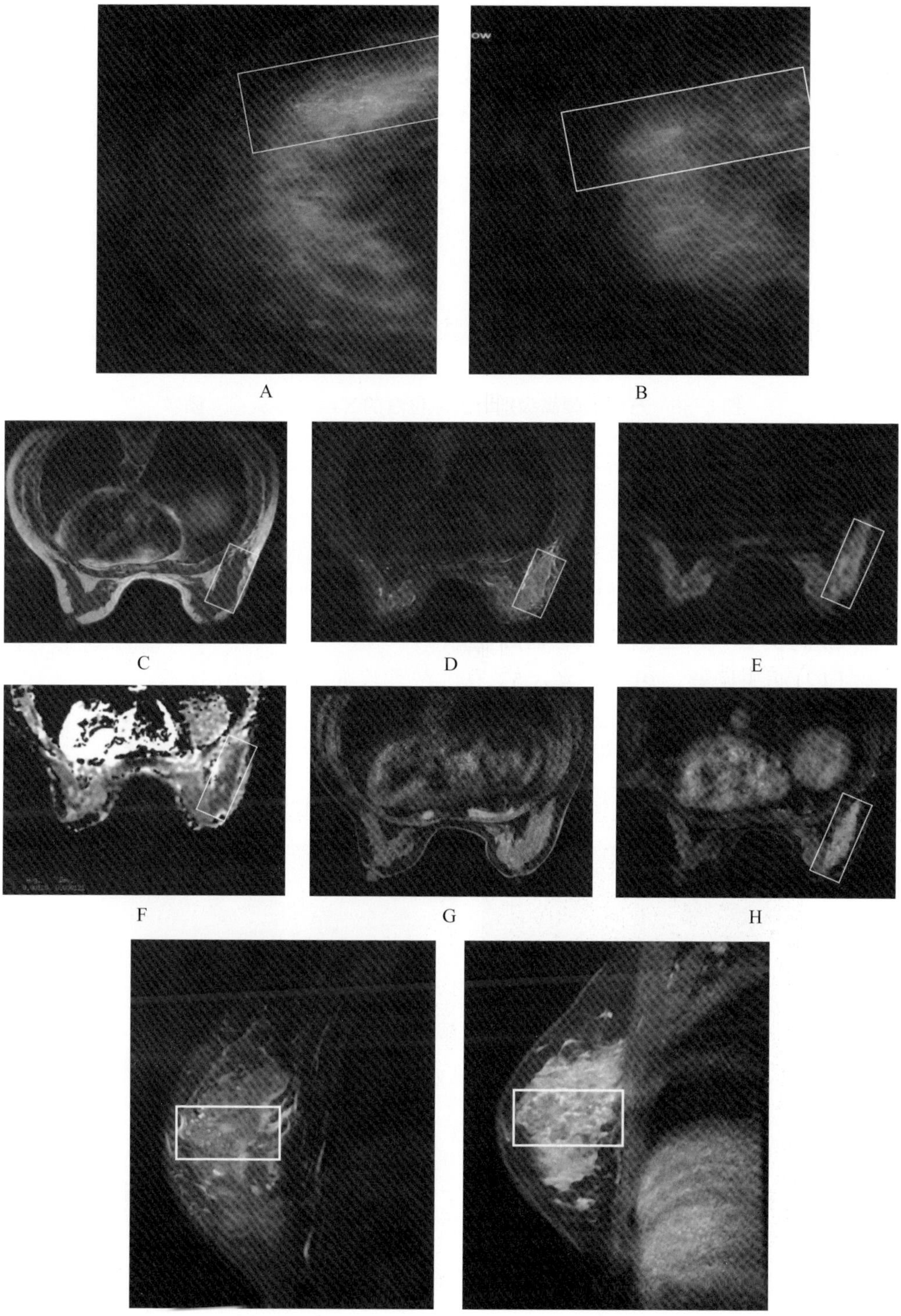

图 6-46

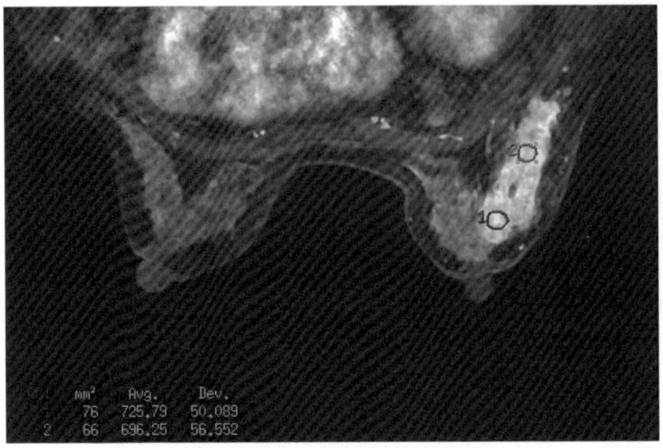

K

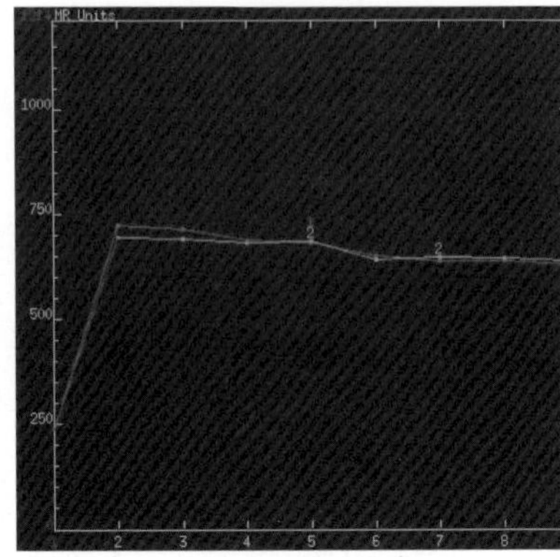

L

图 6-46　右侧乳腺高级别导管原位癌的 X 线摄影及 MRI 图像

A. 右乳 X 线摄影 CC 位；B. 右乳 X 线摄影 MLO 位；C. T_1WI 轴位；D. STIR 轴位；E.DWI 轴位；F. ADC 图轴位；G. T_1WI 增强扫描轴位蒙片；H. T_1WI 增强扫描轴位；I. STIR 矢状位；J. T_1WI 增强扫描矢状位；K. ROI $_{1,\ 2}$ 的选择；L. ROI $_{1,\ 2}$ 对应的 TIC 曲线

片病变呈等信号，增强后右乳外上象限见段样分布非肿块样不均质明显强化，在病变不同区域选取感兴趣区，TIC 曲线均呈平台型。

2. 病例 2——左侧乳腺导管原位癌

（1）病史摘要　患者，女，52 岁，左乳疼痛不适 3 个月。

（2）影像资料（图 6-47）

（3）影像征象分析

① 乳腺 X 线摄影：双侧乳腺腺体呈致密型，未见明显异常密度影。

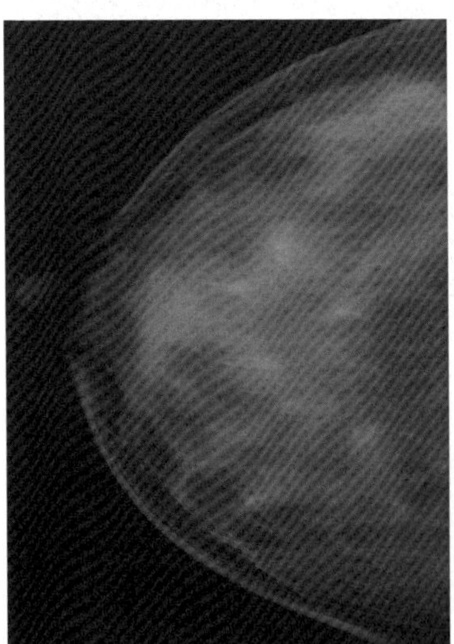

A

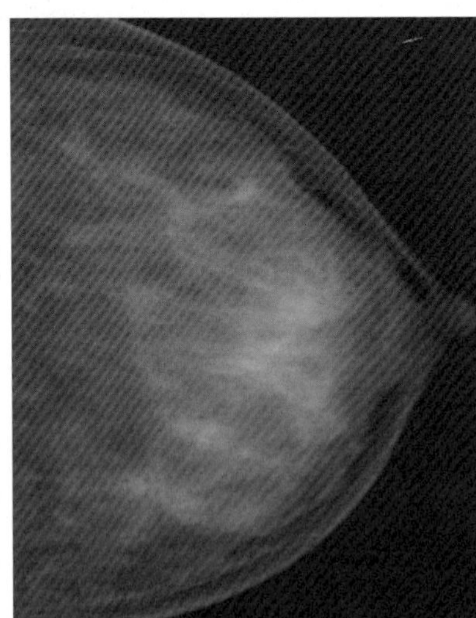

B

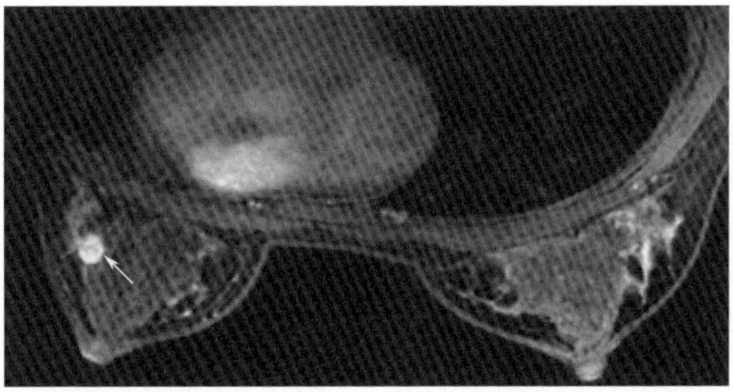

C

图 6-47　左侧乳腺导管原位癌的 X 线摄影及 MRI 图像

A. 右乳 X 线摄影 CC 位；B. 左乳 X 线摄影 CC 位；C. T_1WI 增强扫描轴位

② MRI：T_1WI 增强扫描可见左侧乳腺乳头后方外象限见局灶性异常强化灶，边缘见毛刺。

3. 病例 3——左侧乳腺导管原位癌

（1）病史摘要　患者，女，66 岁，查体发现左乳病变。

（2）影像资料（图 6-48）

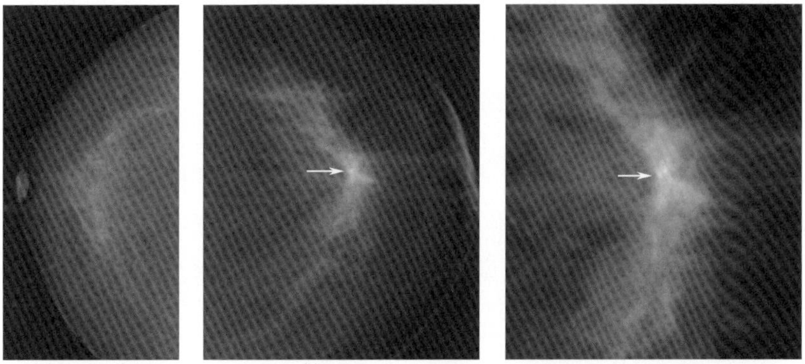

A　　B　　C

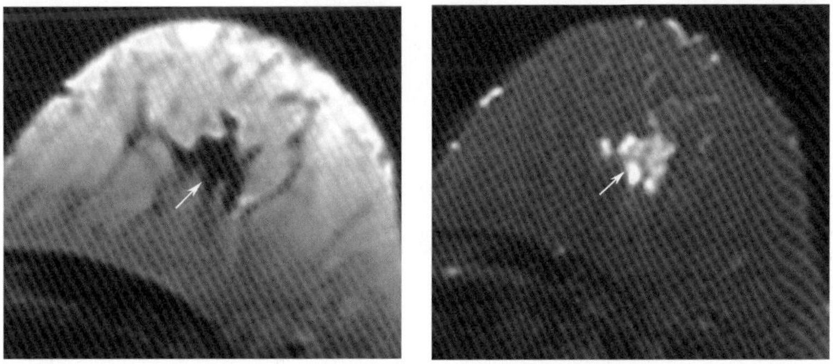

D　　E

图 6-48

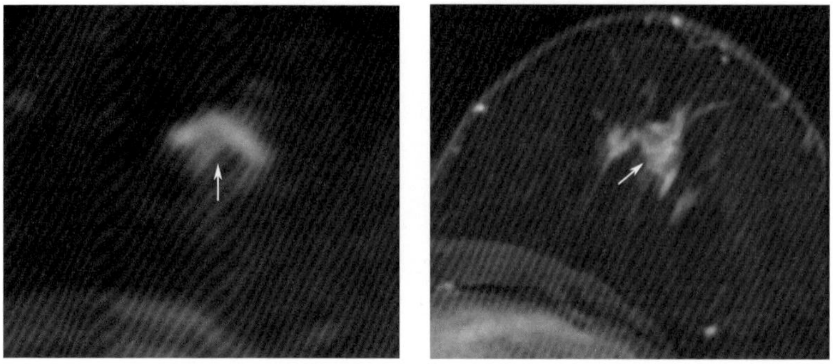

F　　　　G

图 6-48　左侧乳腺导管原位癌的 X 线摄影及 MRI 图像

A. 右乳 X 线摄影 CC 位；B. 左乳 X 线摄影 CC 位；C. 左乳 X 线摄影 CC 位局部点压放大；D. 左乳 T_1WI 轴位；E. 左乳 FS-T_2WI 轴位；F. 左乳 DWI 轴位；G. 左乳 T_1WI 增强扫描轴位

（3）影像征象分析

① 乳腺 X 线摄影：左侧乳腺局部腺体紊乱、纠集、结构扭曲，左乳局部点压放大片病变显示更加清晰。

② MRI：左侧乳腺上象限见局灶分布异常信号，T_1WI 呈低信号，FS-T_2WI 呈高信号，DWI 呈高信号，增强扫描呈不均质强化。

（三）主要鉴别诊断

① 导管非典型增生：影像表现与乳腺导管原位癌相似，均可出现钙化、结构扭曲、不对称致密或结节影，鉴别有赖于病理诊断。

② 硬化性腺病：是一种常见良性增生性疾病，钙化多表现为成簇分布的无定形或圆点状钙化。

三、乳腺浸润性导管癌

（一）诊断要点

1. 一般特点

（1）概述　乳腺浸润性导管癌，非特殊型，是乳腺浸润性癌中最大的一组，肿瘤起源于终末导管小叶单位（terminal duct lobular unit，TDLU），早期瘤体不大，但是瘤细胞已突破基底膜向周围浸润，呈树根状或蟹足状生长，与周围脂肪和纤维组织粘连，边界不清，无包膜。

（2）流行病学　本病发病高峰在 40 岁以后，是乳腺浸润性癌最常见类型，占浸润性乳腺癌 40% ～ 75%，其中约 80% 病例伴有灶性导管原位癌。

（3）临床表现　伴或不伴疼痛的乳腺肿块是最常见的症状；乳头溢液、回缩或湿疹；乳房皮肤增厚及局部回缩；区域淋巴结肿大；远处转移相关症状。

2. 影像学表现

（1）X 线表现

① 肿块：表现为分叶状、不规则高密度或等密度肿块，大小不一，肿块边缘常呈毛刺状、浸润状或模糊不清。

② 钙化：典型表现为细小多形性、细线样或细线分支状，亦可模糊不清的无定形钙化，分布可簇状、线样、段样或区域样分布，可以与肿块并存，位于肿块内或肿块外，亦可单独存在。

③ 其他征象：结构扭曲；局灶性不对称致密影，尤其是进展性不对称致密。

④ 间接征象：乳头回缩、皮肤增厚或回缩、悬韧带增厚、腋窝淋巴结肿大；远处转移等。

（2）超声表现　常见表现为不规则低回声肿块，伴或不伴后方声衰减，肿块边缘呈毛刺状或蟹足状改变，纵横比值常大于 1，高频超声可检出成簇微小钙化。彩色多普勒血流显像可见点状、穿入性或半环状血流。

（3）MRI 表现

① MRI 平扫：多表现为 T_1WI 等信号或稍低信号，T_2WI 等信号或略高信号，DWI 序列可见扩散受限，ADC 值减低。

② MRI 动态增强扫描：多表现为分叶状或不规则形强化的肿块，边界不清或可见毛刺，早期明显强化，或明显边缘强化，TIC 曲线呈流出型或平台型，少数表现为流入型。

（二）病例解析

1. 病例——乳腺浸润性导管癌，非特殊型

（1）病史摘要　患者，女，52 岁，发现乳腺肿块数月。

（2）影像资料（图 6-49）

（3）影像征象分析　MRI 显示左侧乳腺见不规则肿块，T_2WI 压脂序列呈等信号或高信号，边界不清，DWI 呈高信号，ADC 图呈低信号。增强扫描早期病变呈明显不均匀强化，TIC 曲线呈流出型。MIP 重建图像可见左侧乳腺肿块呈明显强化，患侧胸廓内动脉及胸外侧动脉增粗，并且腋前淋巴结强化。

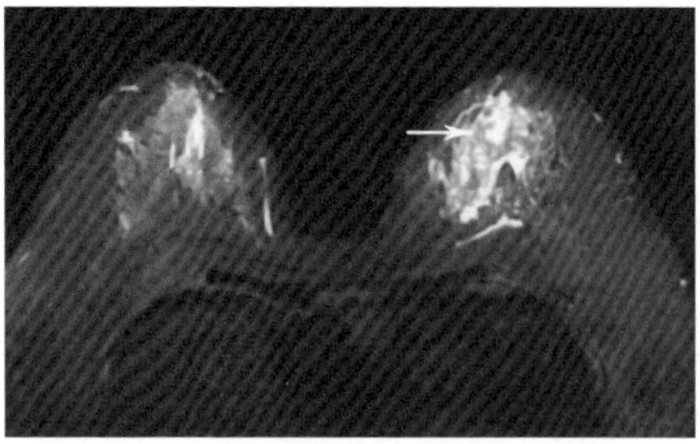

A

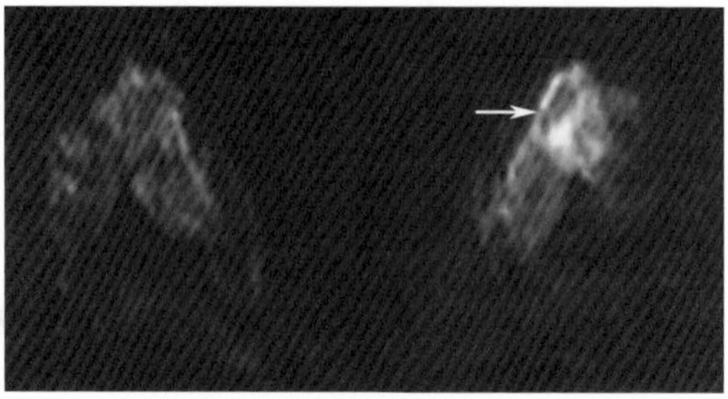

B

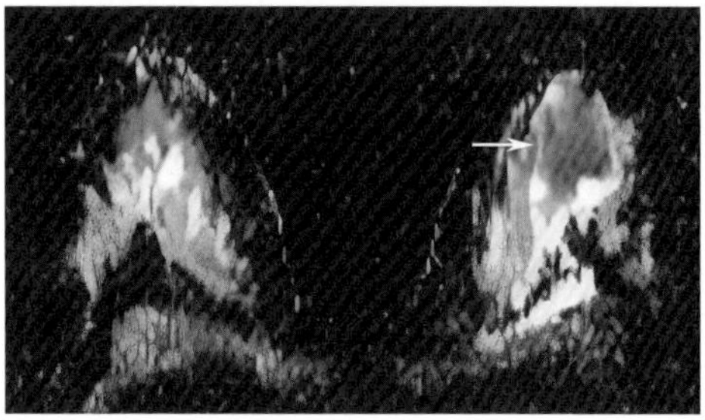

C

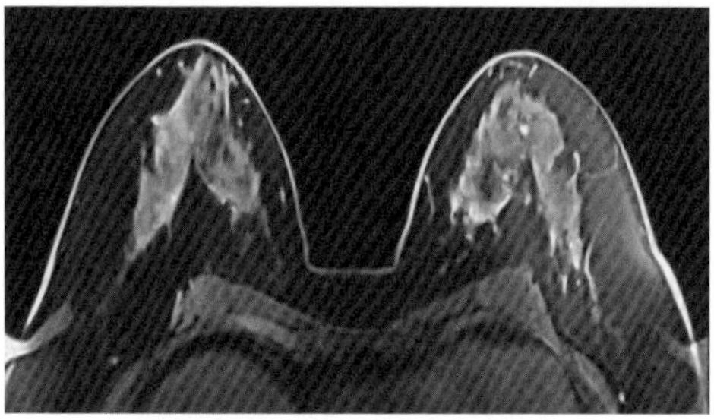

D

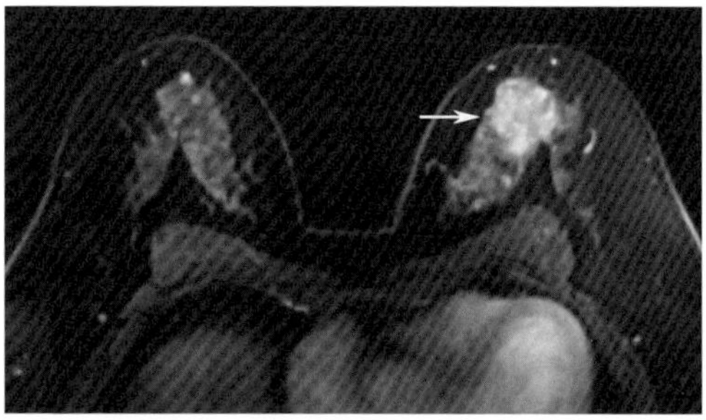

E

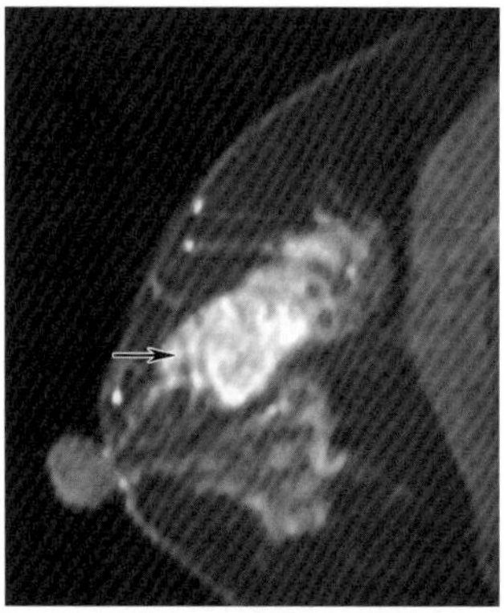

F

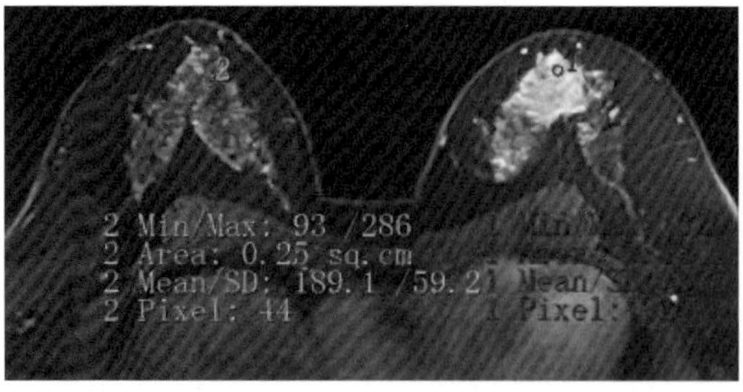
2 Min/Max: 93 /286
2 Area: 0.25 sq.cm
2 Mean/SD: 189.1 /59.2
2 Pixel: 44
1 Pixel:

G

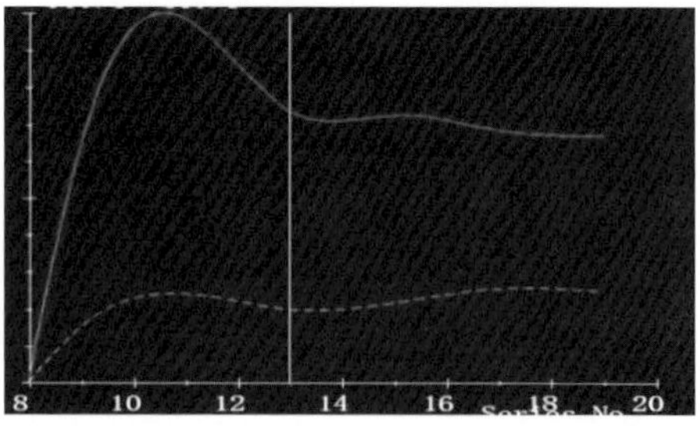
8
10
12
14
16
18
20

H

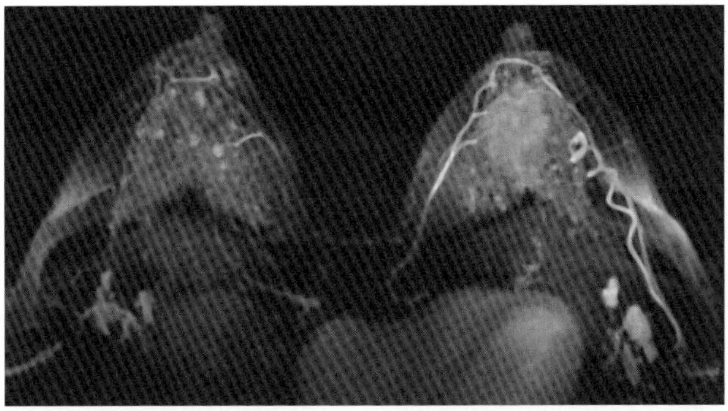

I

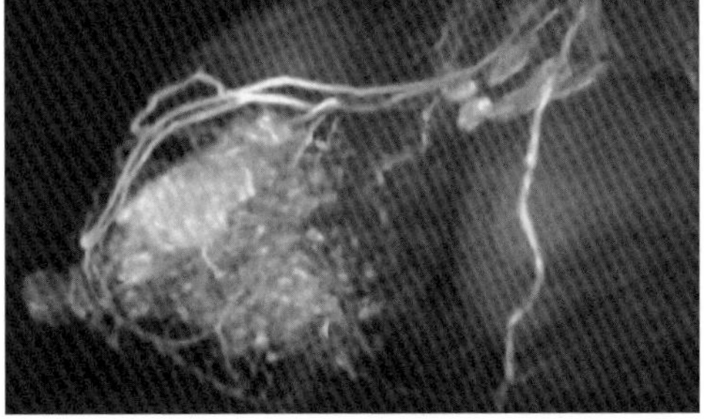

J

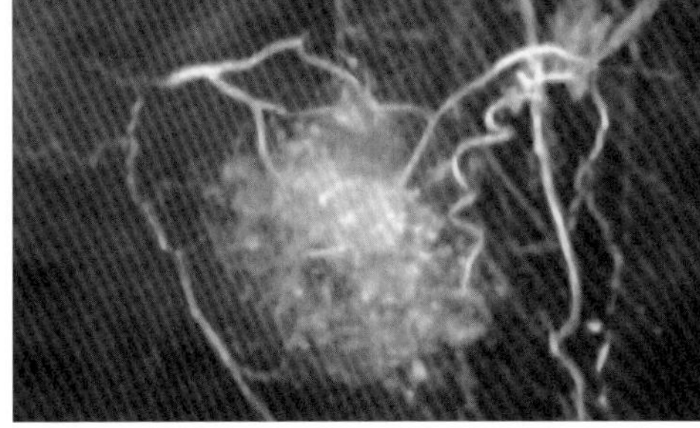

K

图 6-49　乳腺浸润性导管癌的 MRI 图像

A. FS-T_2WI 轴位；B. DWI 轴位；C. ADC 轴位；D. T_1WI 增强扫描轴位蒙片；E. T_1WI 增强扫描轴位；F. T_1WI 增强扫描矢状位；G. ROI 的选择；H.TIC 曲线；I ～ K. 分别为 MIP 重建轴位、矢状位、冠状位

（4）主要鉴别诊断

① 良性病变：放射状瘢痕、脂肪坏死、硬化性腺病、脓肿。

② 其他恶性病变：浸润性小叶癌、肉瘤、转移瘤。

四、乳腺小叶原位癌

（一）诊断要点

1. 一般特点

（1）概述　乳腺小叶原位癌（lobular carcinoma in situ of breast，LCIS）是从乳腺小叶内导管及腺上皮发生的原位癌。曾被命名为小叶非典型增生（atypical lobular hyperplasia，ALH）、小叶性肿瘤（lobular neoplasia，LN），新版 WHO 乳腺肿瘤分类提出了小叶上皮内瘤（lobular intraepithelial neoplasia，LIN）的概念。依据形态学改变及预后，将小叶上皮内瘤分为 3 级，1 级相当于原来的小叶非典型增生，2 级相当于原来的小叶原位癌，3 级包括小叶原位癌的坏死型、印戒细胞型、多形细胞型等变异型，并常与浸润性癌相伴，并指出小叶非典型增生及小叶原位癌均属癌前病变。

（2）流行病学　乳腺小叶原位癌少见，占乳腺癌的 2% ～ 3%，多发生于绝经前妇女，以多灶性和多中心性为其突出特点，进一步发展可演变为浸润性小叶癌，但进程慢，预后好。

（3）临床表现　临床症状和体征常无特征性表现，大多数患者无任何自觉不适，少数可伴轻度疼痛或乳头溢液，可有局部增厚，一般无可触及肿块。多数病例因乳腺其他病变活检时发现，或在乳腺癌标本中发现合并有小叶原位癌。

（4）病理表现　镜下受累小叶均匀增大，小叶导管和腺泡扩张增粗，腔内充满无极性癌细胞，其外绕有完整基底膜。其诊断须具备以下条件：小叶单位内的癌细胞为单一的具备明显特征的细胞群；小叶的全部末端小管被癌细胞充满，细胞团内无散在的细胞间空腔；至少小叶单位的一半末端小管是胀大或变形的。

2. 影像学表现

（1）X 线表现

① 近半数病例无特殊发现。

② 有异常者可表现为钙化、肿块和局部致密影。钙化多表现为簇状微小钙化或线状分支钙化，且钙化较少发生在瘤灶内，更多是发生在癌灶附近的小叶或导管内。小叶原位癌可形成肿块，但肿块通常较小，呈圆或卵圆形，密度较低，边界不清，常被纤维腺体组织遮盖，只有在脂肪背景上才隐约可见。癌灶周围和小叶间纤维组织增生以及癌灶造成的小叶体积增大，可在 X 线片上形成局部致密影，可合并有钙化和结构扭曲。

（2）超声表现　可表现为形态不规则、边界模糊的低回声病变，其内可见微钙化，常被诊断为良性或可疑恶性；少数病例超声可与浸润性导管癌相似。

（3）MRI 表现　最常见表现为非肿块样强化，时间 - 信号强度曲线呈流出型。

（二）病例解析

1. 病例——乳腺小叶原位癌

（1）病史摘要　患者，女，49 岁，体检发现左乳结节半个月。

（2）影像资料（图 6-50）

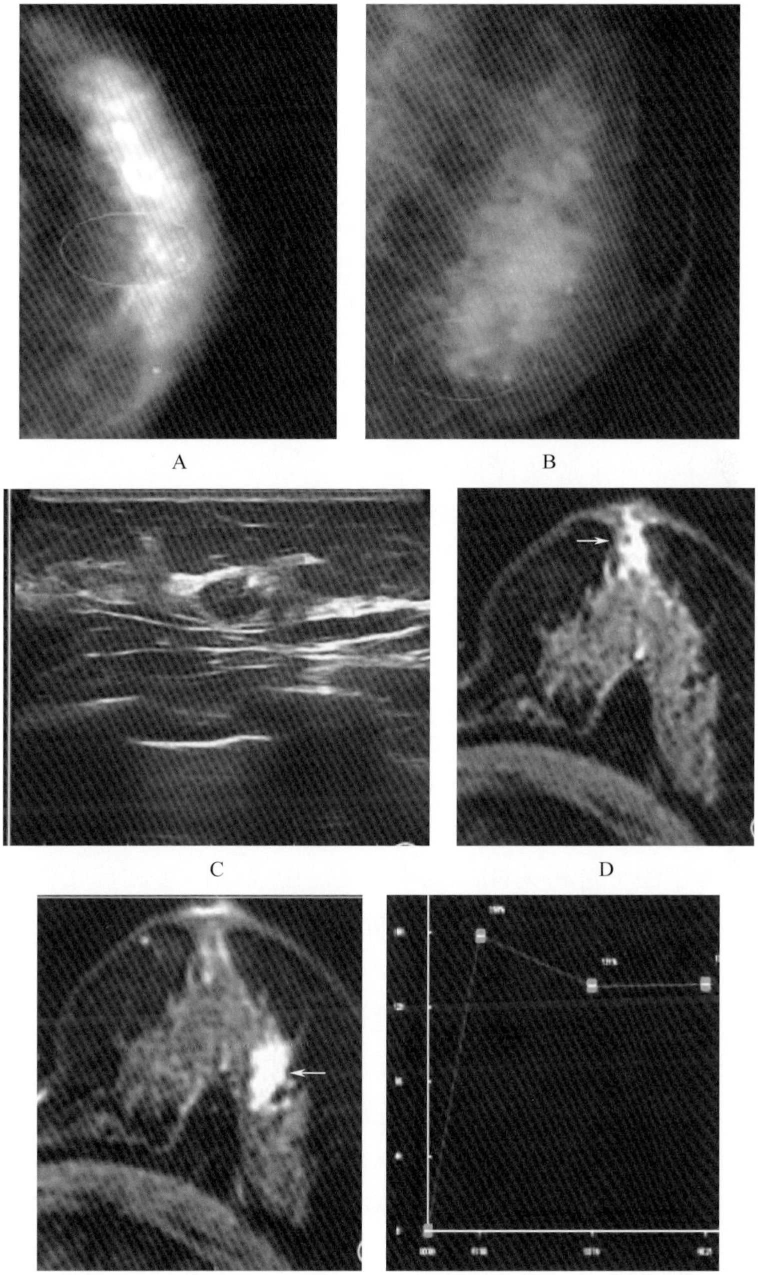

图 6-50　左乳小叶原位癌的 X 线摄影、超声和 MRI 图像

A. 左乳 X 线摄影 CC 位；B. 左乳 X 线摄影 MLO 位；C. 左乳超声；D. FS-T_2WI 轴位；E. T_1WI 增强扫描轴位；F. 时间 - 信号强度曲线

（3）影像资料分析

① X 线摄影：左侧乳腺乳头后方深部略偏下可见成簇粗细不一钙化，部分沿导管分布。

② 超声：左乳低回声团块，水平位生长，呈椭圆形，边界锐利，团块后方回声无明显改变。

③ MRI：T_2WI 平扫示左侧乳头凹陷，后方导管扩张，增强扫描左乳外下象限可见不规则异常强化肿块，时间 - 信号强度曲线为流出型。

（三）主要鉴别诊断

① 乳腺导管原位癌：较乳腺小叶原位癌更为常见，病变范围较大，X 线摄影主要表现为细线分支状或模糊不定形钙化，呈段样或线样分布，MRI 扫描常表现为段样分布非肿块样强化。

② 乳腺浸润性导管癌：可与乳腺小叶原位癌有相似表现，鉴别需病理诊断。

五、乳腺浸润性小叶癌

（一）诊断要点

1. 一般特点

（1）概述　乳腺浸润性小叶癌（infiltrating lobular carcinoma，ILC）与小叶原位癌之间存在一定相关性，小叶原位癌中癌细胞突破基底膜向间质内浸润生长即成为浸润性小叶癌，由纤维间质中散在分布的独立细胞和呈单线状分布的非黏附性细胞组成。

（2）流行病学　乳腺浸润性小叶癌比较少见，占浸润性癌的 5% ～ 15%，好发于乳腺外上象限，其次为乳晕附近。患者年龄 31 ～ 76 岁，中位年龄 47 岁，较浸润性导管癌患者年长 1 ～ 3 岁，绝经前发病占 63.89%。

有研究报道浸润性小叶癌中约有 20% ～ 59% 为双侧乳腺发病，42% ～ 70% 为多中心性，因此如疑为浸润性小叶癌，应仔细观察对侧乳腺和搜索有无第二个癌灶。

（3）临床表现　部分乳腺浸润性小叶癌临床无症状及体征，仅由 X 线检查发现。有症状者临床上主要表现为可触及的肿块，大小 0.6 ～ 10cm，肿块边界不清，活动度差，质地硬，部分与周围组织、胸肌或表面皮肤有粘连，可出现皮肤凹陷、乳头回缩，但无乳头溢液或皮肤水肿、破溃等。

2. 影像学表现

乳腺浸润性小叶癌癌细胞较小，肿瘤细胞间的黏附力、凝聚力差，在早期发育阶段常不损害内在解剖结构或引起基质的结缔组织反应，无明显肿块出现，由于浸润性小叶癌的这种特殊生长方式，而至临床及影像学诊断困难，尤其在致密型乳腺更易漏诊，文献报道影像学诊断浸润性小叶癌假阴性率达46%。

（1）X线表现

① 不对称致密影：部分浸润性小叶癌呈浸润性生长而不形成肿块，造成局部高密度区，双乳对比下呈现为不对称致密区，常表现为中心密度较高，向四周逐渐变淡，无明确界限。

② 结构扭曲：可为浸润性小叶癌早期或仅有的表现之一，多由导管扭曲、变形所致，较浸润性导管癌的结构扭曲不典型，往往不显示或仅部分显示放射状收缩，或仅为局部结构排列较乱，病变隐匿，需仔细观察方能发现。相较于乳腺癌的肿块和钙化征象，结构扭曲是乳腺癌中较少见的一种征象，但它却是浸润性小叶癌的一个常见征象，需引起注意。

③ 微小钙化：某些病例钙化可为其唯一的阳性发现，钙化多呈圆形、多形性、微小点状或细小线状，较密集。

④ 肿块：浸润性小叶癌X线检查上表现为肿块的并不多见，肿块多数呈星芒状带毛刺，少数呈圆形。

（2）超声表现　乳腺浸润性小叶癌超声可表现为边缘模糊、无明确边界的低回声区，或可见有毛刺的低回声结节，无明显包膜，内部回声不均，可伴有后方回声衰减，血流较浸润性乳腺癌少。

（3）MRI表现　MRI动态增强扫描是乳腺浸润性小叶癌有效的检查方法，较传统影像提供更多的信息，在确定病变范围上明显优于X线检查，通常MRI检查显示病变范围大于X线摄影和临床触诊。MRI扫描乳腺浸润性小叶癌多表现为形态不规则、有毛刺的肿块，与浸润性导管癌比较，T_2WI信号较低，增强扫描强化多不明显。

（二）病例解析

1. 病例1——左侧乳腺浸润性小叶癌伴小叶上皮内瘤变

（1）病史摘要　女，58岁，双乳肿块1个月余，挤压左乳头见清亮溢液，右乳头无溢液。

（2）影像资料（图 6-51）

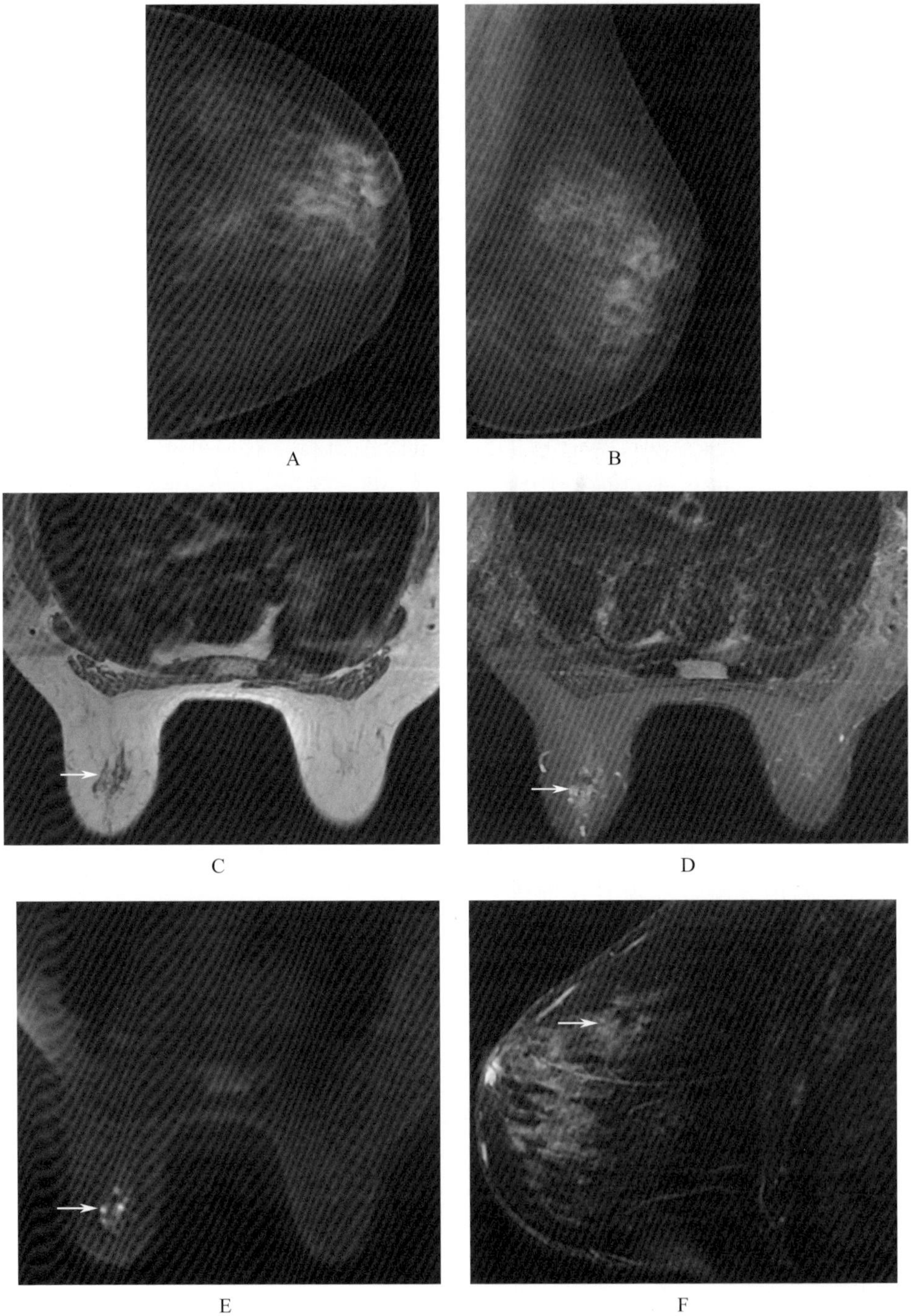

A　B　C　D　E　F

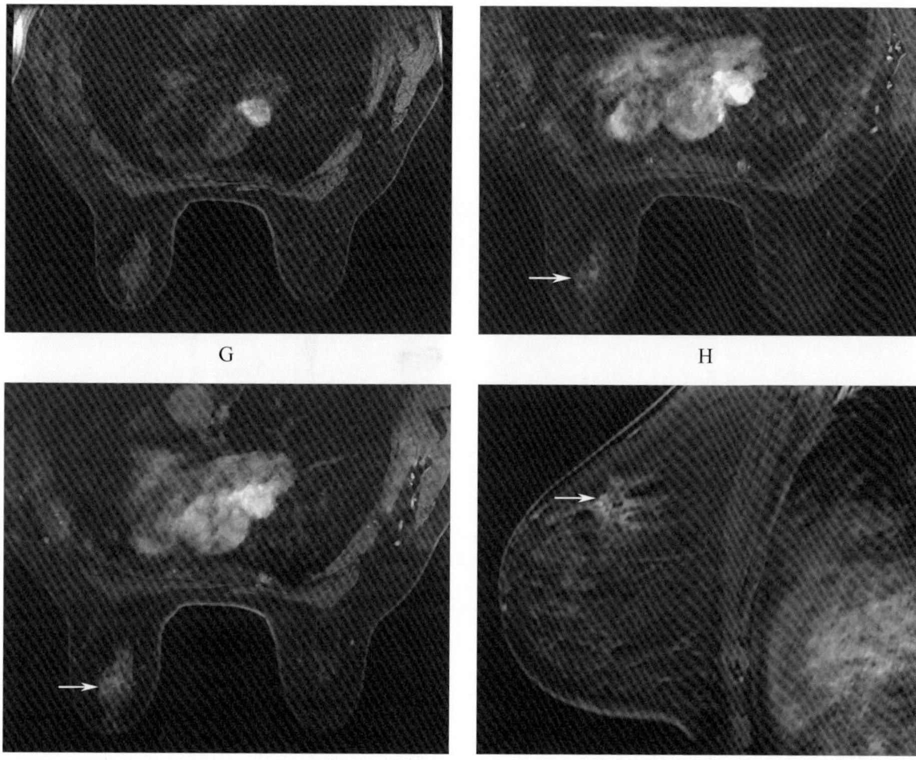

图 6-51　乳腺浸润性小叶癌伴小叶上皮内瘤变的 X 线摄影、超声和 MRI 图像

A. 左乳 X 线摄影 CC 位；B. 左乳 X 线摄影 MLO 位；C. T_1WI 轴位；D. STIR 轴位；E. DWI 轴位；F. STIR 矢状位；G. T_1WI 增强扫描蒙片；H. T_1WI 增强扫描早期；I. T_1WI 增强扫描晚期；J. T_1WI 增强扫描延迟期矢状位

（3）影像征象分析

① X 线摄影：左侧乳腺上象限局部结构紊乱。

② MRI 检查：左侧乳腺乳头后方上象限见局灶分布的异常信号，T_1WI 呈低信号，STIR 及 DWI 序列呈略高信号，信号不均，边界不清；增强扫描病变呈不均质明显强化，边缘见毛刺。

2. 病例 2——左侧乳腺浸润性小叶癌伴小叶上皮内瘤变 2 ～ 3 级

（1）病史摘要　女，58 岁，查体发现左腋下淋巴结肿大。

（2）影像资料（图 6-52）

（3）影像征象分析

① X 线摄影：双侧乳腺实质内未见明显异常密度影。左侧腋窝区见明显肿大淋巴结（病理提示为转移的乳腺源性癌）。

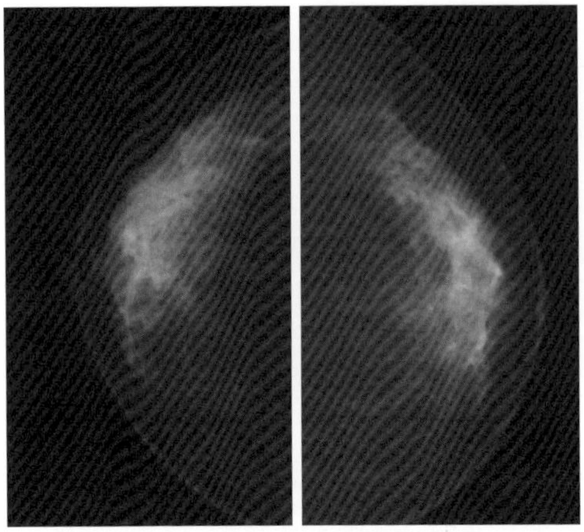

A

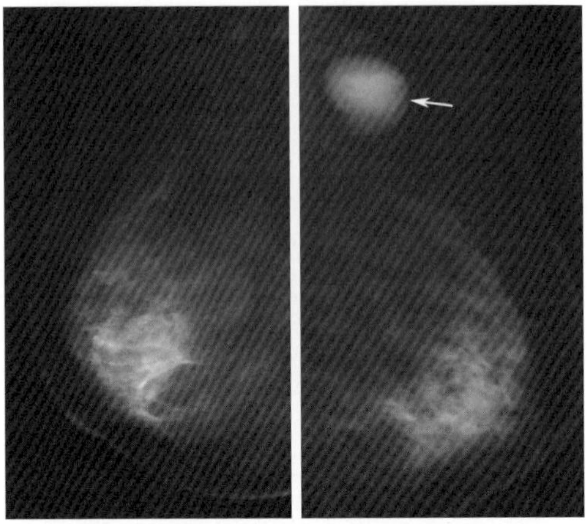

B

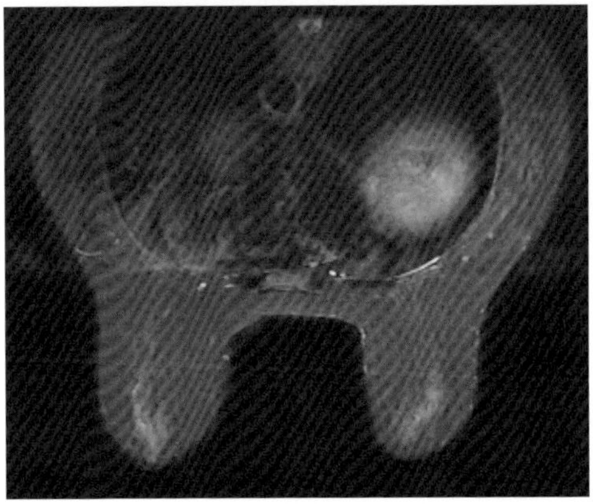

C

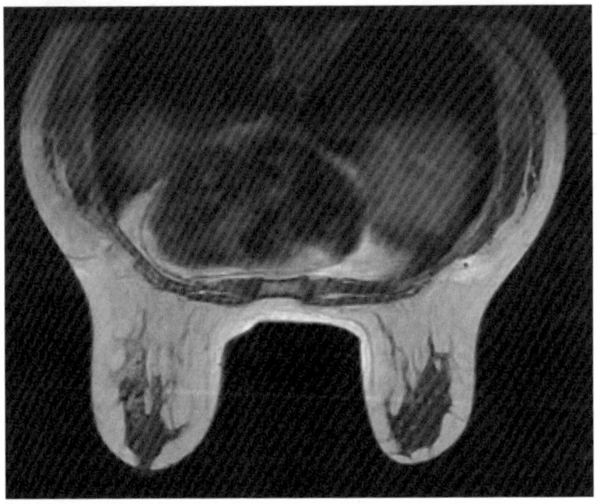

D

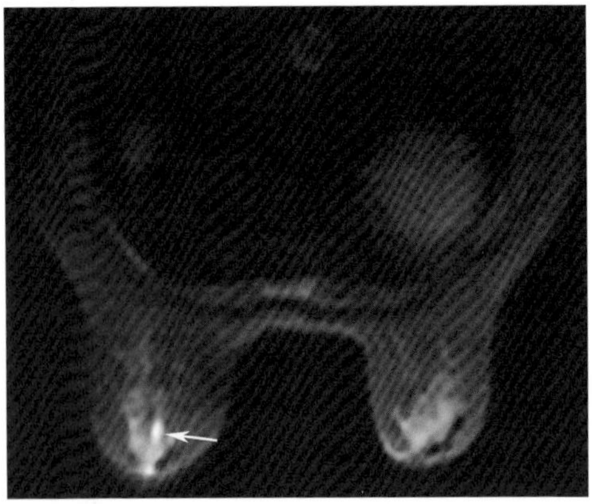

E

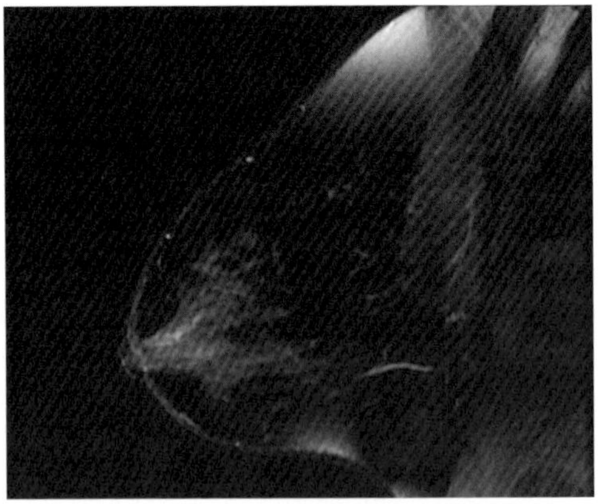

F

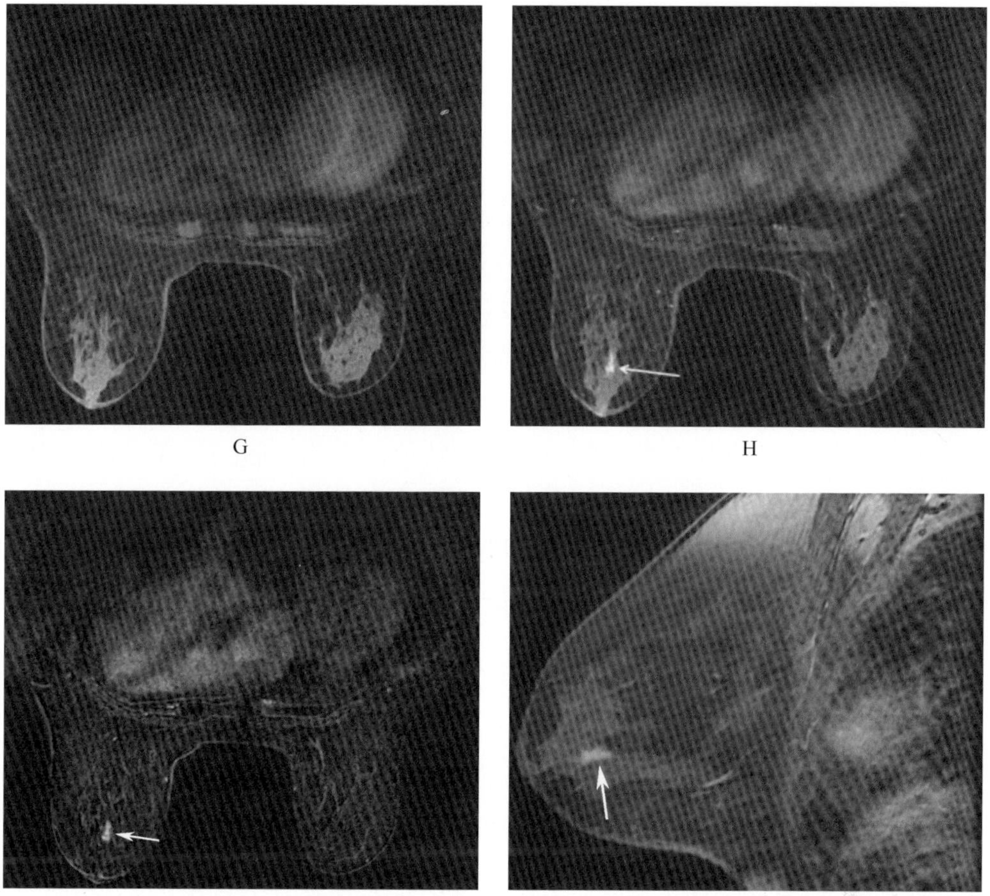

G　H　I　J

图 6-52　乳腺浸润性小叶癌伴小叶上皮内瘤变 2 ～ 3 级的 X 线摄影、超声和 MRI 图像

A. 双乳 X 线摄影 CC 位；B. 双乳 X 线摄影 MLO 位；C. STIR 轴位；D.T_1WI 轴位；E. DWI 轴位；F. STIR- 矢状位；G. T_1WI 增强扫描蒙片；H. T_1WI 增强扫描轴位；I. MIP ；J. T_1WI 增强扫描矢状位

② MRI 检查：左侧乳腺乳头后方见短线样异常信号，T_1WI 及 STIR 呈等信号，DWI 序列呈高信号，边缘不光滑，增强扫描早期病变呈明显强化，延迟扫描信号强度略有减低，MIP 图像示左乳病变呈明显高信号。

（4）主要鉴别诊断

① 浸润性导管癌：二者影像表现相似，通常需要病理确诊。

② 纤维腺瘤：浸润性小叶癌特殊的生长方式，T_2WI 信号较低，强化较浸润性导管癌低，易误诊为良性病变。

六、乳腺髓样癌

（一）诊断要点

1. 一般特点

（1）概述　乳腺髓样癌（medullary carcinoma，MC）是一种由低分化瘤细胞组成的边界清楚的乳腺癌。WHO 新分类将伴有大量淋巴细胞浸润的乳腺髓样癌称为髓样癌，又称为典型髓样癌。髓样癌的特点为癌的主质多而间质少，瘤细胞呈大片状分布，无腺管结构形成、缺乏间质、有明显淋巴浆细胞浸润。

典型髓样癌应包含 5 个经典的组织学特征：合体细胞结构在肿瘤组织中所占比例大于 75%；全部肿瘤组织中均不具有腺管或小叶结构；含有大量或中等量的间质内淋巴细胞浸润；癌细胞呈圆形，胞浆丰富，核分裂象多见，核异型明显或中等程度；具有完整的肿瘤组织学边界，癌巢周边见被推挤的纤维结缔组织。

非典型髓样癌：肿瘤具有显著的合体细胞特征和其他 2 项或 3 项标准时，诊断为非典型髓样癌。

（2）流行病学　乳腺髓样癌比较少见，仅占全部乳腺癌的 1% ～ 7%，好发年龄为 40 ～ 59 岁，较一般乳腺癌发病年龄要低。

（3）临床表现　早期症状不明显，多以触及乳腺肿块就诊，触诊肿块边界清楚，质软，个别患者伴有乳头溢液或乳腺疼痛。一般认为乳腺髓样癌比常见的浸润性导管癌预后好，不典型者与浸润性导管癌预后相似。

2. 影像学表现

（1）X 线表现　髓样癌在 X 线检查多表现为圆形、卵圆形或分叶状肿块，边界清楚，尤其是较小肿块，可有假包膜形成，易误诊为良性肿瘤如纤维腺瘤。少部分肿块边缘模糊，呈浸润状或细小分叶状，毛刺较少见。

① 肿块密度一般较高，与其病理上细胞成分较多而间质成分较少有关；较小肿块密度均匀，较大肿块瘤灶内可出现出血、坏死。

② 钙化在髓样癌中较少见，多位于肿块内，表现为散在、浅淡的小钙化灶，不具特征性。

③ 大肿块可推挤周围乳腺小梁移位及表面皮肤隆起，但无皮肤侵犯，少数可造成皮肤增厚和粘连固着。

（2）超声表现　超声表现为边界清楚、形态规则的均质低回声肿块，也可呈大分叶状，无包膜，后方有回声增强或无改变；肿块内部可见囊性成分，罕见钙化；彩色多普勒超声显示肿块内具有较丰富的血流信号。

（3）MRI 表现　MRI 平扫 T_1WI 呈等或低信号，T_2WI 呈等或稍高信号，无明显低信号分隔，肿块边界较清楚，DWI 可呈明显高信号，ADC 值减低，内部信号比较均匀。动态增强扫描髓样癌多表现为分叶状、边缘光滑的肿块，毛刺少见，早期呈均匀或不均匀强化，延迟期可见环形强化，时间 - 信号强度曲线呈流出型或平台型。

（二）病例解析

1. 病例 1——乳腺髓样癌

（1）病史摘要　女，40 岁，体检发现左侧乳腺结节。

（2）影像资料（图 6-53）

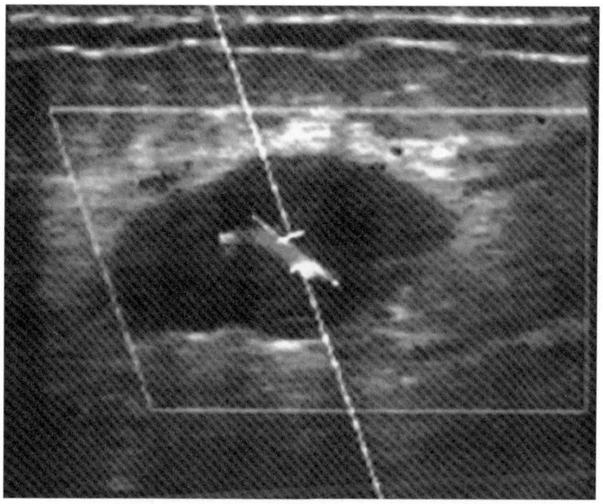

图 6-53　乳腺髓样癌的超声图像

（3）影像征象分析　超声显示左侧乳腺见边界清晰、形态不规则低回声肿块，彩色多普勒超声示肿块内见丰富血流信号。

2. 病例 2——乳腺髓样癌

（1）病史摘要　女，48 岁，偶然发现右乳肿块，无疼痛，无乳头溢液。

（2）影像资料（图 6-54）

（3）影像征象分析　X 线摄影显示右侧乳腺上象限见分叶状高密度肿块（箭头所示），局部边界欠清晰，肿块内见细小钙化。

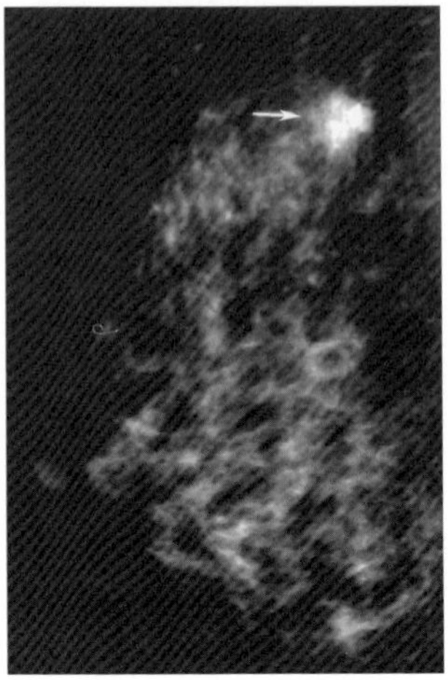

图 6-54　右侧乳腺髓样癌 X 线摄影 MLO 位

3. 病例 3——乳腺髓样癌

（1）病史摘要　女，56 岁，发现右乳肿物月余。

（2）影像资料（图 6-55）

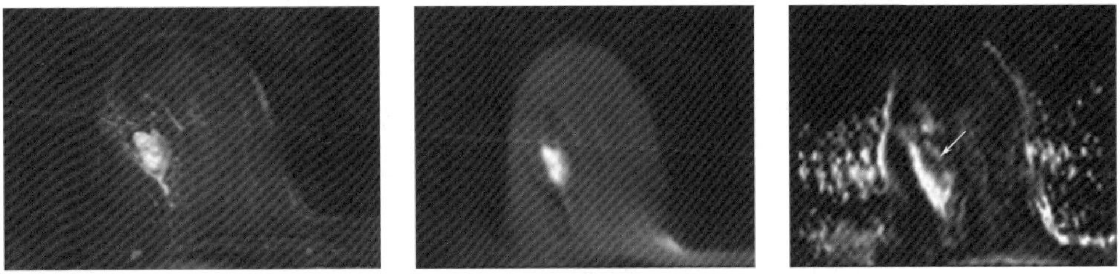

A　　B　　C

图 6-55　乳腺髓样癌 MRI 图像

A. 右乳 T_1WI 增强扫描轴位；B. 右乳 DWI 轴位；C. 右乳 ADC 轴位

（3）影像征象分析　MRI 增强扫描显示右侧乳腺外上象限见边界较清晰肿块，呈明显不均质强化，DWI 呈高信号，ADC 局部可见信号减低（箭头所示处）。

（三）主要鉴别诊断

① 纤维腺瘤：髓样癌好发于年轻患者，病理上肿块有清晰边界，易误诊为良性肿瘤。二者均可表现为圆形、卵圆形肿块，边界清楚，但仔细观察其影像学特征，髓样癌由于无包膜及大量淋巴细胞的浸润，仍可见浸润、小分叶的恶性征象，而纤维腺瘤有一层纤维包膜，其边缘呈典型良性特征。另外，

肿块密度二者有所不同，与周围等量正常腺体比较，髓样癌多呈高密度，而纤维腺瘤则等密度更为常见。

② 浸润性导管癌：最常见，X 线检查表现为肿块、肿块伴钙化、结构扭曲或单独钙化，肿块形态不规则、毛刺多见，钙化多为细小多形性或细线分支状钙化，成簇或沿导管分布。

③ 浸润性小叶癌：X 线检查假阴性较高，最常见征象为结构扭曲或有毛刺的肿块。

④ 乳腺黏液癌：发病年龄较高，多见于绝经后妇女。髓样癌在年轻患者中有较高比例。

七、乳腺黏液癌

（一）诊断要点

1. 一般特点

（1）概述　乳腺黏液癌又称胶样癌、黏液腺癌等，是一种少见的浸润性乳腺癌，以在肉眼可见的大量细胞外黏液中漂浮簇状增生的细胞为特征，组成细胞簇的细胞较小且较一致。肿瘤外形不规则，无真正包膜，边界清楚。

肿瘤可分为单纯型和混合型两种。单纯型黏液癌全部由黏液癌成分组成，然后根据细胞的多少再分为多细胞和少细胞两种亚型。若肿瘤成分中存在另一种癌成分时，则为混合型黏液癌，另一种癌成分多为非特殊型浸润性导管癌。

（2）流行病学　乳腺黏液癌占全部乳腺癌的 1% ～ 7%，平均发病年龄高于非特殊型浸润性导管癌，多发生于绝经后妇女。肿瘤的预后与组织学类型相关，单纯型预后较好，较少转移至腋下淋巴结，而混合型预后与非特殊型浸润性导管癌相仿。有人认为黏液的产生和量的多少在预后中起重要作用，黏液量越多，术后复发和腋窝淋巴结转移越少，10 年生存率越高。

（3）临床表现　临床上常见于绝经后妇女，乳腺肿块是最主要的临床表现，与一般乳腺癌相比病程较长，肿瘤生长缓慢且体积较大，多为膨胀性生长，触诊边界多清晰，质偏软。

2. 影像学表现

（1）X 线表现

① 常见 X 线表现为不伴钙化的肿块，形态以圆形、卵圆形、分叶状多

见，边界清楚，近似良性肿瘤，肿块密度较淡，若瘤内有出血时密度可增高。

② 黏液癌作为浸润性癌的一种，用放大摄影或加压点片，常可显示出其浸润性生长方式的特性，表现为形态不规则，部分边缘模糊不清、毛糙，少数边缘可见毛刺。

③ 钙化比较少见，镜下钙化多位于黏液间质中，颗粒粗大，形态不规则，X 线上多表现为肿块内部或周围粗大不均质钙化，少数呈现为多形性微小钙化。

④ 肿瘤附近的乳腺小梁可有扭曲、牵拉及变形，亦可出现如皮肤增厚、血供增加等恶性征象。

（2）超声表现　黏液癌表现为边界清楚的均质低回声或等回声肿块，部分表现为囊实性混杂回声，少数表现为肿块内部回声增强呈磨玻璃样改变；因其内含较多黏蛋白成分，肿块后方回声可有增强；彩色多普勒超声显示部分肿块内血流信号丰富。混合型黏液癌可呈现出典型浸润性导管癌的声像特征。

（3）MRI 表现　在平扫 T_2WI 及 DWI 上具有一定的特征性表现，T_2WI 呈明显高信号，DWI 亦呈明显高信号，而 ADC 值不减低，且稍高于正常腺体 ADC 值，提示该病变在 DWI 的高信号主要为 T_2 穿透效应所致。这些表现与黏液癌本身的特殊病理组织成分有关，黏液本身并不含细胞细分，却富含自由水，因此 ADC 值较高。而混合型黏液癌则根据浸润性导管癌成分的多少和分布的不同可呈现为不典型表现，有时类似于浸润性导管癌。

MRI 动态增强扫描典型表现为渐进性强化，呈由外周向中心的向心性强化，早期为环形强化，亦可为不均匀强化。典型的时间 - 信号强度曲线为流入型或平台型，流出型曲线提则示混合型黏液癌可能。

（二）病例解析

1. 病例 1——乳腺黏液癌

（1）病史摘要　女，41 岁，发现右乳肿物 20 余天。

（2）影像资料（图 6-56）

（3）影像征象分析

① X 线摄影：右侧乳腺内下象限肿物，局部边界不清，密度不均匀。

② 超声：右乳低回声肿块，其内回声不均，肿块周边见血流信号。

③ MRI：右乳见分叶状肿物，T_2WI 呈明显高信号，其内见低信号分隔，DWI 呈明显高信号，ADC 值约 $2.53\times10^{-3}mm^2/s$，未见明显减低，增强扫描呈渐进性强化。

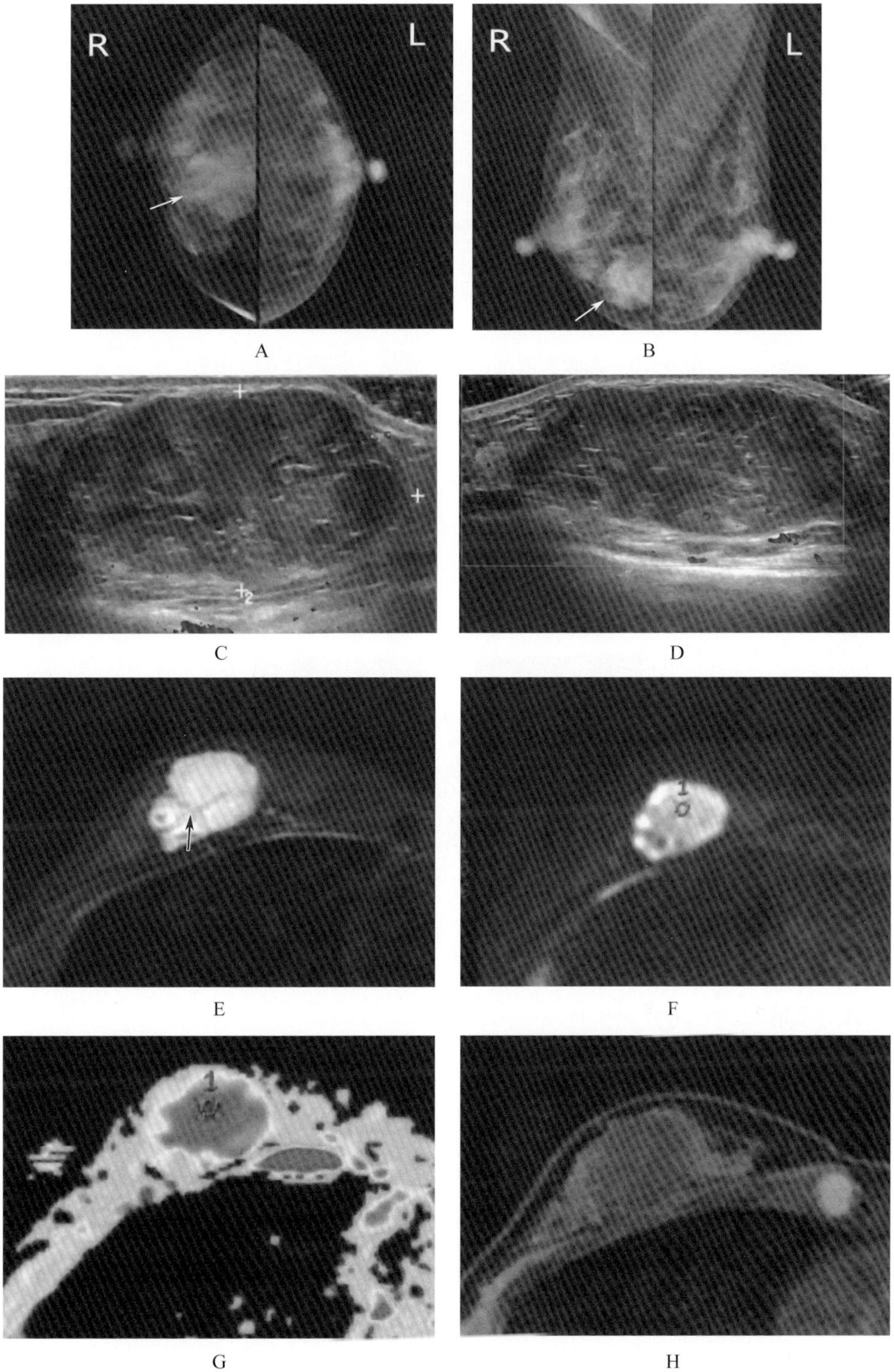

图 6-56

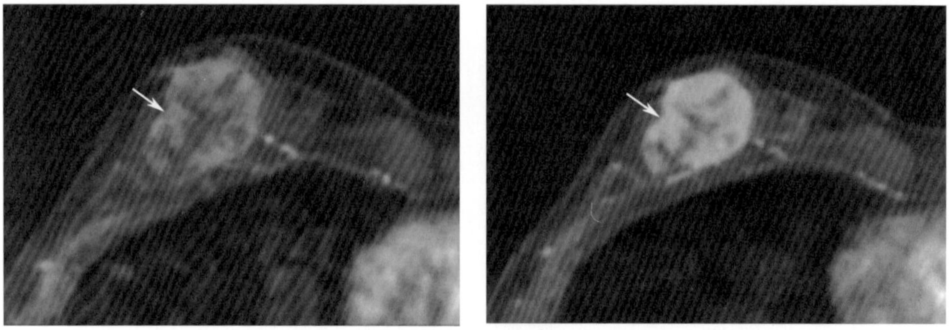

I　　　　　　　　　　　　　　　　J

图 6-56　乳腺黏液癌的 X 线摄影、超声及 MRI 图像

A. 双乳 X 线摄影 CC 位；B. 双乳 X 线摄影 MLO 位；C、D. 右乳超声；E. FS-T_2WI 轴位；F. DWI 轴位；G. ADC 图轴位；H. T_1WI 增强扫描蒙片；I. T_1WI 增强扫描早期；J.T_1WI 增强扫描晚期

2. 病例 2——乳腺黏液癌

（1）病史摘要　女，55 岁，发现左乳肿块 10 天，无疼痛，无发热，乳头无异常分泌物。

（2）影像资料（图 6-57）

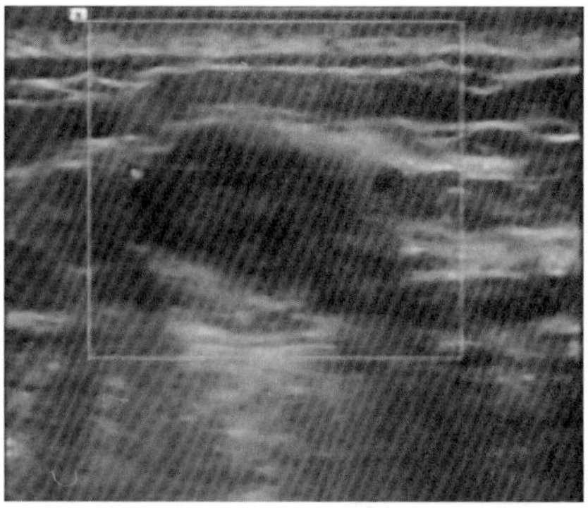

A

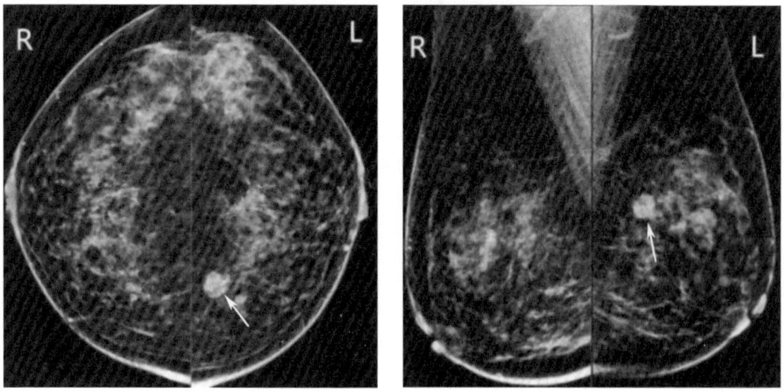

B　　　　　　　　　　　　　　　　C

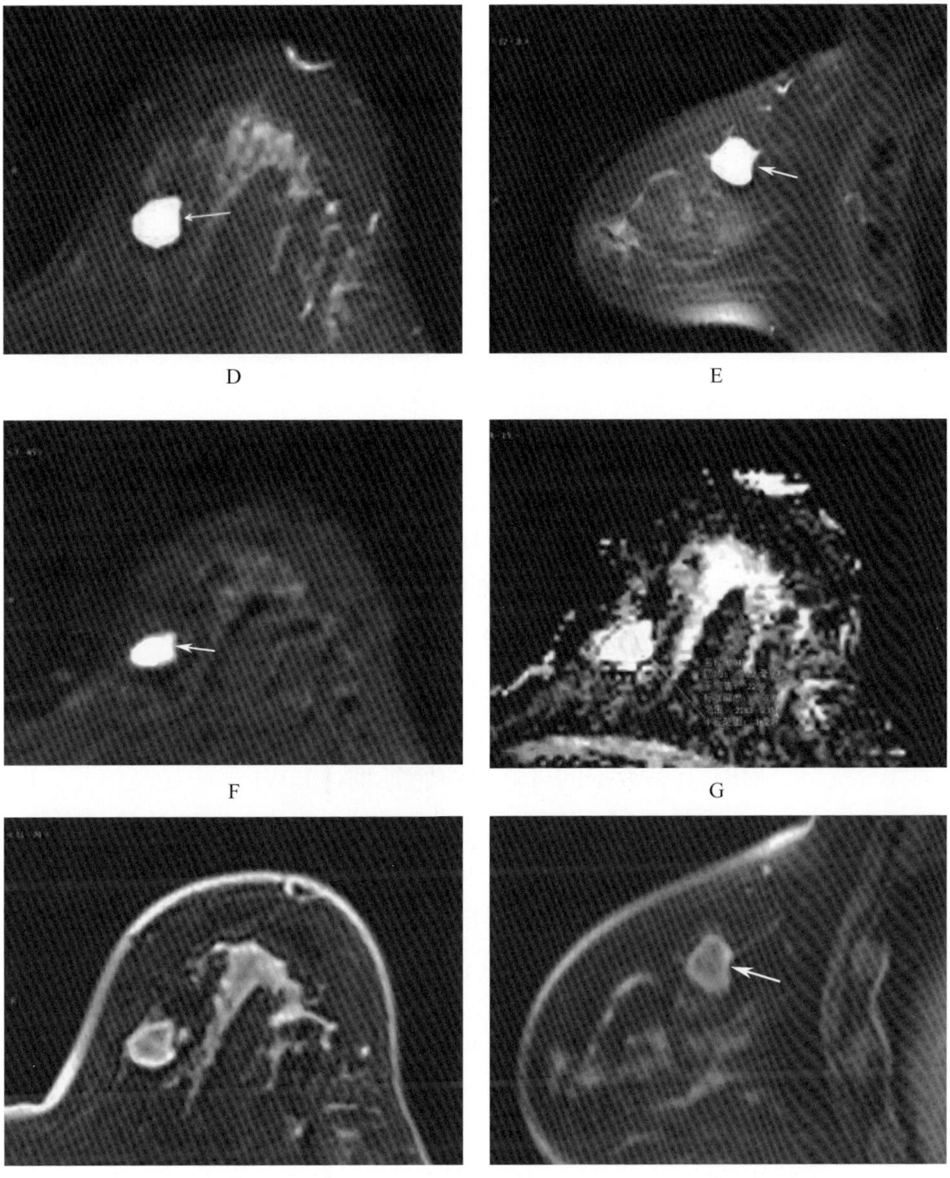

图 6-57 乳腺黏液癌的 X 线摄影、超声及 MRI 图像

A. 左乳超声；B. 双乳 X 线摄影 CC 位；C. 双乳 X 线摄影 MLO 位；D. 左乳 FS-T_2WI 轴位；E. 左乳 T_2WI 矢状位；F. 左乳 DWI 轴位；G. 左乳 ADC；H. 左乳 T_1WI 增强扫描轴位；I. 左乳 T_1WI 增强扫描矢状位

（3）影像征象分析

① 超声：左侧乳腺 10 点钟方向腺体边缘见低回声肿块，形态欠规则，边缘浅分叶，后方回声无改变。

② X 线摄影：左侧乳腺内上象限见卵圆形高密度肿块，边界较清晰，边缘见浅分叶，局部见短毛刺。右侧乳腺实质内未见明显异常密度影。

③ MRI：左侧乳腺内上象限见异常信号肿块，T_2WI 呈明显高信号，边界较清晰，边缘见浅分叶，DWI 呈高信号，ADC 图信号未见明显减低，增强扫描病变呈轻度环形强化。

（三）主要鉴别诊断

① 纤维腺瘤：黏液癌病理上多呈边界清晰的肿块，易误诊为良性肿瘤，如纤维腺瘤。二者均可表现为边缘清晰的无钙化肿块，若发现微小分叶或浸润状边缘则提示恶性肿瘤特征。MRI 上二者均可表现为圆形、卵圆形或分叶状肿块，如纤维腺瘤的水及细胞成分含量较多，在 T_2WI 信号强度较高，与黏液癌相似，但部分纤维腺瘤内可出现特征性的 T_2WI 低信号分隔，而黏液癌少见此征象；动态增强扫描纤维腺瘤多表现为由中心向外周扩散的离心样强化，而黏液癌多表现为由周围向中心扩散的向心性强化。

② 乳腺浸润性导管癌：最常见，X 线检查表现为肿块、肿块伴钙化、结构扭曲或单独钙化，肿块形态不规则，边缘毛刺多见，钙化多为细小多形性或细线分支状。MRI 上黏液癌的表现具有特征性，T_2WI 呈明显高信号，DWI 呈明显高信号，ADC 值不低；而浸润性导管癌表现为 T_2WI 等信号或高信号，DWI 多呈高信号，ADC 值减低。

③ 叶状肿瘤：X 线均可表现为圆形、卵圆形或分叶状肿物，边缘清楚；MRI 上 T_2WI 可呈高信号，动态增强扫描黏液癌时间 - 信号强度曲线多呈平台型，而叶状肿瘤多呈流出型。

八、乳腺导管内乳头状癌

（一）诊断要点

1. 一般特点

（1）概述　乳腺导管内乳头状癌或囊内乳头状癌，为非浸润性乳头状癌，是导管内癌的一个变异型。导管内乳头状癌病变局限于导管内，可向分支导管蔓延，但无间质浸润；囊内乳头状癌局限于囊性扩张的导管内，为孤立性中央型病变。

（2）流行病学　本病少见，约占所有乳腺癌的 1%，且好发于绝经后老年妇女，发病年龄 56 ～ 87 岁，中位年龄 65 岁。与乳头状瘤相比，病变相对较大，平均 2cm。病变多数为单发，但也可累及数支导管或一支导管内多发癌灶。少数病例由导管内乳头状瘤恶变而来，但多数报道认为，中、小导管内的多发性乳头状瘤病易转化为乳头状癌。

（3）病理表现　组织病理学表现包括：纤维性扩张的导管或囊壁，内衬单层上皮细胞；具有纤细的纤维血管性乳头轴心；乳头被覆柱状上皮细胞，缺乏肌上皮细胞，细胞核呈柱状或卵圆形不等，并与乳头轴心垂直排列；无大汗腺化生；间质缺如；邻近乳腺组织无增生性改变，无导管多囊性扩张。

（4）临床表现　临床常表现为质韧、可推动的中央区肿块，一般病史较长，可伴或不伴有乳头清亮或血性溢液，较少有乳头回缩或皮肤粘连。多数无腋窝淋巴结肿大。

2. 影像学表现

（1）X 线表现

① 单发或多发簇状微小钙化：钙化可发生在扩张的乳腺导管内或单独发生；形态可为线样、分支状、粗糙、点状或多形性。

② 圆形、卵圆形或分叶状肿块：常位于乳腺中心位或其附近，边界清楚或不清楚；乳晕与肿块间可见粗大导管影；因伴有出血或含铁血黄素沉着，密度常较高；可多发，多位于同一象限。

③ 乳腺导管造影：病变导管呈囊状扩张，导管内间不规则充盈缺损，似泡沫状，管壁僵硬；导管突然中断，断端不规则；导管内多发充盈缺损。

（2）超声表现　单发或多发的囊性或囊实性肿块，或囊内肿块、壁结节，瘤体边缘不规则，可呈锯齿或毛刺状，宽基底，后方可见回声增强或无异常回声，瘤体内回声不均，可见细小钙化或出血，彩色多普勒血流成像显示瘤灶血流信号丰富。

（3）MRI 表现　平扫 T_1WI 及 T_2WI 显示囊性信号为主病变，囊壁见实性结节，可伴有囊内出血。增强扫描囊壁、分隔及壁结节呈明显强化。

（二）病例解析

1. 病例——乳腺导管内乳头状癌

（1）病史摘要　女，48 岁，发现右乳肿物半年。

（2）影像资料（图 6-58）

（3）影像征象分析

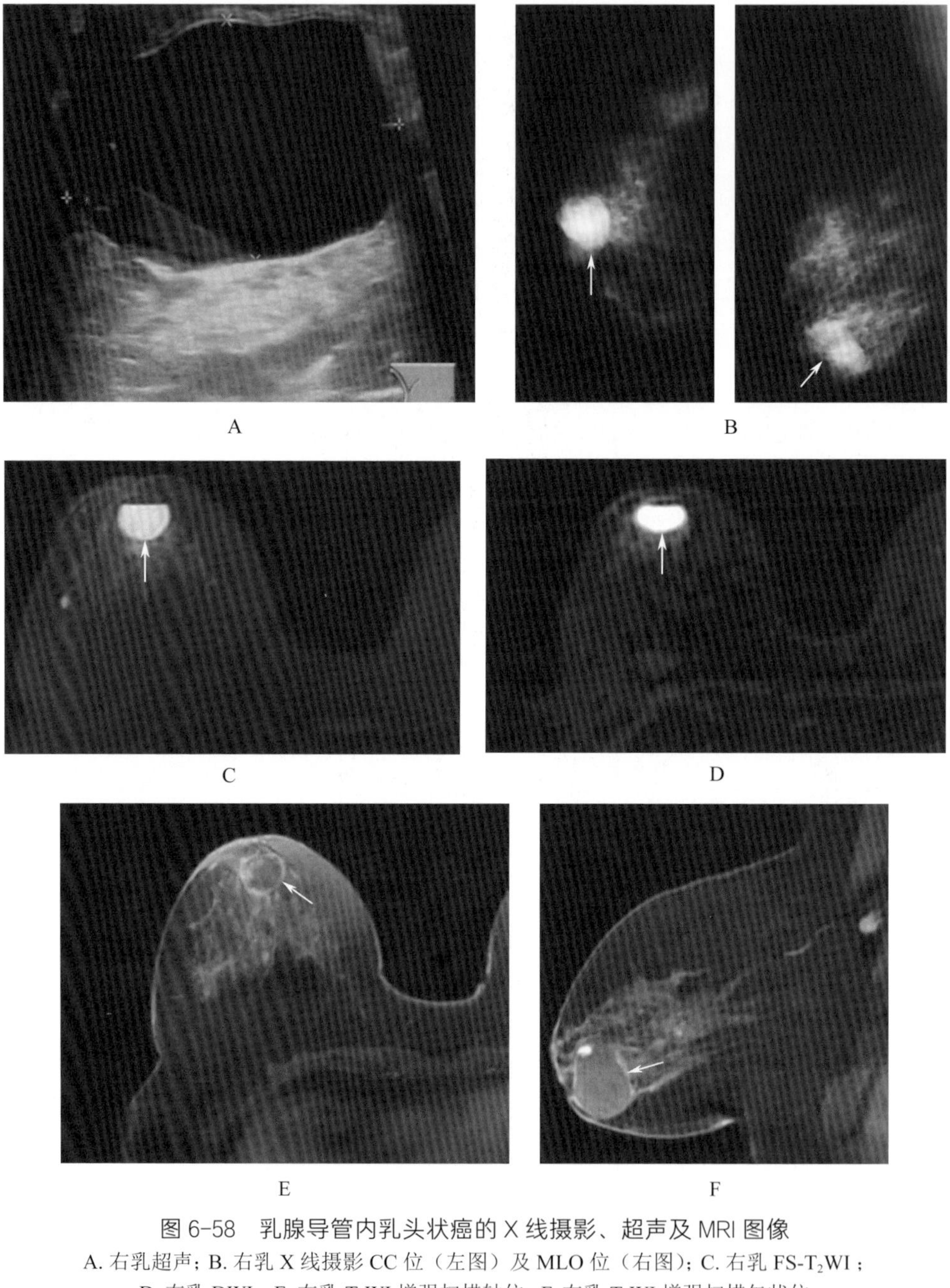

图 6-58　乳腺导管内乳头状癌的 X 线摄影、超声及 MRI 图像

A. 右乳超声；B. 右乳 X 线摄影 CC 位（左图）及 MLO 位（右图）；C. 右乳 FS-T_2WI；D. 右乳 DWI；E. 右乳 T_1WI 增强扫描轴位；F. 右乳 T_1WI 增强扫描矢状位

① X 线摄影：右侧乳晕下肿物，分叶状，边界较清，其内未见钙化。

② 超声：右乳后方囊实性肿物，边界清，囊壁可见不规则实性成分，可探及丰富血流。

③ MRI：右侧乳腺乳晕区囊实性肿物，T_2WI 呈高信号，其内见液 - 液平面，DWI 呈高信号，边界清晰，增强扫描囊壁及囊壁结节可见强化。

（三）主要鉴别诊断

导管内乳头状瘤：亦可有乳头溢液，有时可触及乳晕周围结节，体积常较小，直径不超过 3cm。影像学检查边缘常较光滑，二者临床及影像学表现相似，鉴别诊断常较困难。

九、炎性乳腺癌

（一）诊断要点

1. 一般特点

（1）概述　炎性乳腺癌是一种具有独特临床表现的特殊型乳腺癌，由潜在的浸润性腺癌阻塞淋巴管引起，大多数病例真皮淋巴管内有广泛的癌细胞浸润，形成癌栓。乳腺病变广泛，进展迅速，临床表现与乳腺炎相似。炎性乳腺癌属于临床分类，病理形态无特异性，各种病理类型都可以见到，多数为分化差的单纯癌、硬癌、髓样癌等，常伴有成熟的淋巴细胞和浆细胞样淋巴细胞浸润。目前认为病变皮肤皮下淋巴管有癌细胞浸润是确诊炎性乳腺癌的主要依据。

（2）流行病学　炎性乳腺癌的发病率低，占原发乳腺癌的 1% ～ 6%，发病年龄与非特殊型导管癌及其他乳腺癌类似，约 20% 发生在妊娠或哺乳期。

（3）临床表现　本病起病急，发展迅速，呈急性炎症改变，乳房弥漫性肿大，局部皮肤出现发红、水肿、橘皮样改变，皮温升高、伴疼痛，皮肤增厚、隆起，触诊乳房普遍坚实，部分可触及乳腺内界限不清的肿块。腋下淋巴结常受累。炎性乳腺癌侵袭性高，恶性程度高，预后差。

2. 影像学表现

（1）X 线表现

① 乳腺肿大：患侧乳腺弥漫性肿大，密度增高，结构紊乱。

② 皮肤增厚：以弥漫性皮肤增厚多见，局限性皮肤增厚多表现为向心性，乳晕周围多见；皮下脂肪层浑浊，密度较对侧增高；悬韧带显著增厚，皮下可见细索条状阴影，与皮肤表面呈垂直走行，系癌性淋巴管炎所致。

③ 局灶肿块：由于全乳密度增高，常会掩盖其内可能存在的肿块，如能

显示则常表现为不规则肿块，边缘毛刺或向周围腺体浸润。

④ 钙化：多呈簇状微小钙化，细小的恶性钙化较少见，偶见分支状钙化。

（2）超声表现

① 皮肤增厚：皮肤明显增厚，悬韧带增厚，皮下组织回声增强。

④ 腺体增厚：正常解剖层次消失，可见大片状不规则低回声区，边界不清，呈浸润状改变，内部回声不均。

③ 局灶肿块：有时可检出 X 线不能发现的局灶肿块，表现为不规则低回声肿块，内部回声不均，后方有不同程度声衰减，肿块内血流丰富。

④ 淋巴结肿大：可检出腋窝淋巴结肿大。

（3）MRI 表现

① 皮肤与腺体：由于乳腺皮肤淋巴管及毛细血管扩张，皮下组织水肿及淋巴管内癌组织浸润，MRI 表现为乳腺内结构紊乱，呈弥漫性 T_2WI 较高信号，皮肤弥漫性增厚，皮下脂肪层浑浊。

② 肿块：MRI 动态增强扫描可显示乳腺肿块，表现为肿块样或斑片状不均匀强化，时间 - 信号强度曲线多呈流出型或平台型。

③ 淋巴结转移：MRI 可显示腋窝淋巴结转移，表现为腋窝肿大淋巴结呈 T_1 低信号、T_2 高信号，增强扫描明显强化。

（二）病例解析

1. 病例 1——左侧乳腺炎性乳腺癌

（1）病史摘要　女，49 岁。左侧乳腺红、肿、痛月余，应用抗生素治疗未见明显好转。

（2）影像资料（图 6-59）

（3）影像征象分析　X 线摄影显示左侧乳腺见片状致密影，边界不清，边缘不光滑，左乳皮肤增厚，乳头凹陷。

2. 病例 2——炎性乳腺癌

（1）病史摘要　女，65 岁，左乳腺癌切除术后，右乳疼痛，伴肿块。

（2）影像资料（图 6-60）

（3）影像征象分析　MRI 显示左侧乳腺缺如，右侧乳腺中央区偏外象限见不规则异常信号，T_2WI 呈高低混杂信号，边界不清，DWI 序列呈明显不均匀高信号，增强扫描呈明显不均匀强化，TIC 曲线呈平台型。右乳皮肤增厚，乳头凹陷。

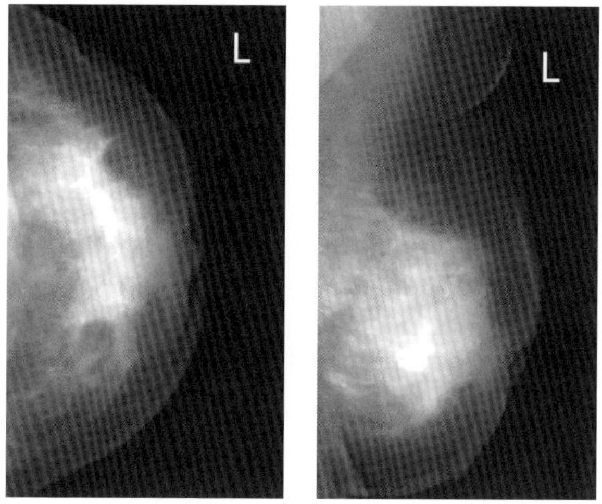

A　　B

图 6-59　炎性乳腺癌的 X 线摄影图像

A. 左乳 X 线摄影 CC 位；B. 左乳 X 线摄影 MLO 位

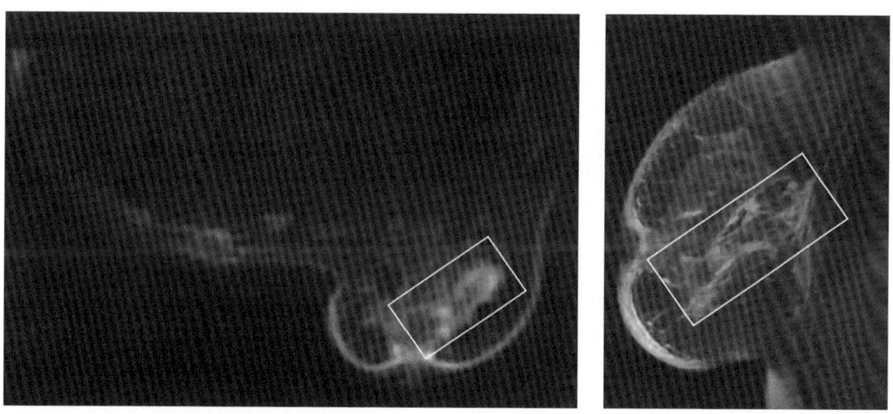

A　　B

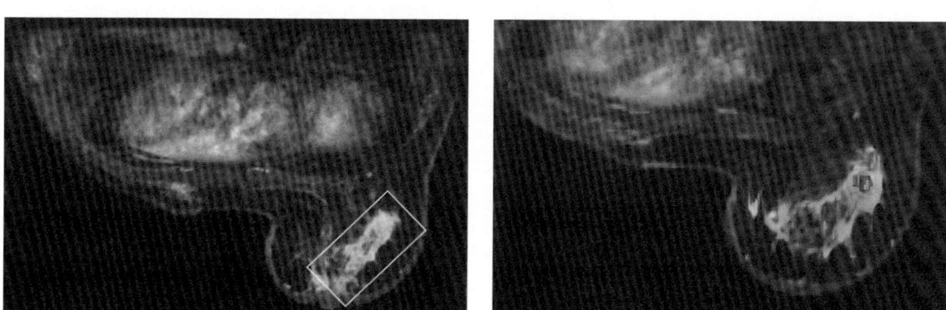

C　　D

图 6-60

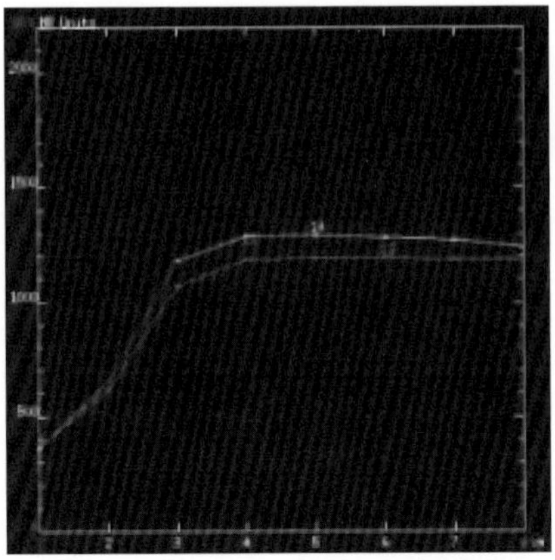

E

图 6-60　炎性乳腺癌的 MRI 图像

A. DWI 轴位；B. 右乳 T_2WI 矢状位；C. T_1WI 增强扫描轴位；D. ROI 的选择；E. TIC

（三）主要鉴别诊断

① 急性乳腺炎：多发生于哺乳期妇女，全身症状明显，乳房疼痛、发热、白细胞计数增高；抗生素治疗 1 ～ 2 周后有效。

② 乳腺淋巴瘤：临床主要表现为单侧或双侧乳腺无痛性肿块，生长迅速，部分病例可表现为乳腺变硬，皮肤受累，伴炎症改变，与炎性乳腺癌相似，确诊依靠病理活检。

十、乳头佩吉特病

（一）诊断要点

1. 一般特点

（1）概述　1874 年 James Paget 首先报道了 15 例乳头乳晕湿疹样改变的患者均伴有同侧乳腺癌，故该特殊类型的乳腺癌称为乳头佩吉特病（乳头 Paget 病），又称为乳头湿疹样癌或癌性湿疹。

（2）流行病学　乳头佩吉特病比较少见，占乳腺癌的 1% ～ 3%，好发于中老年妇女，50 ～ 60 岁为高发年龄段，30 岁以前极其少见。80% 病例伴发乳腺其他部位的肿瘤，伴发的肿瘤不一定发生在乳头乳晕部位，可以为导管原位癌或浸润癌。

（3）病理表现　本病是中心位乳腺癌伴乳头湿疹样改变的综合病症。病理特征为在乳头和乳晕表皮内有散在、成巢或腺样排列的 Paget 细胞，Paget

细胞是确诊本病的唯一根据。

Paget 细胞表现为圆形或椭圆形，体积大，境界清楚。胞浆丰富，细胞核增大，核仁明显，核分裂易见。

（4）临床表现　特征性的临床表现为乳头反复糜烂、潮红、结痂，皮肤增厚、脱屑和瘙痒等症状，酷似湿疹，可伴有乳头溢液或溢血。大部分患者病变由乳头原发，向乳晕发展，严重时整个乳头及乳晕区大片糜烂，甚至乳头消失。乳头佩吉特病的临床表现可分为以下 3 种类型。

① 单纯的乳头乳晕病变，不伴有乳腺内的乳腺癌成分，如果该病变尚未突破基底膜，则属于乳腺原位癌的一种。

② 在乳头乳晕病变的同时存在同侧乳腺内的肿块，该肿块可在乳头乳晕的下方，亦可在远离乳头乳晕的实质内。

③ 少数患者乳腺实质内的肿块为首发表现，不伴有明显的乳头乳晕病变，诊断依赖于术后的病理学检查，乳头部位存在特征性 Paget 细胞。

2. 影像学表现

（1）X 线表现

① 乳头乳晕改变：本病起始表现为乳头乳晕皮肤的水肿，癌细胞的浸润和淋巴管的扩张导致乳头、乳晕区皮肤增厚。随病变进展可合并乳晕后导管增粗或乳晕后形成致密三角，尖端向后，乳头底部内陷，形成漏斗征。

② 乳晕后导管增粗：原发癌灶多发生在乳晕后导管内，沿导管向乳头扩展、蔓延，引起导管扩张，管周纤维组织增生，管壁增厚，管腔内充满癌细胞，形成乳晕后导管增粗，X 线可仅表现为局部结构扭曲。

③ 乳腺肿块：乳腺内癌灶多为导管内癌，发展缓慢，局限于导管内，不形成肿块；癌灶增大或向管外浸润，形成 X 线可见的肿块，典型征象为乳晕后肿块或密度增高区向乳晕浸润，伴明显的纤维组织增生，以索条状或带状和增厚的乳晕在一起。

④ 局限性结构紊乱、不对称性致密影：癌细胞浸润及其周围的结缔组织反应可引起局部密度增高、不均匀、结构紊乱。

⑤ 钙化：乳头佩吉特病易发生钙化，多由癌细胞代谢旺盛或坏死引起。发生在乳头、乳晕内、肿块内、受侵导管内或癌灶周围的乳腺实质内。多表现为沿导管分布的或成簇的细小点状或分支状钙化。

（2）超声表现　乳头乳晕区皮肤增厚，乳头内实质回声不均匀，早期可无明确病变或无局限性肿块。

（3）MRI 表现

① 平扫可见乳头乳晕区皮肤增厚，DWI 序列呈高信号。

② 动态增强扫描乳头乳晕区出现早期强化，敏感性高，可检出临床或乳腺 X 线摄影及超声不能诊断出的乳头佩吉特病。

③ 如合并导管内癌或浸润性导管癌，则 MRI 检查有对应相似表现。

（二）病例解析

1. 病例 1——左乳佩吉特病伴导管内癌

（1）病史摘要　女，36 岁，左乳晕区皮肤增厚、瘙痒 2 个月余。

（2）影像资料（图 6-61）

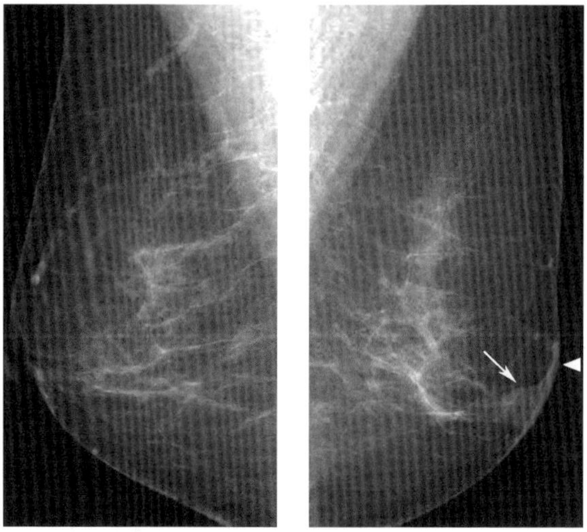

A　　B

图 6-61　左乳佩吉特病伴导管内癌的 X 线摄影图像

A. 右乳 X 线摄影 MLO 位；B. 左乳 X 线摄影 MLO 位

（3）影像征象分析　乳腺 X 线摄影显示左乳头凹陷，乳晕区皮肤增厚（三角箭头指向处），伴乳晕下片状致密影（箭头指向处）。右侧乳腺实质未见明显异常。

2. 病例 2——左乳佩吉特病伴浸润性导管癌

（1）病史摘要　患者，女，45 岁，发现左乳肿块伴乳头瘙痒。

（2）影像资料（图 6-62）

（3）影像征象分析　乳腺 X 线摄影显示左侧乳头密度明显增高，伴左乳外上象限段样分布不对称性致密影，边界不清，密度欠均匀。

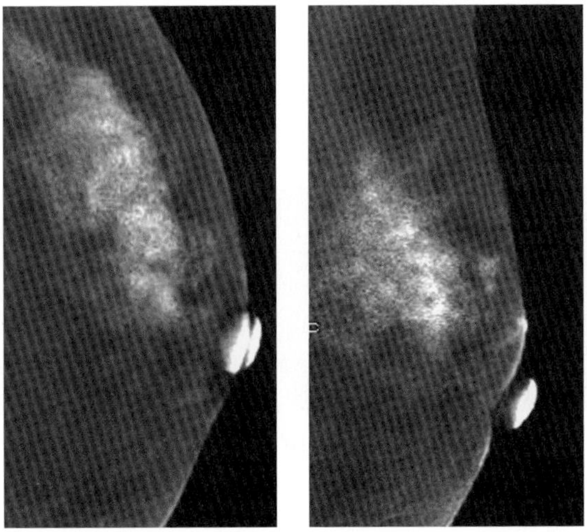

A　　　　　　　　B

图 6-62　左乳佩吉特病伴浸润性导管癌的 X 线摄影图像（一）
A. 左乳 X 线摄影 CC 位；B. 左乳 X 线摄影 MLO 位

3. 病例 3——左乳佩吉特病伴浸润性导管癌

（1）病史摘要　患者，女，67 岁。

（2）影像资料（图 6-63）

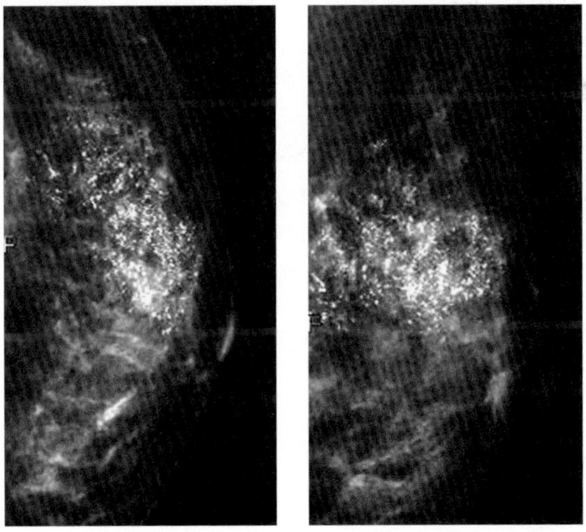

A　　　　　　　　B

图 6-63　左乳佩吉特病伴浸润性导管癌的 X 线摄影图像（二）
A. 左乳 X 线摄影 CC 位；B. 左乳 X 线摄影 MLO 位

（3）影像征象分析　乳腺 X 线摄影显示左乳头凹陷伴左乳外上象限段样分布细小不定形钙化。

4. 病例 4——右乳头佩吉特病伴浸润性导管癌

（1）病史摘要　患者，女，53 岁，右侧乳头湿疹样变伴乳腺内肿块。

（2）影像资料（图 6-64）

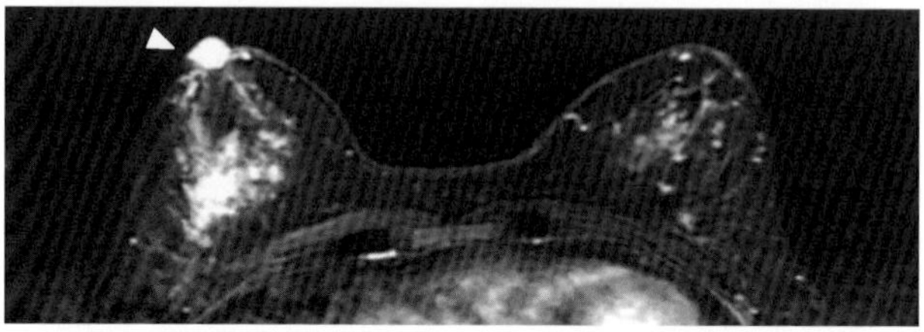

图 6-64　右乳佩吉特病伴浸润性导管癌的 MRI 增强扫描图像

（3）影像征象分析　MRI 增强扫描示右侧乳头呈结节样强化，乳腺内区域分布异常强化灶，边界不清，密度不均。

5. 病例 5——右侧乳头佩吉特病

（1）病史摘要　患者，女，48 岁，右乳头瘙痒月余。

（2）影像资料（图 6-65）

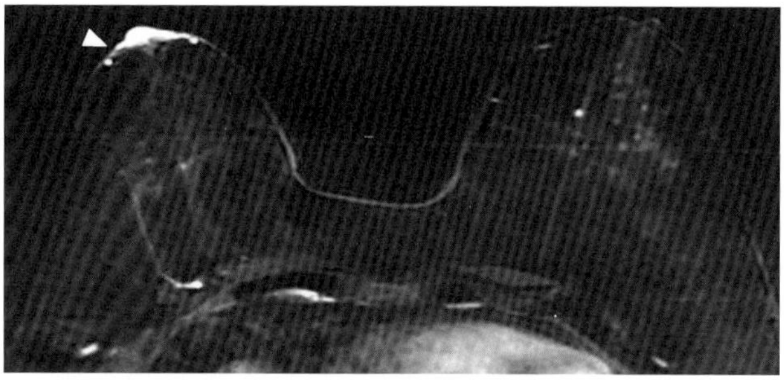

图 6-65　右乳佩吉特病的 MRI 增强扫描图像

（3）影像征象分析　T_1WI 增强扫描示右侧乳头扁平并明显强化，乳晕皮肤增厚伴强化。

（三）主要鉴别诊断

① 湿疹：乳头佩吉特病早期可仅表现为乳头乳晕部位的改变，临床常未能触及乳腺内肿块，与乳腺湿疹容易混淆。湿疹以青年多见，且多为双侧发病，乳头佩吉特病以中老年多见，且多为单侧发病。另外，湿疹皮损较轻，皮质类固醇治疗有效。与乳头佩吉特病早期无法鉴别时可行 X 线或超声检查，或行切片组织活检。

② 乳头部腺瘤：乳头部腺瘤是在乳头导管出现的良性疾病，可出现乳头部皮肤发红、糜烂等，与乳头佩吉特病相似，鉴别困难时可行组织学鉴别。

③ 浸润性导管癌：乳头佩吉特病伴有同侧乳腺浸润性导管癌时，则影像学表现与浸润性导管癌相似。乳头佩吉特病以乳头糜烂结痂为主，而浸润性乳腺癌以乳头凹陷、皮肤粘连为主。

十一、乳腺小管癌

（一）诊断要点

1. 一般特点

（1）概述　乳腺小管癌又称高分化腺癌，是由高分化的小管结构所组成的特殊类型的乳腺癌，且小管由单层上皮细胞组成。

（2）流行病学　单纯的小管癌罕见，在浸润性乳腺癌中占比小于 2%，好发年龄 40 ～ 60 岁，平均年龄 50 岁，高龄和闭经后高发。大多位于单侧乳腺外上象限，双侧少见。

（3）病理特点　大体所见肿块较小，一般直径小于 1cm，与其他非特殊型浸润性乳腺癌难以鉴别，组织学特征为开放性管腔，内衬单层上皮细胞，上皮细胞小且规则，核异型不明显，核分裂少见，缺少肌上皮细胞，间质纤维增生，常将小管结构达 90% 作为诊断标准。

（4）临床表现　临床上小管癌肿瘤体积较小，部分病例可触及乳腺肿块，肿块呈圆或卵圆形，边界大多较清楚，质地较硬，部分病例触诊阴性，仅由影像学检出。肿瘤生长缓慢，淋巴结转移少见，预后较好。治疗以局部手术切除为主，少有复发。

2. 影像学表现

（1）X 线表现　典型 X 线表现为小肿块，长毛刺，边缘多呈星芒状，密度不均，稍高于腺体密度，形态不规整。X 线亦可表现为结构扭曲或局灶性不对称，微小钙化少见。小管癌在影像学上虽无明显特征，与其他非特殊型浸润性导管癌难以鉴别。但如在系列 X 线片回顾比较中，发现一缓慢生长的具有毛刺的小肿块，提示有小管癌可能。

（2）超声表现　超声可显示触诊未及和钼靶 X 线摄影的隐匿性病灶，大多数超声表现为形态不规则，边界不清的低回声团块，可伴有后方声影。

（3）MRI 表现　肿瘤在 T_1WI 呈低信号或等信号，T_2WI 多以等或稍高信号为主，DWI 扩散受限呈高信号，具有典型的浸润性导管癌的强化特点，亦可表现为良性强化方式，时间 - 信号强度曲线呈流出型或平台型。

（二）病例解析

1. 病例 1——乳腺小管癌

（1）病史摘要　患者，女，52 岁，体检发现左乳结节。

（2）影像资料（图 6-66）

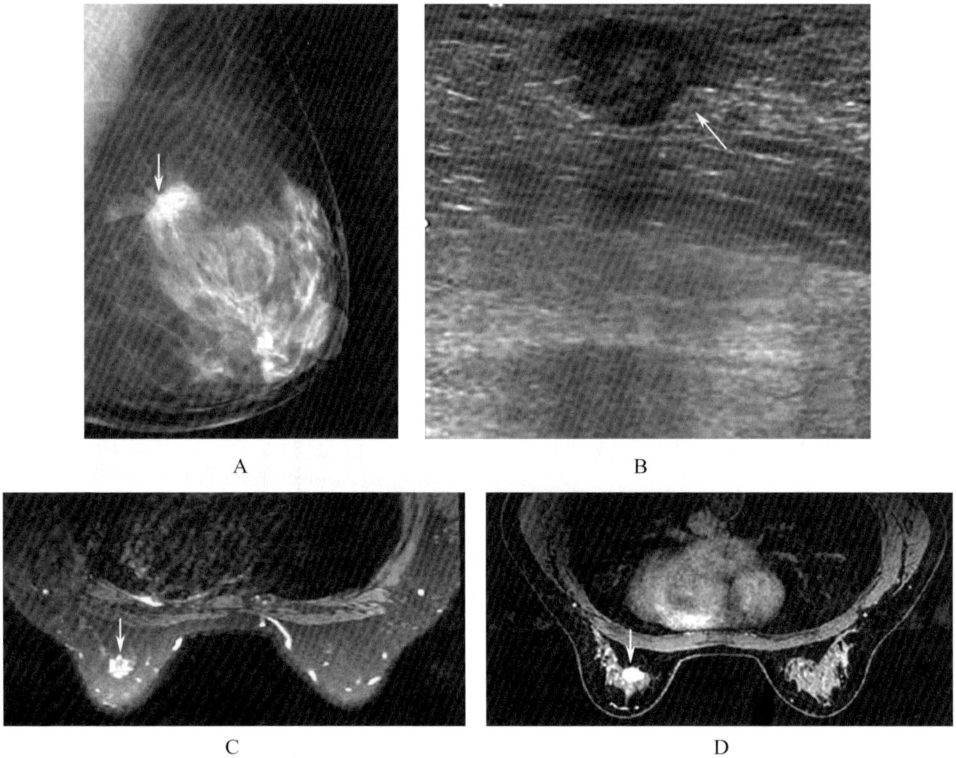

图 6-66　乳腺小管癌的 X 线摄影、超声及 MRI 图像

A. 左乳 X 线摄影 MLO 位；B. 左乳超声；C. FS-T_2WI 轴位；D. T_1WI 增强扫描轴位

（3）影像征象分析

① X 线摄影：左乳外上象限见不规则高密度肿块，边界不清，边缘见多发毛刺，邻近腺体受牵拉。

② 超声：左乳可探及一实性低回声结节，内部回声不均，边缘见分叶。

③ MRI：T_2WI 序列左侧乳腺病变呈略高信号，增强扫描病变呈明显强化，边缘不光滑，可见毛刺。

2. 病例 2——乳腺小管癌伴有筛状癌结构

（1）病史摘要　患者，女，45 岁，发现左乳结节 5 个月。

（2）影像资料（图 6-67）

（3）影像征象分析

① X 线摄影：左侧乳腺乳头后方见高密度肿块，边缘见浅分叶，未见明显钙化。

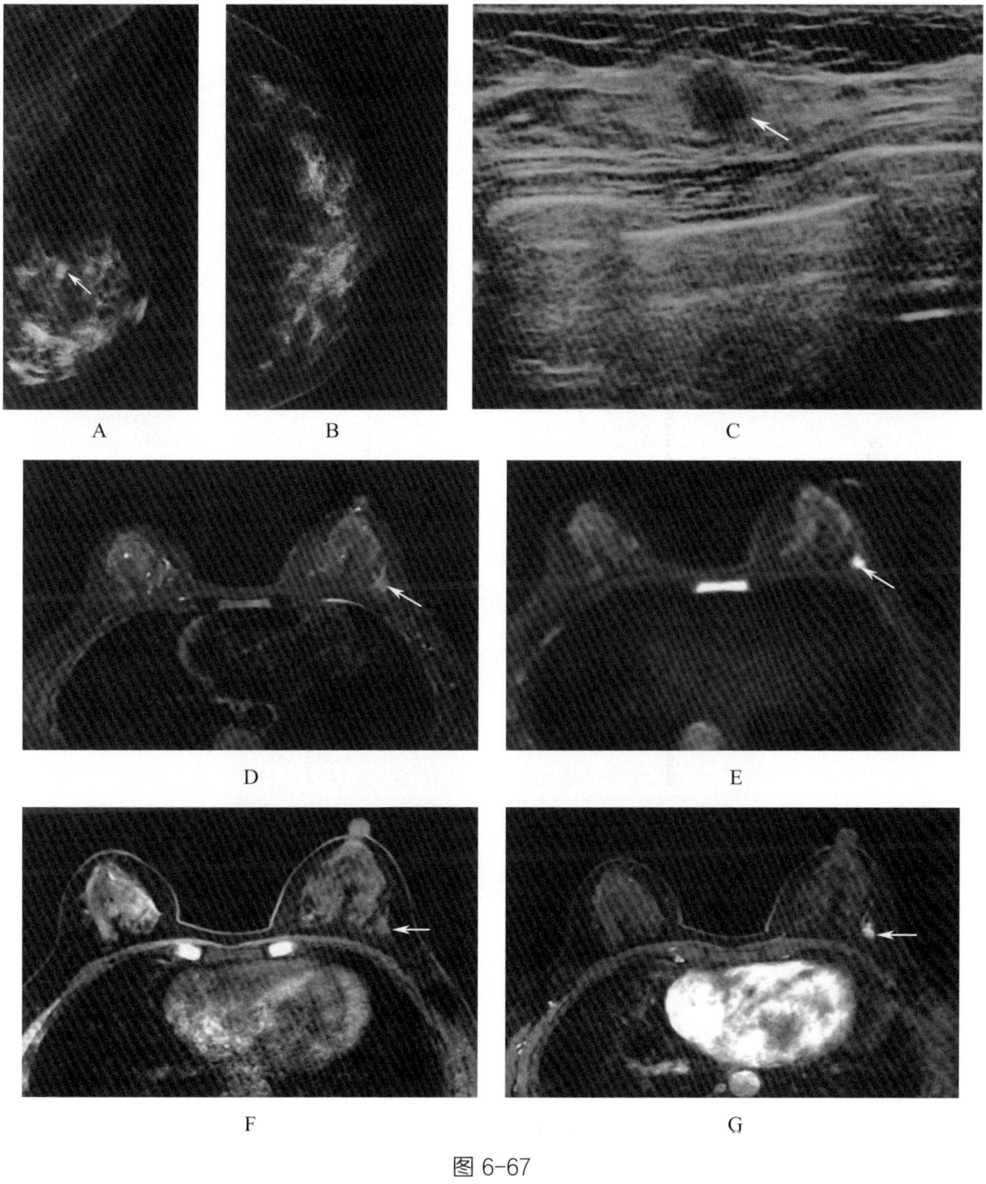

图 6-67

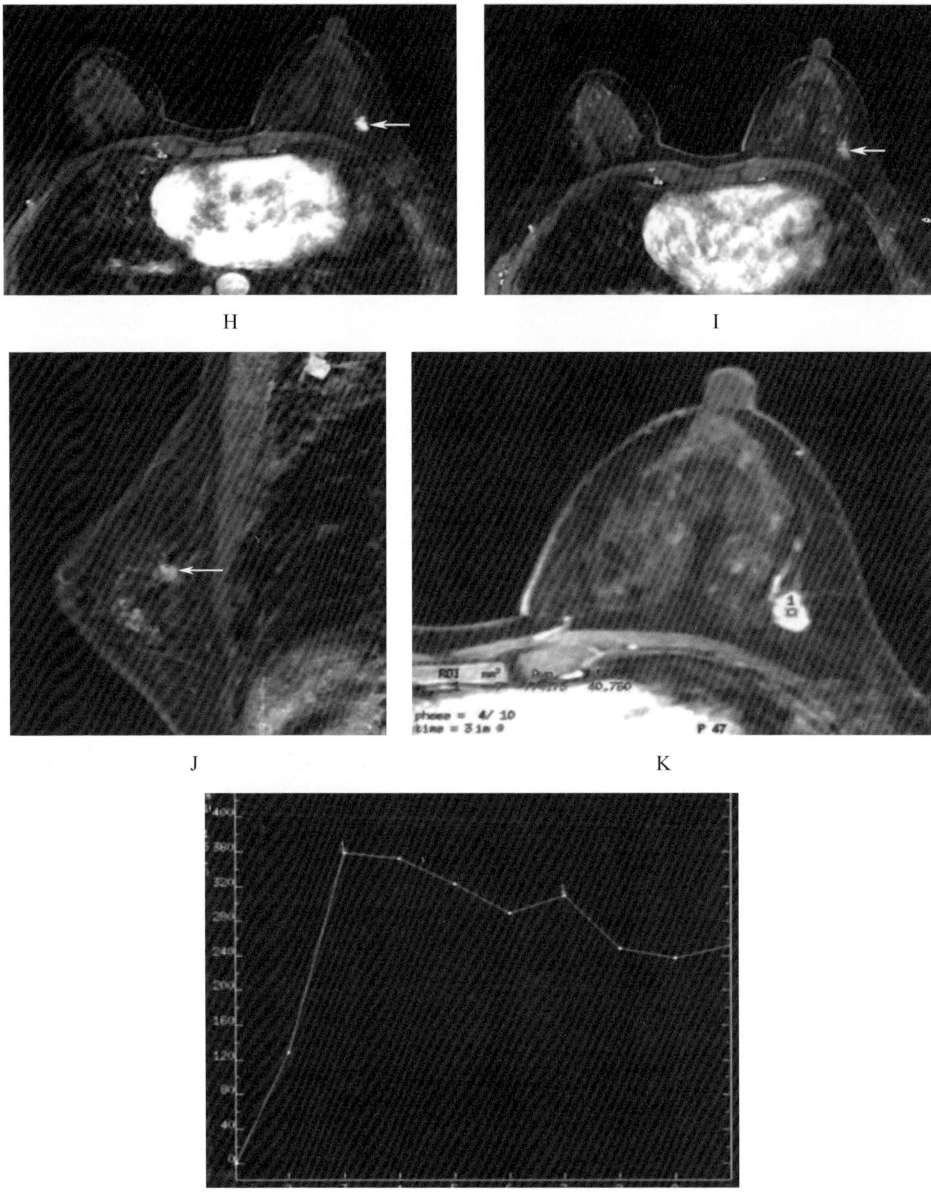

图 6-67　乳腺小管癌伴有筛状癌结构的 X 线摄影、超声及 MRI 图像

A. 左乳 X 线摄影 MLO 位；B. 左乳 X 线摄影 CC 位；C. 左乳超声；D. FS-T_2WI 轴位；E. DWI 轴位；F. T_1WI 增强扫描蒙片；G. T_1WI 增强扫描早期；H. T_1WI 增强扫描中期；I.T_1WI 增强扫描晚期；J. 左乳 T_1WI 增强扫描矢状位；K. ROI 的选择；L. 时间 - 信号强度曲线

② 超声：左侧乳腺腺体层内探及低回声结节，边缘欠清，后方回声稍增强。

③ MRI：左侧乳腺乳头后方外象限见不规则肿块，T_2WI 呈稍高信号，DWI 呈明显高信号，增强扫描早期病变见明显强化，晚期可见强化程度减低，TIC 曲线呈流出型。

（三）主要鉴别诊断

① 硬化性腺病：X 线摄影亦可表现为边界不清的肿物或局部结构不对称，可伴有粗大点状钙化，组织学具有小叶结构轮廓，存在肌上皮细胞及基底膜。

② 放射状瘢痕：X 线摄影可表现为毛刺状肿物，可见中央透光区，长毛刺，或表现为结构扭曲，可依据相关病史鉴别。

十二、乳腺腺样囊性癌

（一）诊断要点

1. 一般特点

（1）概述　乳腺腺样囊性癌是一种具有低度浸润潜能，组织学类型与涎腺相应肿瘤相似的乳腺癌。

（2）流行病学　腺样囊性癌最长发生于涎腺，也可发生于身体器官，如气管支气管、肺、鼻咽、泪腺等，发生在乳腺者极少见，占乳腺癌总数的 0.1% 以下。好发于老年妇女，高峰发病年龄为 50 ～ 64 岁。

（3）病理表现　大体上肿瘤分界清楚，有明显微囊，外观呈粉红色或灰色；组织学形态类似于涎腺，由导管上皮样细胞和基底细胞样肌上皮细胞构成大小不等的癌巢，并浸润在间质中。具有三种基本形式：梁状 - 管状、筛状、实性巢团，其中筛状结构最具有特征性，由多个大小不一的筛样小孔形成。

（4）临床表现　常见临床表现为乳腺孤立的结节，可伴疼痛或触痛，约一半病变位于乳晕下和乳晕周围区域，移动性良好，不侵犯皮肤。为低度恶性肿瘤，多数生长缓慢，预后良好。

2. 影像学表现

（1）X 线表现　早期较小肿瘤表现为边界清楚的肿块，圆形或卵圆形，亦可略呈分叶状，密度均匀，似良性肿瘤，少数较大肿瘤边缘可模糊、浸润状，或形成粗短毛刺。

（2）超声表现　超声可表现为不规则低回声肿块，其内回声不均匀，或呈囊实性改变，边缘模糊、成角或微小分叶，长轴与皮肤平行，彩色多普勒血流成像提示肿块内血流信号极少。

（3）MRI 表现　MRI 表现因病理分型不同而有所差异。筛孔型可表现为边界清楚的肿块，圆形或卵圆形，或呈分叶状，T_1WI 低信号，T_2WI 不均匀高信号，增强扫描较大筛孔型表现为高信号区域范围较大，并内部有低信号分隔，较小筛孔型表现为环形高信号内伴有中心点状更高信号，呈靶环样。小管型肿块 T_1WI、T_2WI 呈等低信号，增强扫描呈由边缘向中心渐进性强化，中心强化时间较晚。时间 - 信号强度曲线无特异性。

（二）病例解析

1. 病例——乳腺腺样囊性癌

（1）病史摘要　患者，女，69 岁，发现右乳肿物 6 个月余。

（2）影像资料（图 6-68）

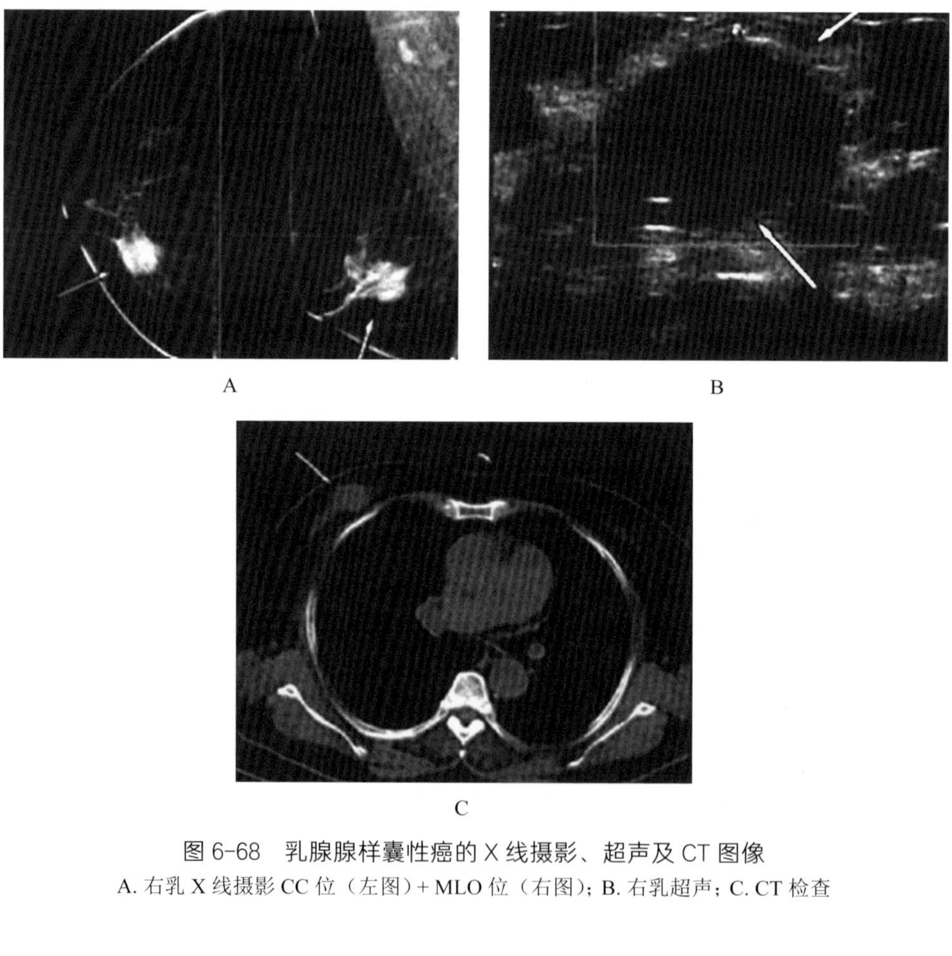

A　B　C

图 6-68　乳腺腺样囊性癌的 X 线摄影、超声及 CT 图像

A. 右乳 X 线摄影 CC 位（左图）+ MLO 位（右图）；B. 右乳超声；C. CT 检查

（3）影像征象分析

① X 线摄影：右侧乳腺内下象限腺体内见不规则高密度肿物影（箭头所示），边缘不规整，可见毛刺，其内未见明显钙化。

② 超声：右乳 1 点钟位腺体层内见低回声肿物，边界欠清，形态不规则，呈分叶状，其内回声不均，后方回声未见明显衰减，内部及周边见少量血流信号。

③ CT 检查；右侧乳腺内下象限见结节影，密度欠均匀，边缘模糊。

（三）主要鉴别诊断

常需与髓样癌、黏液癌、叶状瘤或肉瘤相鉴别。

十三、副乳乳腺癌

（一）诊断要点

1. 一般特点

（1）概述　副乳乳腺癌是指正常乳腺以外发生的异位乳腺癌。副乳房是胚胎发育过程中，外胚叶细胞局部增殖而形成的乳房始基退化不全发育而成的，可发生于腋窝至腹股沟“原始乳腺”上的任何部位，以腋部、前胸部及外阴部多见，偶见于面颊、耳、颈、肩胛区。

（2）流行病学　副乳房的发生率为 1% ～ 6%，女性腋下发生率为 2% ～ 6%，副乳房同正常乳腺一样，也可以发生各种肿瘤，以副乳乳腺癌居多，发生率约为 0.1%。本病多见于腋窝部，单侧或双侧，具有遗传性，亚洲人多见，两性均可发生，女性常见，其病理类型以浸润性腺癌居多。

（3）临床表现　副乳乳腺癌常见的临床表现是在发生副乳房的部位出现体表肿块。由于副乳房肿瘤少见，临床早期诊断较为困难，常造成误诊、误治，发病前副乳房病史对本病诊断有较大价值。副乳房和副乳乳腺癌发生位置表浅，可见突起于皮肤或与皮肤相连，且病史一般较长，可随月经周期出现肿痛和压痛，如近期出现突然增大或表面溃烂，应考虑副乳乳腺癌。

（4）诊断标准

① 临床与组织学必须见到与正常部位无联系的副乳房组织，即不是正常乳腺组织的延续，而是一个独立结构。

② 肿瘤位于副乳房内，与正常乳房无关。

③ 镜下见除乳腺癌组织外，尚可见腺小叶或腺管结构。

④ 正常乳腺无癌或组织学类型不同的癌。

（二）影像学表现

1. X 线表现

受 X 线摄影范围限制，仅部分腋窝区副乳乳腺癌可见显示，与乳腺癌表现类似。

2. 超声表现

首选超声检查。副乳乳腺癌表现为皮下组织内探及形态不规则的低回声团块影，无包膜，内回声不均，可见多发钙化，边缘呈蟹足样，周边及内部见丰富血流信号，可与正常腺体、肿大淋巴结相鉴别。

3. MRI 表现

在 T_1WI 及 T_2WI 上，副乳乳腺癌的信号与附近的乳腺组织相似，形态不规则，可见分叶及毛刺，DWI 表现为高信号，ADC 值减低，动态增强扫描病灶可见强化，时间 - 信号强度曲线为流出型或平台型。

4. CT 表现

CT 上表现为皮下结节状、团块状软组织密度影，侵犯周围组织时病灶边界不清，与淋巴结转移癌、皮肤附件来源肿瘤难以鉴别。

（三）病例解析

1. 病例 1——腋窝区副乳乳腺癌

（1）病史摘要　患者，女，38 岁，左侧腋窝无痛性肿物进行性增大。术后病理示左侧副乳房浸润性导管癌。

（2）影像资料（图 6-69）

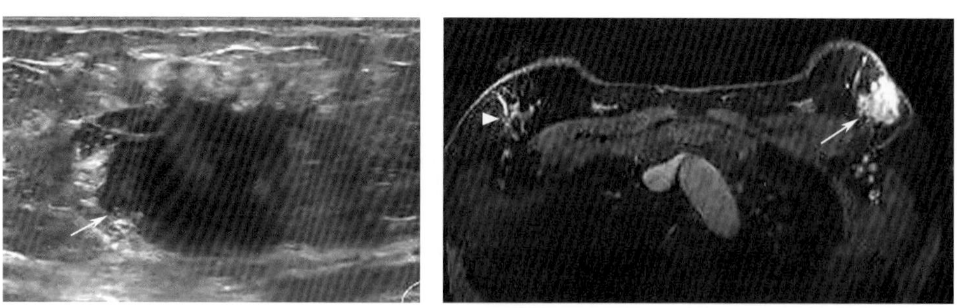

A　　　　B

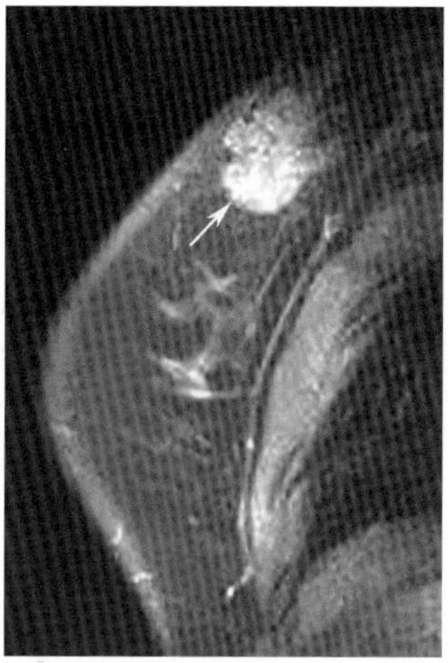

C

图 6-69　腋窝区副乳乳腺癌的超声及 MRI 图像

A. 左侧腋窝区超声；B. MRI 增强扫描轴位；C.MRI 增强扫描矢状位

（3）影像征象分析

① 左侧腋窝区超声：左侧腋窝区见不规则低回声肿块（图 6-69 中 A 箭头所示）。

② MRI 增强扫描：左侧腋窝区见明显不均匀强化肿块（图 6-69 中 B、C 箭头所示），形态不规则，边缘不光滑。右侧腋窝区见副乳房信号（图 6-69 中 B 三角箭头所示）。

2. 病例 2——男性腹股沟区副乳乳腺癌

（1）病史摘要　患者，男，79 岁，左侧腹股沟区包块 9 个月余。左侧腹股沟区皮肤活检，结果示乳腺嵴异位乳腺来源浸润性导管癌，未见明确脉管内癌栓及神经侵犯，肿瘤周围见乳腺腺体。左侧腹股沟区淋巴结活检示转移性腺癌。

（2）影像资料（图 6-70）

（3）影像征象分析　MRI T_1WI 示左侧腹股沟区皮肤增厚，皮下见团块状、结节状软组织信号，与皮肤分界不清。T_2WI 示左侧腹股沟区见肿大淋巴结，盆腔内多发肿大淋巴结。

（四）主要鉴别诊断

① 乳腺癌腋窝淋巴结转移：多有乳腺癌病史，或乳腺内有其他恶性肿瘤，转移癌组织多见于淋巴结内，且无副乳房组织。

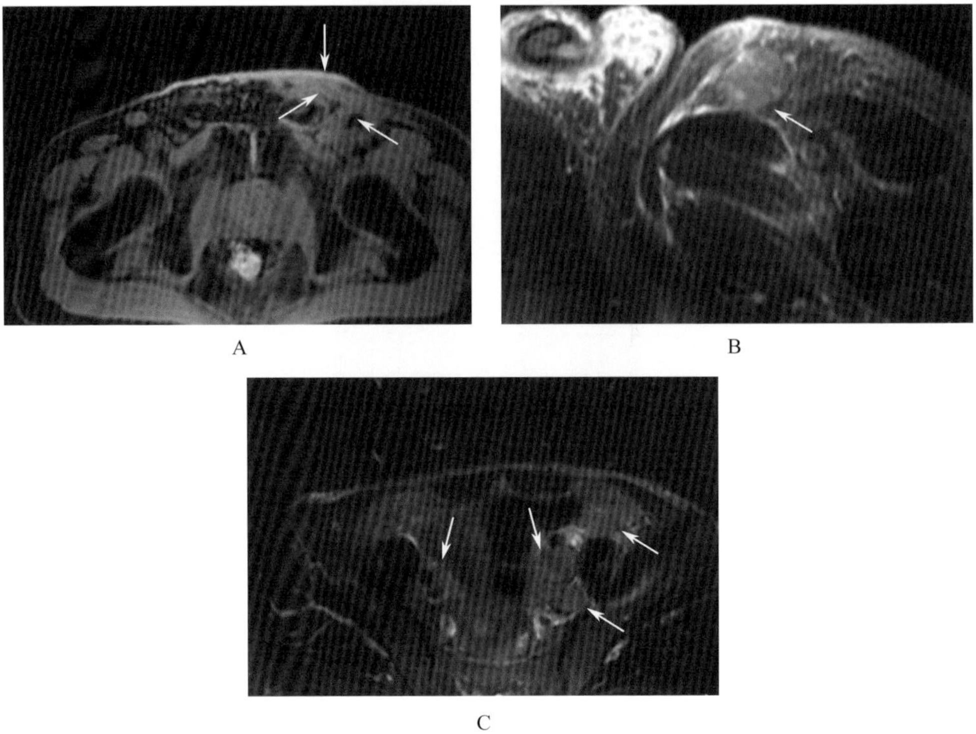

图 6-70 腹股沟区副乳乳腺癌的 MRI 图像

A. T_1WI；B. T_2WI（腹股沟区层面）；C. T_2WI（盆腔层面）

② 同侧乳腺腋尾部癌：乳腺腋尾部癌与正常乳腺相关，是正常乳腺的延续；副乳乳腺癌与正常乳腺组织无关。在癌旁乳腺组织中见到大导管应考虑为副乳乳腺癌，乳腺腋尾部不具有此成分。

十四、乳腺转移瘤

（一）诊断要点

1. 一般特点

（1）主要病因　乳腺转移瘤是指身体其他部位恶性肿瘤转移至乳腺，非乳腺原发病变，不伴导管及小叶原位癌。常见病因为一侧乳腺癌通过淋巴道播散至对侧，另外可见恶性血液系统病变乳腺转移及身体其他部位肿瘤血性转移。

（2）流行病学　罕见，占乳腺恶性肿瘤的 0.5% ～ 2%。

（3）临床表现　经淋巴道扩散，可表现为皮肤增厚、橘皮样改变、皮肤多发结节、腋窝淋巴结肿大；经血行播散，可表现为乳腺实性肿物，常不伴疼痛、可推动；临床有原发恶性肿瘤病史、病变生长较为迅速均对本病诊断有提示作用。

2. 影像学表现

仅发生于乳腺的转移瘤非常少见，常伴有身体其他部位转移。多表现为圆形、类圆形边缘清楚多发或孤立的实性肿物，位置可比较表浅。

（1）X 线表现　多表现为圆形、类圆形实性肿物，边界较清楚，常不伴有钙化及毛刺征，好发于乳腺外上象限，可多发或双侧发病。经淋巴道转移病变，还可伴有皮肤改变，表现为增厚、橘皮样改变或多发结节。淋巴、造血组织的恶性肿瘤常表现为单侧或双侧多发的不规则浸润性肿物。

（2）超声表现　多表现为圆形或类圆形实性肿物，可有分叶，边缘光滑或不规则，内部回声多种多样，也可表现为低回声或几乎无回声，常不伴有后方回声增强。

（3）MRI 表现　平扫 T_1WI 多呈等信号或稍低信号，边缘较光滑，如病变位于乳腺实质内较难发现，如位于脂肪组织内常较明显，易于发现。T_2WI 上病变多表现为边缘光滑的等或略高信号，弥漫性浸润性病变常导致受累乳腺呈较高信号。T_1WI 增强扫描病变常呈显著对比增强，时间 - 信号强度曲线同原发乳腺癌类似，呈平台型或流出型，部分病变可呈环形强化。

（二）病例解析

1. 病例 1——肺癌乳腺转移

（1）病史摘要　患者，女，58 岁，确诊肺腺癌 5 年余。

（2）影像资料（图 6-71）

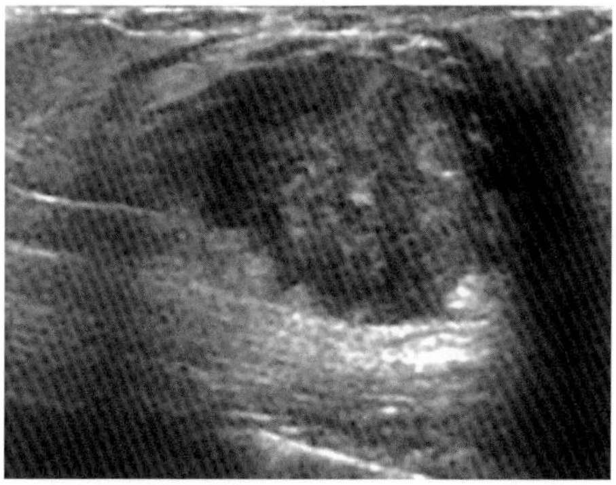

图 6-71　肺癌乳腺转移的超声图像

（3）影像征象分析　超声显示左乳内见低回声肿块，形态不规则，边缘不规整，长轴与皮肤垂直。

2. 病例 2——肺小细胞癌乳腺转移

（1）病史摘要　患者，女，65 岁，临床确诊肺小细胞癌，发现右乳结节。

（2）影像资料（图 6-72）

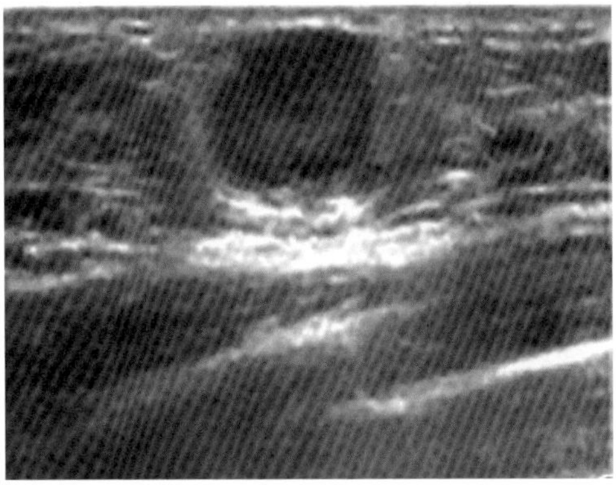

图 6-72　肺小细胞癌乳腺转移的超声图像

（3）影像征象分析　超声显示右乳外下象限见低回声肿块，形态规则，边界清楚。

（三）主要鉴别诊断

常需同髓样癌、黏液癌、乳头状癌或乳腺纤维腺瘤等轮廓较光整者相鉴别。

十五、乳腺肉瘤

乳腺肉瘤是发生于乳腺间叶组织的恶性肿瘤，比较罕见，其发病率在所有乳腺恶性肿瘤中不足 1%，按照其组织学来源进行分类，可分为间叶来源及混合来源两种。间叶来源肿瘤主要有血管肉瘤、横纹肌肉瘤、脂肪肉瘤、平滑肌肉瘤、骨肉瘤、软骨肉瘤等；混合来源肿瘤主要为癌肉瘤。

（一）乳腺血管肉瘤

1. 一般特点

（1）概述　乳腺血管肉瘤定义为由具有内皮细胞形态特征的肿瘤细胞构成的恶性肿瘤，来源于乳腺小叶或其周围毛细血管，包括以前命名为血管性肉瘤、血管网状细胞瘤、淋巴血管肉瘤和化生性血管瘤等的全部肿瘤。

（2）主要病因　病因不明，认为可能与长期慢性淋巴水肿、电离辐射、化学接触、外伤、慢性感染因素、雌激素水平等相关。

（3）流行病学　乳腺血管肉瘤非常少见，占全部乳腺肿瘤的 0.03% ～ 0.04%，但血管肉瘤是乳腺肉瘤中相对常见的类型，约占全部乳腺肉瘤的 8%。好发于 30 ～ 40 岁女性，妊娠、哺乳期妇女及乳腺癌保乳术后患者的发病率高于正常人群，术后放疗并发血管肉瘤的发病时间为放疗后 2 ～ 10 年。

（4）临床表现　临床表现缺乏特异性，最常见的临床症状为短期内迅速增大的乳腺肿块，伴或不伴有疼痛。少数病例无明显肿块，仅表现为弥漫性全乳房肿大或持续性皮下出血。瘤组织表浅处皮肤可呈紫蓝色或红紫色改变，被认为是较为特异性的表现。肿瘤通常较大，大多数肿瘤直径大于 4cm，边界不清，质地较软，活动度好，与皮肤及胸壁无粘连。皮肤凹陷及乳头溢液少见。乳腺血管肉瘤以血行转移为主，常见转移部位为皮肤、肺、骨以及腹部脏器等，较少发生淋巴结转移。

2. 影像学表现

乳腺血管肉瘤影像学表现缺乏特异性。

（1）X 线表现　乳腺内圆形、卵圆形或不规则形肿块，密度不均匀，少见钙化，边缘清晰或模糊；病灶周围腺体组织受压移位，腋前引流血管增粗。

（2）超声表现　乳腺内高回声或低回声区，内回声均匀或不均匀，形态不规则，边界不清晰，内见血流信号或无明显血流信号。

（3）MRI 表现　MRI 检查对确定肿块内血管特性有帮助，平扫 T_1WI 常呈低信号，T_2WI 呈高信号，DWI 序列常呈高信号，边缘不清晰，增强后呈明显不均匀肿块样强化。肿瘤内的囊性含血液区在 T_2WI 上表现为点状或片状低信号区为血管肉瘤特征性表现。

3. 主要鉴别诊断

① 良性肿瘤：某些高分化血管肉瘤，边缘较清晰，需与良性肿瘤鉴别。

② 乳腺癌：与乳腺癌相比，血管肉瘤钙化常相对较粗大，镜下位于异常血管间隙内，而乳腺癌钙化位于导管内和小叶内；血管肉瘤边缘毛刺征比较少见。

（二）乳腺横纹肌肉瘤

1. 一般特点

（1）概述　乳腺横纹肌肉瘤是起源于中胚叶原始干细胞的恶性肿瘤，由分化程度不同的横纹肌细胞构成的肿瘤。

（2）主要病因　可能为乳腺内软组织中的幼稚间叶细胞向横纹肌细胞分化而成，也有观点认为其来自胚胎期残留的中胚层向横纹肌分化的细胞。

（3）流行病学　非常少见，国内外仅有散在的文献报道。

（4）临床表现　缺乏特异性，通常为迅速增大的乳房肿物伴疼痛，界限不清，质地稍硬，易于活动，表面皮肤可有红肿、破溃。血性转移为主，腋窝淋巴结很少受累。

2. 影像学表现

缺乏特异性。X 线可表现为大片状致密阴影或分叶状肿块，边界不清；超声可见乳腺实质内边界不清的低回声肿块。

3. 主要鉴别诊断

与乳腺癌及其他乳腺肉瘤鉴别困难，需依靠病理诊断。

（三）乳腺骨肉瘤

1. 一般特点

（1）概述　乳腺骨肉瘤是一种罕见的软组织间质恶性肿瘤，组织学上与原发性骨肉瘤相似，能产生骨样或软骨基质。原发性乳腺骨肉瘤的诊断应排除骨源性、肿瘤性骨或类骨质的存在并且不含上皮成分。

（2）主要病因　原发性乳腺骨肉瘤发生的确切机制尚不清楚，可能起源于乳腺间质全功能间充质细胞，也可能是乳腺病变发生肿瘤转化的结果。

（3）流行病学　极其罕见，在乳腺恶性肿瘤中所占比例不足 1%，主要发生在年龄 65 岁左右的老年人群。

（4）临床表现　乳腺骨肉瘤通常可表现为可触及的大的、无痛的、可移动的、边界清晰的肿块，通常没有乳头凹陷或乳头溢液，有时也会出现疼痛的固定肿块和皮肤溃疡。

2. 影像学表现

（1）乳腺 X 线摄影　表现为大而致密的肿块，分叶状，边缘清晰，伴有粗大、斑点状钙化灶。

（2）MRI 扫描　病变表现为边界清楚肿块，T_1WI 呈低信号，T_2WI 呈稍高信号，增强扫描呈中度不均匀强化。

3. 主要鉴别诊断

主要应与伴有骨与软骨化生的乳腺癌、伴有良性骨组织化生或含骨肉瘤分化的恶性叶状肿瘤、转移性骨肉瘤等鉴别，影像学鉴别困难，主要依靠病理诊断。

（四）癌肉瘤

1. 一般特点

（1）概述　乳腺癌肉瘤是指乳腺的上皮和间质成分都具有恶性变特征的恶性肿瘤，其可从叶状肿瘤的上皮成分癌变而来，也可从纤维腺瘤的上皮和间质两种成分同时恶变所致，或起源于多方向分化的干细胞，同时向癌和肉瘤两个方向分化的结果。

（2）流行病学　极其罕见，仅占乳腺肿瘤的 0.12% ～ 3%。

（3）临床表现　本病多见于中老年妇女，病程可数周至数年不等。乳腺内肿物一般生长较快，瘤体较大，边界欠清，质地硬，活动度差。文献报道癌肉瘤的两种成分均可转移，癌成分主要转移至区域淋巴结，肉瘤成分多通过血性转移。

2. 影像学表现

关于乳腺癌肉瘤影像学表现的文献报道极少，因为瘤体中既有癌成分又有肉瘤成分，因此其影像学表现可具有上述两种恶性肿瘤的任意一种特点。表现为乳腺癌特征的，X 线可表现为不规则致密影或肿块，其内见多发细小钙化，边缘毛糙；表现为肉瘤特征的，可表现为较大肿块，可呈分叶状，边缘光滑，缺乏毛刺征象。MRI 增强扫描肿瘤呈“快进快出”的恶性征象。

3. 主要鉴别诊断

与乳腺癌及其他乳腺肉瘤鉴别困难，需依靠病理诊断。

（五）病例解析

1. 病例 1——乳腺肉瘤

（1）病史摘要　患者，女，33 岁，哺乳期，右乳腋尾处肿物逐渐增大 10 个月余。病理结果示乳腺间叶来源肿瘤，高级别肉瘤，伴出血、坏死、退变。

（2）影像资料（图 6-73）

（3）影像征象分析

① 超声：右侧腋窝区囊实性肿物，囊性成分无回声，并见不规则分隔，实性成分呈稍高回声。

② MRI：右侧腋窝区肿物，略呈分叶状，T_2WI 呈中高混杂信号，DWI

部分区域呈高信号，增强扫描蒙片肿物上部呈高信号（含出血成分），下部呈等信号，注入对比剂后实性部分呈明显不均匀强化。

2. 病例 2——乳腺骨肉瘤

（1）病史摘要　患者，女，54 岁，患者无意间触及左乳肿物，未见明显增大，无疼痛等症状。

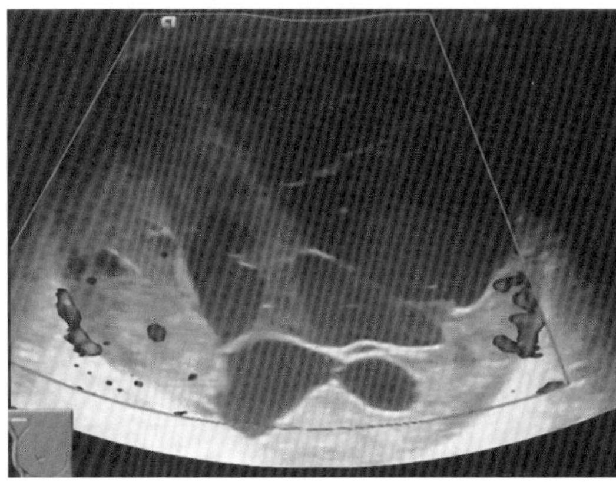

A

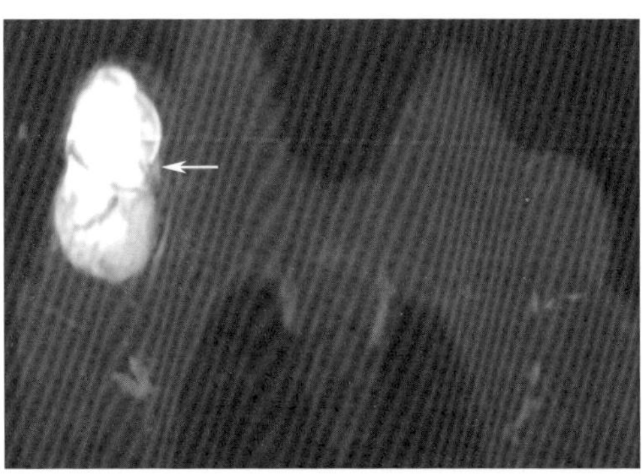

B

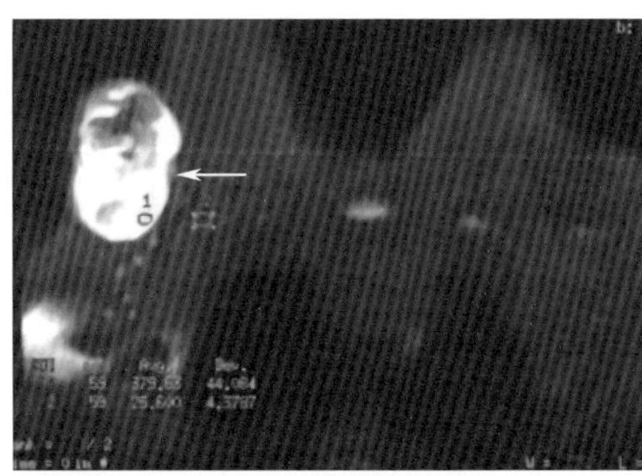

C

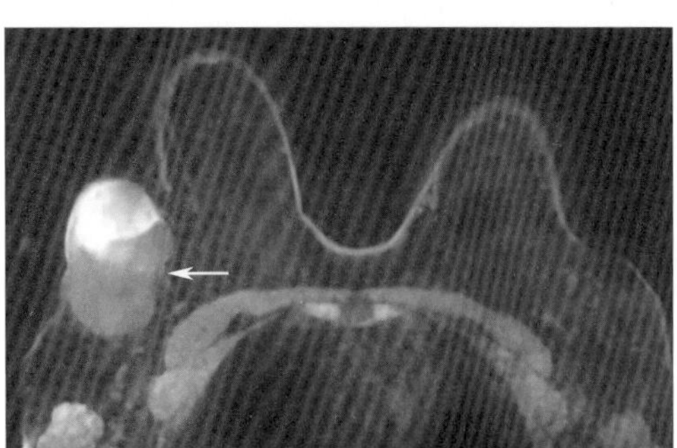

D

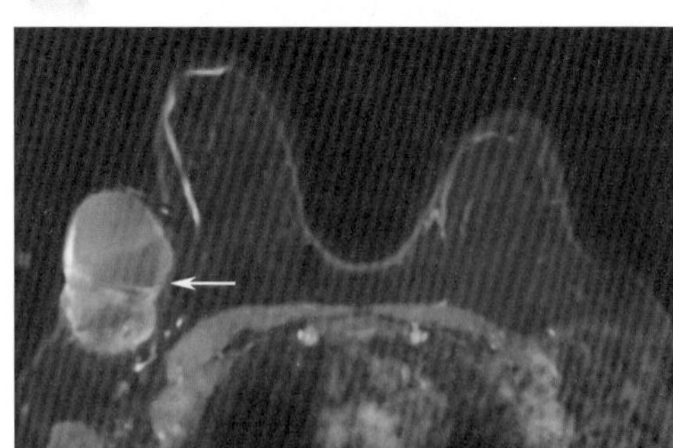

E

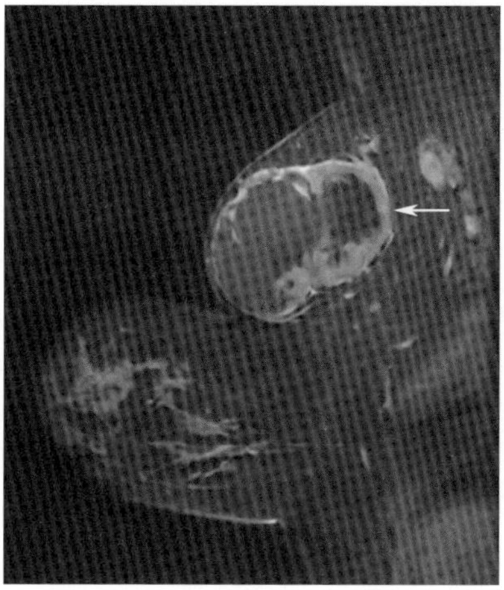

F

图 6-73　乳腺肉瘤的超声及 MRI 图像

A. 右乳超声；B. T_2WI 轴位；C. DWI 轴位；D. T_1WI 增强扫描蒙片；E. T_1WI 增强扫描轴位；F. T_1WI 增强扫描矢状位

（2）影像资料（图 6-74）

（3）影像征象分析

① X 线摄影：左侧乳腺外上象限见不规则肿物影，边界不清，肿物边缘见散在圆点状钙化。

② 超声检查：左侧乳腺上象限内不规则低回声肿块，部分边界欠清，周边可探及丰富血流。

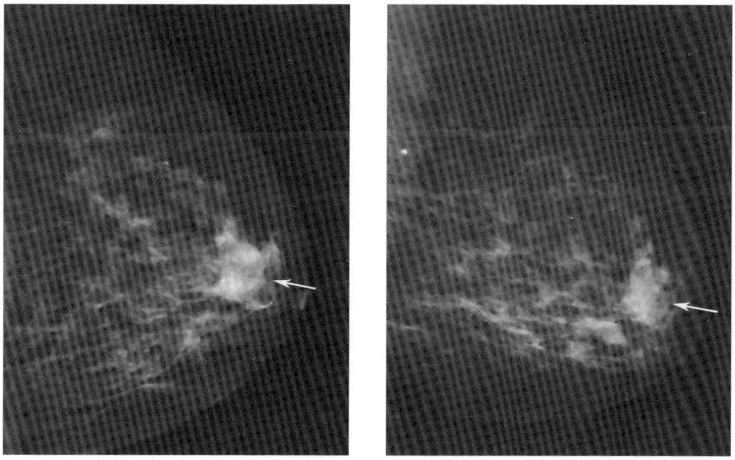

A　　B

图 6-74

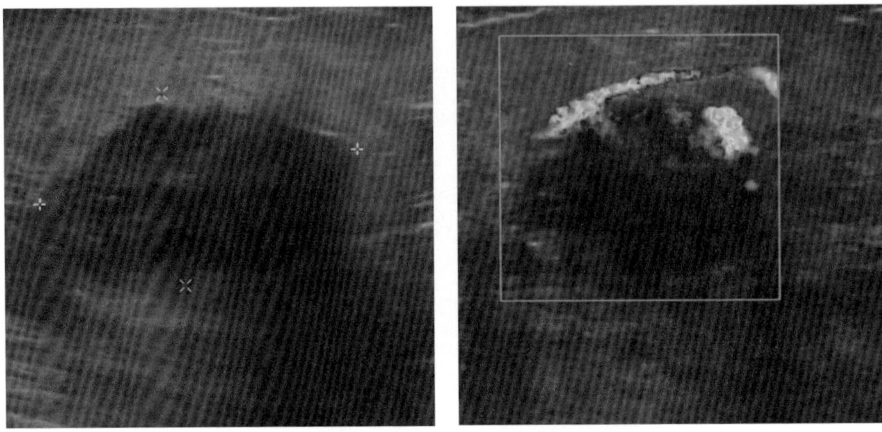

C　　　　　　D

图 6-74　乳腺骨肉瘤的 X 线摄影及超声图像

A. 左乳 X 线摄影 CC 位；B. 左乳 X 线摄影 MLO 位；C. 左乳超声；D. 左乳彩色多普勒

十六、乳腺叶状肿瘤

（一）诊断要点

1. 一般特点

（1）概述　乳腺叶状肿瘤（phyllode tumor of the breast，PTB）是由乳腺纤维结缔组织和上皮组成的纤维上皮性肿瘤。2003 年的 WHO 依据肿瘤的组织学分类原则将其命名为叶状肿瘤，简称叶状瘤。病理特点为肿瘤由纤维、上皮两种成分共同组成。根据间质增生程度，肿瘤细胞密度、形态、异型性、核分裂象、生长方式及周边浸润情况，分为良性、交界性、恶性三类。

（2）主要病因　病因未明。可能与乳腺纤维瘤、雌激素分泌与代谢失调相关。也有学者认为叶状肿瘤是纤维腺瘤的一种特殊类型，或由纤维腺瘤演变而来。

（3）流行病学　乳腺叶状肿瘤发病率占所有乳腺肿瘤的 0.3% ～ 1%，占纤维上皮性肿瘤的 2% ～ 3%。可发生于任何年龄的妇女，但以中年妇女居多，好发年龄为 40 ～ 50 岁，男性罕见，偶见于接受激素治疗和男性乳腺发育者。多数患者为单侧乳房单发病灶，少数多发。

（4）临床表现　主要表现为无痛性乳房肿块，少数伴有轻度压痛。肿块直径为 1 ～ 45cm，多数大于 5cm。肿块质地韧，部分有囊性感，通常边缘光滑，一般不侵犯胸肌和皮肤，活动度好。肿块较大时可压迫局部皮肤变薄、发亮，皮下静脉曲张。

肿瘤增长缓慢，病程较长，多数有一个较长时间的无特殊不适的乳房肿块，部分患者肿块在短期内增大。

乳腺叶状肿瘤的生物学特性与病理类型并不完全吻合，无论良性还是恶性都可复发或者转移，其生物学行为难以预测。肿瘤很少发生淋巴结转移，可以发生血行转移。

2. 影像学表现

（1）X 线表现

① 乳腺叶状肿瘤 X 线表现随肿瘤大小而异。肿瘤较小时，多表现为边缘光滑的圆形、卵圆形实性肿块，密度均匀，与纤维腺瘤难以鉴别。肿瘤较大时，表现为不规则分叶状，边界清晰，密度欠均匀，一般呈高密度影，此征象较具有特征性。肿瘤周围可见由于周围乳腺组织受压而形成的透明晕，呈稍低密度。肿瘤内钙化少见，可呈粗大不规则的颗粒状、片状或环形，类似于纤维腺瘤的钙化。

② 一般无细小钙化、毛刺征、局部皮肤增厚、乳头回缩、周围结构扭曲等类似乳腺癌的恶性征象。

（2）超声表现

① 肿瘤呈圆形、椭圆形或不规则形，分叶状，体积较大，边界多规则清晰。

② 肿瘤内部以实性低回声为主，回声不均匀，可有不规则的无回声囊性区，实性区内血供丰富，后方回声增强，极少见微钙化。

（3）MRI 表现

① MRI 平扫：乳腺叶状肿瘤多数呈边界清楚的类圆形或分叶状肿块，T_1WI 以低信号为主，T_2WI 以较高信号为主，肿瘤内囊性改变区则表现为典型 T_1WI 低、T_2WI 高信号。

② MRI 动态增强扫描：多呈明显渐进性强化，时间 - 信号强度曲线呈多呈流入型及平台型，囊腔及分隔显示明显。囊腔的存在是叶状肿瘤较为特征性表现。

（二）病例解析

1. 病例 1——乳腺恶性叶状肿瘤

（1）病史摘要　患者，女，60 岁，发现右乳肿物 3 年，逐渐增大。

（2）影像资料（图 6-75）

（3）影像征象分析

① X 线摄影：右侧乳腺外上象限椭圆形肿物，大部分边缘光整，其内未见钙化。

② 超声：右侧乳腺 9 点钟方向低回声肿物，形态欠规则，边界尚清，内部回声不均，周边及内部可探及血流。

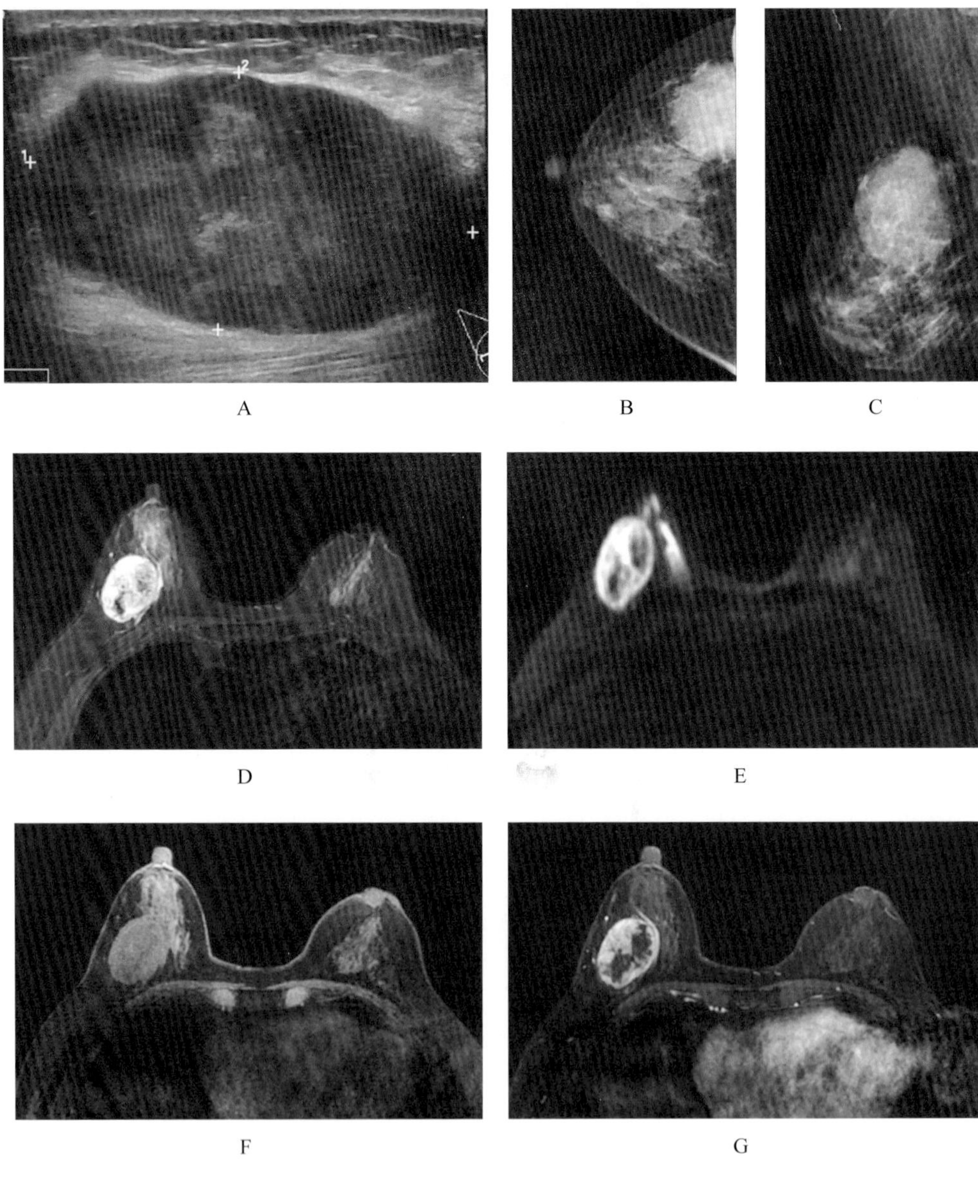

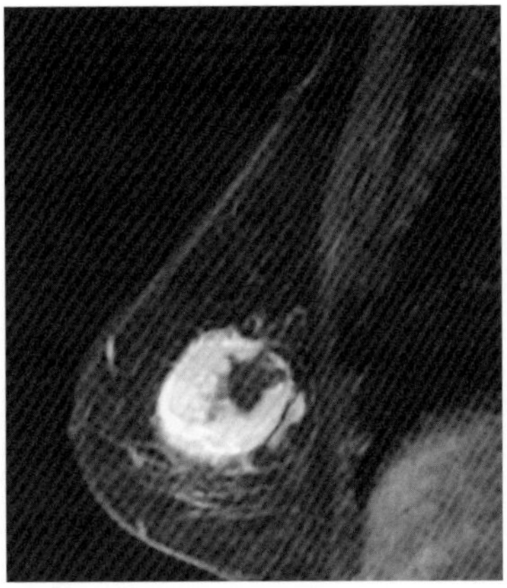

H

图 6-75　乳腺恶性叶状肿瘤的超声、X 线摄影及 MRI 图像

A. 右乳超声；B. 右乳 X 线摄影 CC 位；C. 右乳 X 线摄影 MLO 位；D. FS-T_2WI 轴位；E. DWI 轴位；F. T_1WI 增强扫描蒙片；G. T_1WI 增强扫描轴位；H. T_1WI 增强扫描矢状位

③ MRI：右侧乳腺外象限肿物，脂肪抑制 T_2WI 以高信号为主，内伴不规则低信号，DWI 呈不均匀高信号，增强扫描呈不均匀渐进性强化，其内见无强化坏死区。

2. 病例 2——乳腺恶性叶状肿瘤

（1）病史摘要　患者，女，49 岁，发现左乳肿物 6 年，逐渐增大。

（2）影像资料（图 6-76）

（3）影像征象分析

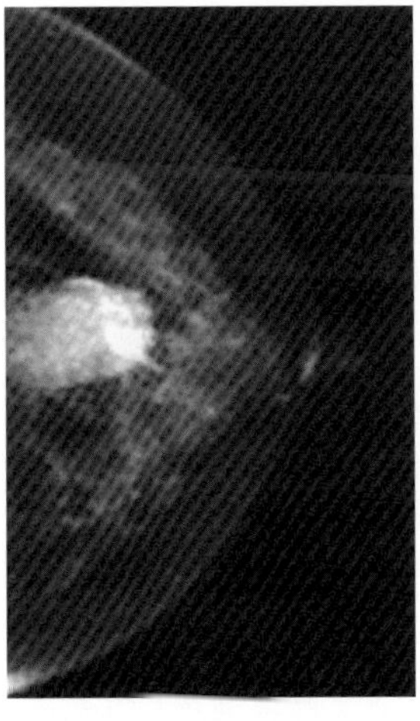

A

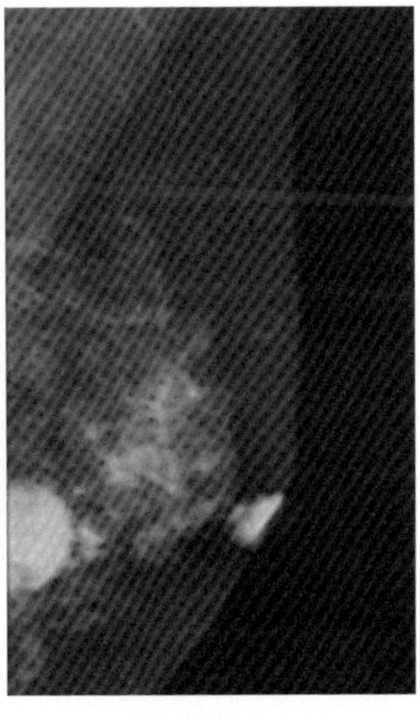

B

图 6-76

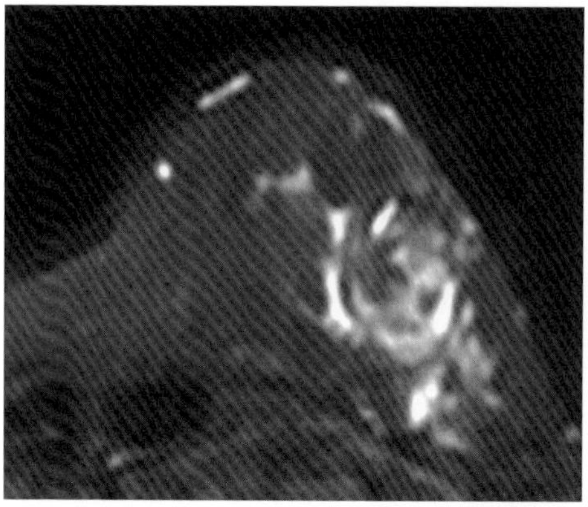

C

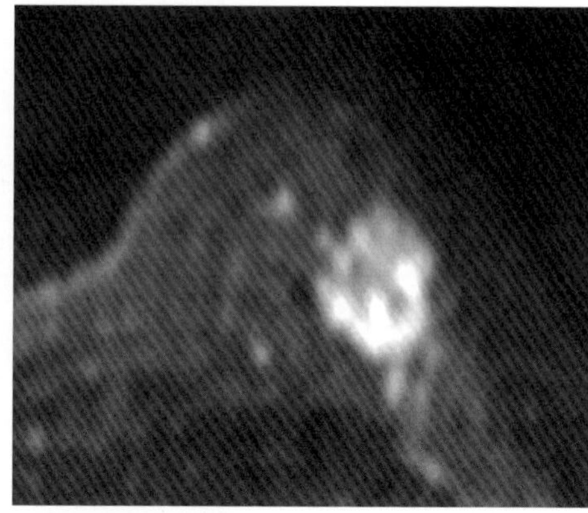

D

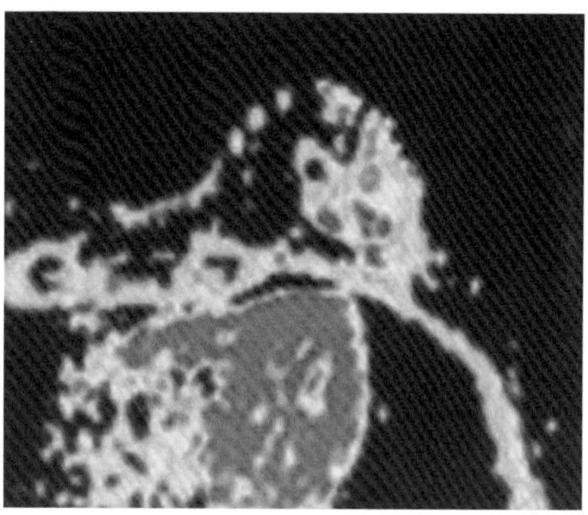

E

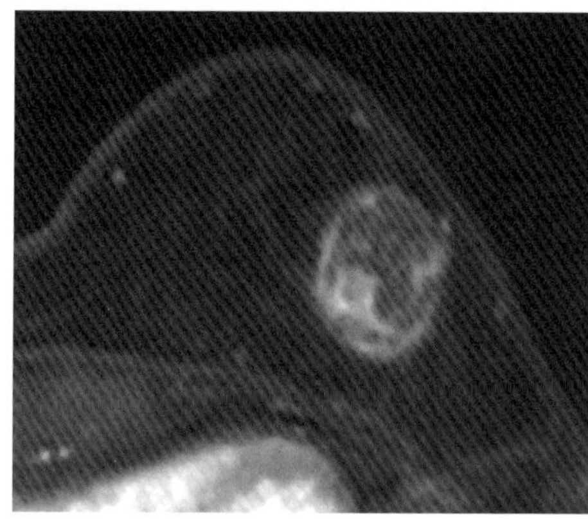

F

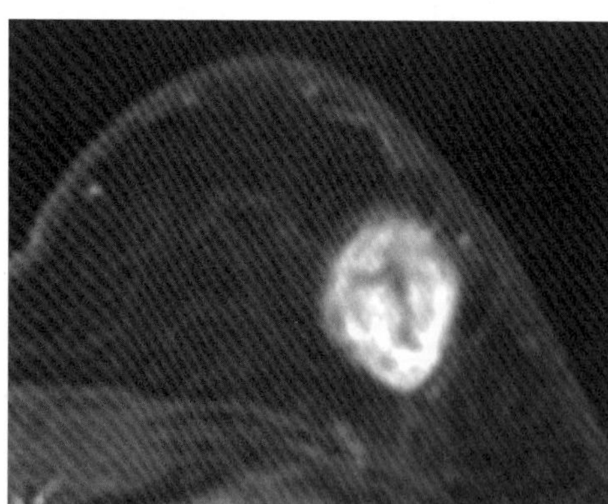

G

图 6-76 乳腺恶性叶状肿瘤的 X 线摄影及 MRI 图像

A. 左乳 X 线摄影 CC 位；B. 左乳 X 线摄影 MLO 位；C. T_2WI；D.DWI；E. ADC 图；F. T_1WI 增强扫描早期；G. T_1WI 增强扫描晚期

① X 线摄影：左侧乳腺乳头后方下象限见类椭圆形肿物，大部分边界清晰，局部见毛刺征象，密度欠均匀。

② MRI 检查：左侧乳腺外下象限见类椭圆形肿物，T_2WI 呈不均匀中高信号，边界不清，DWI 呈高信号，ADC 值减低，增强扫描病变呈渐进性强化，局部边缘见毛刺。

（三）主要鉴别诊断

① 纤维腺瘤：多发生于青年妇女，生长一般较缓慢，肿瘤体积较小，直径多在 1 ～ 3cm，而叶状肿瘤多发生于中年妇女，肿瘤可短期内突然增大。纤维腺瘤 X 线检查密度较均匀，部分可有粗大钙化。

② 髓样癌：可在短期内形成较大肿块，一般较大，多呈圆形，界限清楚，质地较软，肿瘤内可发生大片状坏死，后期可与皮肤粘连，早期易发生转移。

③ 黏液样癌：多见于绝经期或绝经后期，病程进展缓慢。

十七、原发性乳腺恶性淋巴瘤

（一）诊断要点

1. 一般特点

（1）概述　原发性乳腺恶性淋巴瘤（primary malignant lymphoma of breast，PMLB）是指乳腺为原发部位，无其他部位淋巴瘤病史。其中大多数为非霍奇金淋巴瘤，少数为霍奇金淋巴瘤。

（2）主要病因　病因未明。可能与乳腺自身免疫性疾病相关，乳腺导管树与外界相通，病原微生物侵入导致慢性特异性炎，加上机体过度免疫反应增生。原发性乳腺恶性淋巴瘤多数来自于弥漫大 B 型细胞、T 细胞及组织细胞，由乳腺内小血管旁的未分化间叶细胞衍生而来，乳腺小叶间有淋巴小结存在，小叶内有淋巴细胞浸润，原发性乳腺恶性淋巴瘤在此基础上发生。

（3）流行病学　比较罕见，仅占原发性乳腺恶性肿瘤的 0.04% ～ 0.53%；欧美发病率较高。发病年龄 13 ～ 88 岁，平均年龄 55 岁。

（4）临床表现　多以单侧乳房无痛性肿块为首发，生长速度快，多数肿块周边界限尚清，与皮肤无粘连，可活动，偶有局部皮温增高、疼痛、盗汗、发热、体重减轻。肿块上方皮肤常呈青紫色为其特征表现，肿块破溃时，可呈菜花状或出现溃疡及脓性分泌物。

2. 影像学表现

（1）X线表现　多为类圆形、致密实性肿块，边界清楚，部分可见小分叶或边缘不清楚，无毛刺状及多发细小钙化影，也可表现为弥漫性密度增高病变，多伴有皮肤增厚，常伴有同侧腋窝淋巴结肿大。

（2）超声表现　多表现为单发或多发的低回声肿块，卵圆形，部分可呈分叶状，边界不规则，后方回声增强，有时内部看见丝网状结构，内部血运丰富。

（3）MRI表现　T_1WI肿块多呈等或低信号，或混杂信号；T_2WI肿块呈稍高信号，中心坏死呈高或混杂信号；DWI呈明显高信号，ADC值减低；增强扫描呈均匀或不均匀强化，较大者伴有坏死可使信号不均。

（二）病例解析

1. 病例——乳腺淋巴瘤

（1）病史摘要　患者，女，68岁，患者自觉左乳肿物，无乳头溢液，无疼痛不适。病理提示小B细胞淋巴瘤。

（2）影像资料　患者初次就诊X线摄影及MRI影像资料（图6-77）。

（3）影像征象分析

① 乳腺X线摄影：双侧乳腺外上象限片状密度增高影，边界不清，其内未见明显钙化。

② MRI：右侧乳腺病变T_2WI呈不均匀高信号，DWI呈高信号，ADC图信号减低，增强扫描病变呈段样分布非肿块样强化，其内信号不均质，TIC

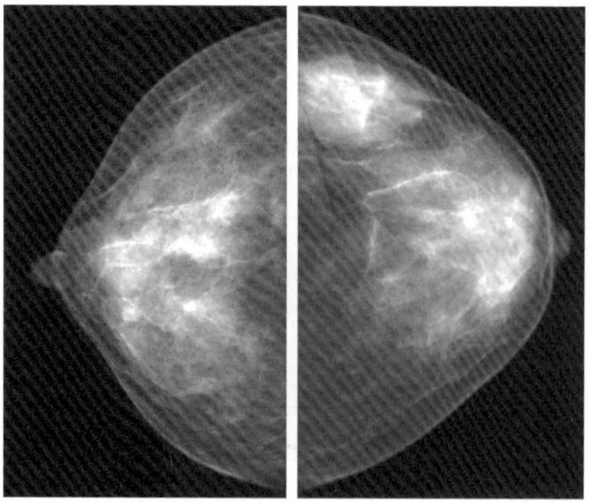

A

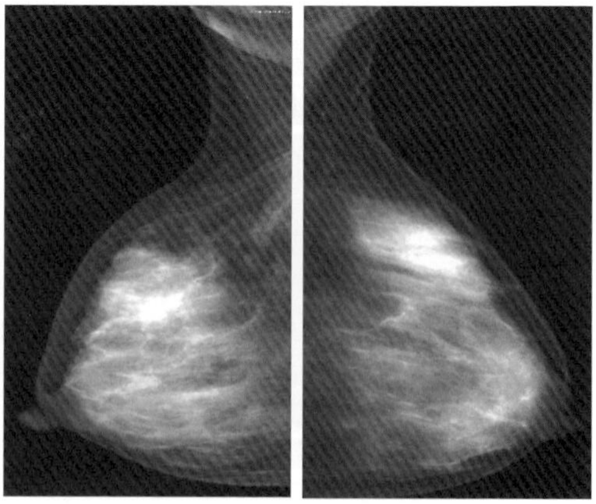

B

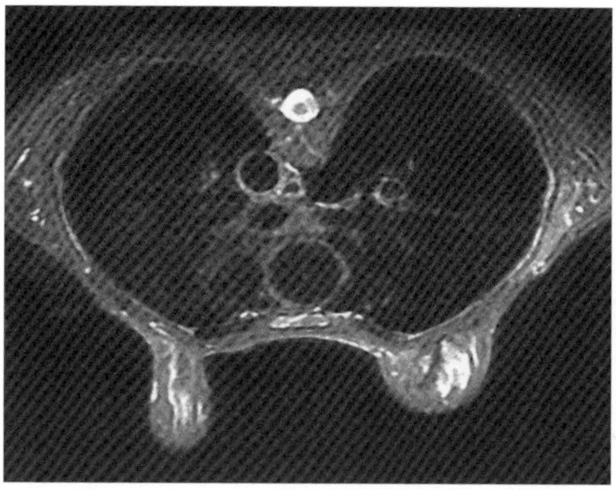

C

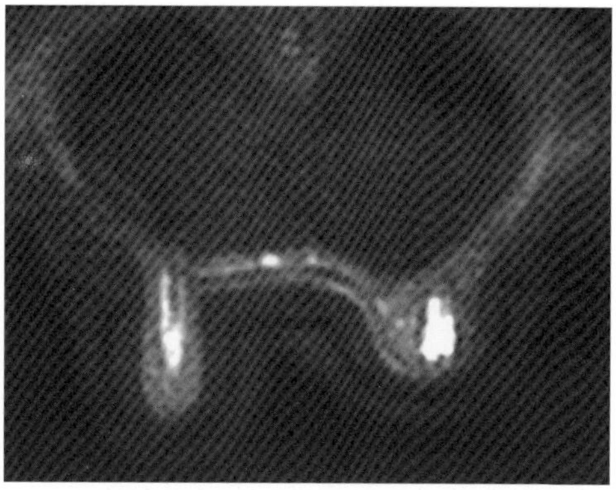

D

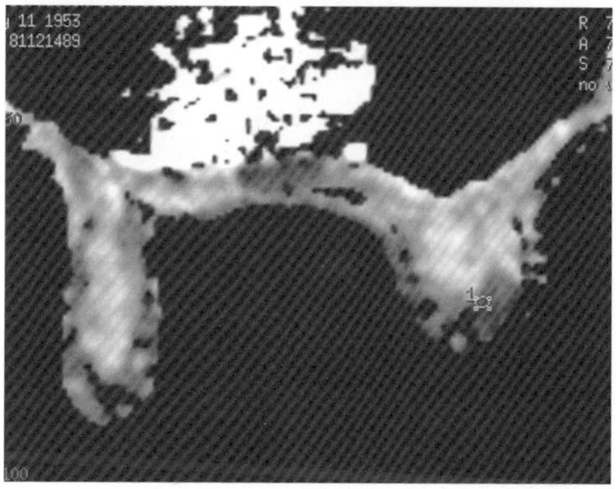

E

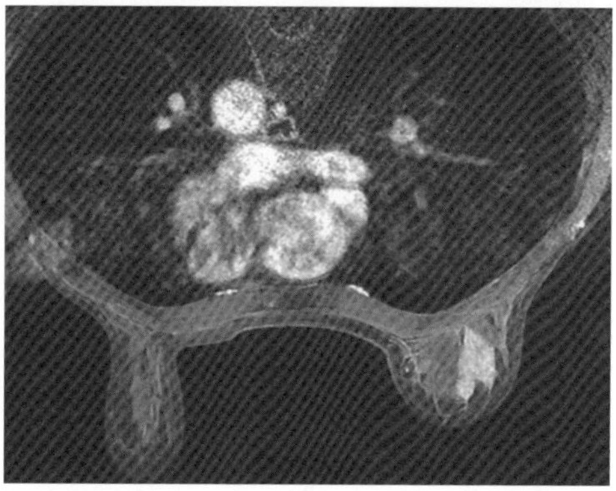

F

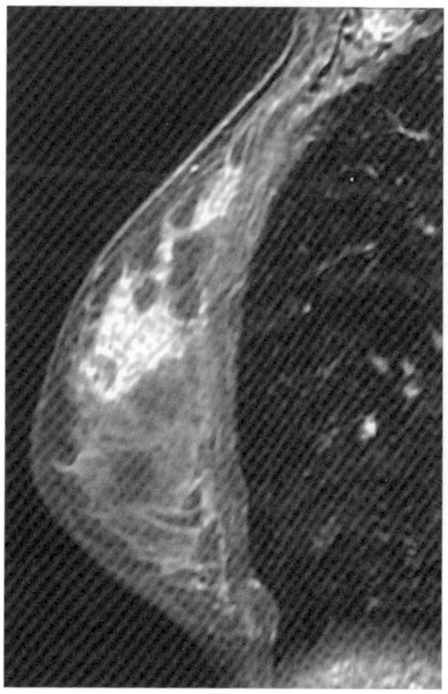

G

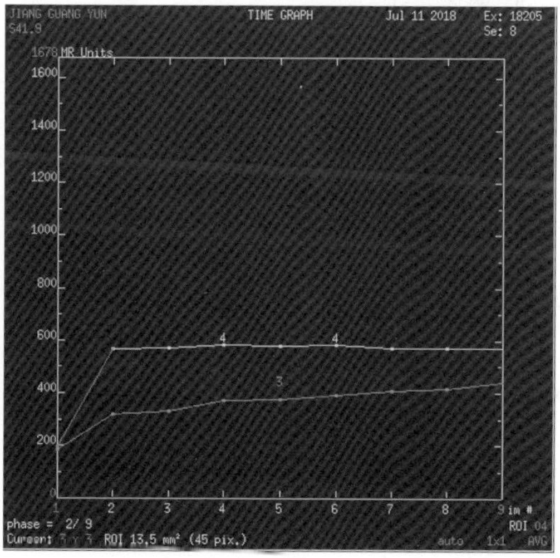
JIANG GUANG YUN
TIME GRAPH
Jul 11 2018
Ex: 18205
Se: 8
MR Units
phase = 2/ 9
ROI 13.5 mm² (45 pix.)

H

图 6-77

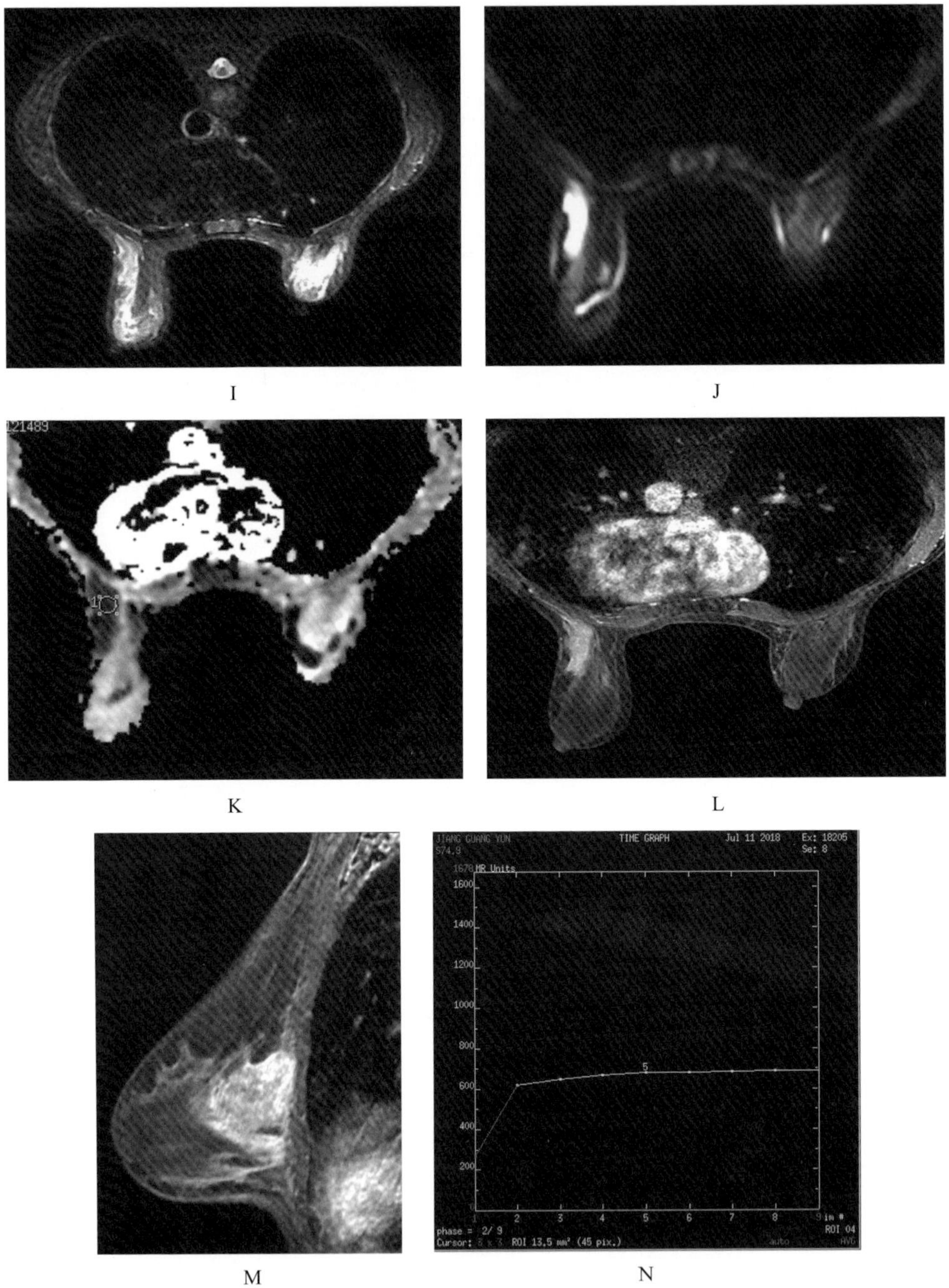

图 6-77 原发乳腺淋巴瘤患者 X 线摄影及 MRI 图像

A. 双侧乳腺 X 线摄影 CC 位；B. 双侧乳腺 X 线摄影 MLO 位；C. 右乳 FS-T_2WI；D. 右乳 DWI；E. 右乳 ADC；F. 右乳 T_1WI 增强扫描轴位；G. 右乳 T_1WI 增强扫描矢状位；H. 右乳病灶 TIC；I. 左乳 FS-T_2WI；J. 左乳 DWI；K. 左乳 ADC；L. 左乳 T_1WI 增强扫描轴位；M. 左乳 T_1WI 增强扫描矢状位；N. 左乳病灶 TIC

曲线呈平台型。

左侧乳腺病变 T_2WI 呈等信号，DWI 呈高信号，ADC 图信号减低，增强扫描病变呈区域分布非肿块样强化，其内信号不均质，TIC 曲线呈平台型。

（三）主要鉴别诊断

① 纤维腺瘤：肿块大多边缘光滑锐利，瘤周有环形规则透明晕，常见粗大钙化。

② 假性淋巴瘤：实性肿物，质硬，伴有脂肪坏死，可完全为创伤后反应。

③ 局部进展期乳腺癌：肿块较临床触诊小，星芒状等恶性边缘征象，微钙化，局部皮肤改变等。

第七章

男性乳腺病变

第一节　男性乳腺发育

一、诊断要点

（一）一般特点

1. 主要病因

男性乳腺发育（gynecomastia，GYN）又称男性乳腺增生症或男性女性型乳房，大都是由于生理性或病理性因素引起雌激素分泌增多或雄激素 / 雌激素比值降低导致男性乳腺组织异常发育、乳腺结缔组织异常增殖的一种临床病症，雌激素过多是男性乳腺发育的主要原因。根据病因不同，临床将 GYN 分为生理性、病理性、特发性三类。

（1）生理性男性乳腺发育　包括新生儿期、青春期和老年期 GYN。

① 新生儿期 GYN：母体或胎盘雌激素进入胎儿循环，作用于乳腺组织引起。通常在 1 ～ 3 周内消退，偶见持续数月或数年的病例。

② 青春期 GYN：确切病因尚不清楚。可能与垂体前叶促性腺激素刺激睾酮和雌激素的产生，在血浆睾酮达到成人水平之前，血浆雌二醇已经达到成人水平，从而引起血清中雄激素 / 雌激素比值降低而产生一过性男性乳腺发育增殖。还有研究认为可能是由于乳腺组织对生理水平的游离雌激素敏感性增加所致。

③ 老年期 GYN：多见于 50 ～ 80 岁。老年男性乳腺增生与睾丸功能下降、体内雄激素浓度下降、身体组织中脂肪含量增高，以及肾上腺和睾丸雄激素转化为雌激素过量相关。另外，老年男性需警惕各种疾病或药物引起的乳腺增生。

（2）病理性男性乳腺发育　雄激素水平减低，如促性腺激素分泌不足的性腺功能减退、垂体疾病、创伤、化疗、神经系统疾病等。雌激素水平升高，如睾丸肿瘤、肾上腺肿瘤、肝硬化等。其他疾病相关如甲亢、肝硬化、慢性肾功能衰竭或部分肿瘤性病变等均可能导致男性乳房腺体发育。药物所致如雌激素及相关制剂、绒毛膜促性腺激素、雄激素拮抗剂等。

（3）特发性男性乳腺发育　有一半或一半以上男性乳腺增生症找不到明确病因，各种激素测定均正常，称为特发性男性乳腺发育，需注意部分患者可能曾经有过短暂的致女性化因素，就诊时这些因素已不存在。另有研究认为该症可能与环境污染有关。

2. 流行病学

男性乳腺发育是常见的男性乳腺疾病，可发生于任何年龄，12 ～ 17 岁多发。近年来随着生活水平的提高及生活模式的转变，该病的发病率明显提高。发病率各家报道不一，30% ～ 70% 不等。

3. 临床表现

通常无症状，一般为体检时偶然发现。早期表现为乳房增大、下垂或变软，也可呈圆盘结节状或弥漫增大，有时伴乳头或乳晕增大，少数伴有隐痛不适或触痛，少数患者在挤压乳头时可见少量白色分泌物溢出，可发生于单侧乳房，亦可双侧乳房同时或先后增大。病理性男性乳腺发育患者还有原发疾病表现。

（二）影像学表现

如果临床不怀疑乳腺癌，影像学检查并非必需的。多数情况下，男性乳腺因体积较小，用钼靶 X 线机投照时较为困难，有文献报道 CT 亦可作为检测男性乳腺病变的可靠手段。

1. X 线表现

X 线影像特征是乳头后方呈扇状或分支状的致密影，代表了组织学上不同程度的导管和基质增生，根据导管和基质增生的程度和时期可分为以下三型。

（1）结节型　表现为乳晕后圆形或球形高密度结节影，自乳头向周围呈扇形放射分布，可均匀分布，亦可集中于外上象限，此致密影可逐渐淹没于乳房深面腺体组织，或有较清晰的界限。此型属早期的男乳肥大，病理上多为旺炽型，可见过度增生的导管上皮和疏松间质组织，以及周围组织水肿。

（2）树突型　表现为乳头后方分布的分枝状结构，线状、条状、分枝状影呈放射状伸向乳腺深部脂肪组织内。此型一般见于病程较长的男乳增生，病理上见增生的导管及致密的纤维变性基质。

（3）弥漫型　表现为增大的乳腺内弥漫的结节样及树突状的高密度影，夹杂有不规则透亮的脂肪岛，类似于女性致密型乳腺。本型多在使用雌性激素治疗的患者中见到，如变性手术、进展期前列腺癌的治疗中。

2. CT 表现

有学者认为 CT 对男性乳腺发育症有明确诊断作用，比钼靶检测更有价值，表现为密度增高的纤维腺体组织弥漫性增大，边界不光滑，位于乳晕下区域，呈三角形分布。

3. 超声表现

典型表现为以乳头为中心的扇形或盘状低回声区，与周围组织分界清楚，断面上多显示为梭状，形态规则，一般无被膜形成的强回声，其内可见细小管腔，腺体组织厚，不伴孤立肿块，不伴有淋巴结肿大，CDFI 检查内部血流不丰富。

4. MRI 表现

纤维腺体组织的 MRI 表现与正常女性乳腺腺体相似，可以看到正常乳腺纤维腺体结构，动态增强扫描表现为持续地、缓慢地增强。少见有节段性强化。

二、病例解析

（一）病例 1——男性乳腺发育（结节型）

1. 病史摘要

患者，男，38 岁，自觉乳腺结节感。

2. 影像资料（图 7-1）

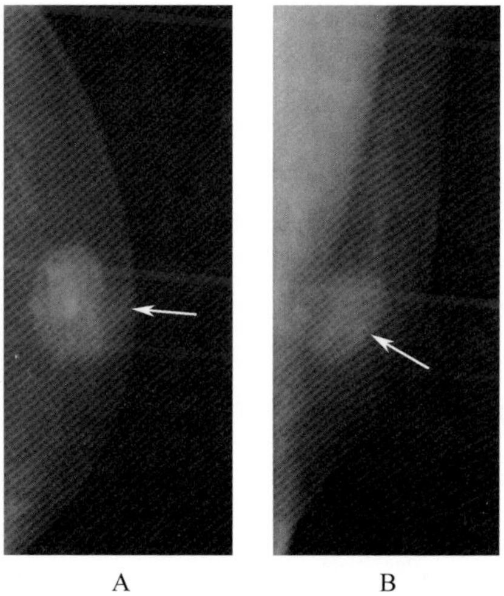

图 7-1　男性乳腺发育的 X 线摄影图像（一）
A. 左乳 X 线摄影 CC 位；B. 左乳 X 线摄影 MLO 位

3. 影像征象分析

X 线摄影显示左乳乳晕后方结节样密度增高影。

（二）病例 2——男性乳腺发育（树突型）

1. 病史摘要

患者，男，42 岁，查体发现乳腺结节。

2. 影像资料（图 7-2）

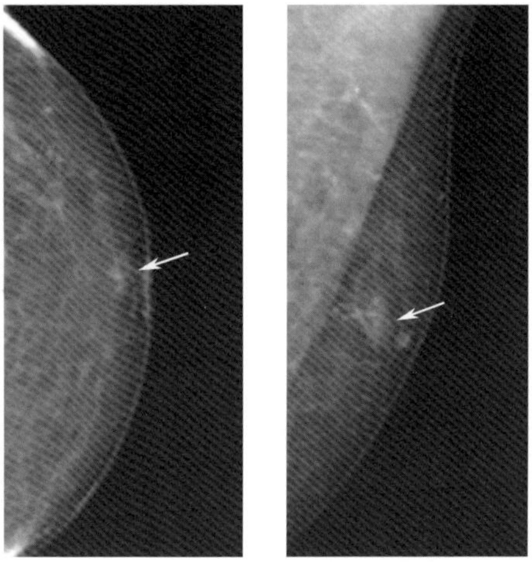

A　　B

图 7-2　男性乳腺发育的 X 线摄影图像（二）

A. 左乳 X 线摄影 CC 位；B. 左乳 X 线摄影 MLO 位

3. 影像征象分析

X 线摄影显示左乳乳晕后方边界清晰的分支状密度增高影。

（三）病例 3——男性乳腺发育，弥漫型

1. 病史摘要

患者，男，36 岁，乳腺结节。

2. 影像资料（图 7-3）

3. 影像征象分析

X 线摄影显示左乳乳晕下方大片状密度增高影，密度不均匀，与女性乳房类似。

三、鉴别诊断

主要应与假性男乳肥大和乳腺癌鉴别。

（1）假性男乳肥大　一般无临床症状，亦无肿块、触痛。影像学上，肥

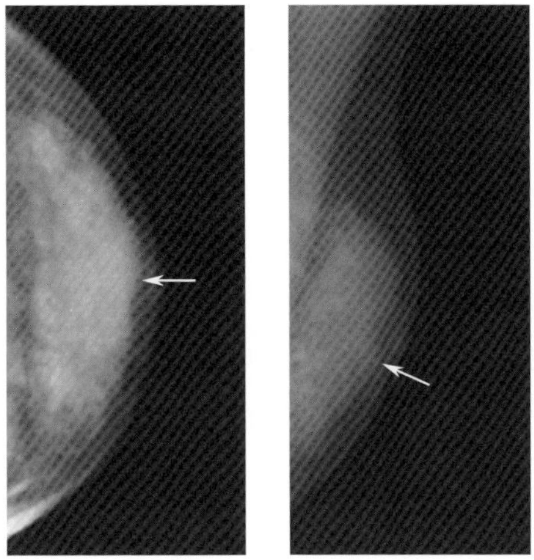

A　　　　　　　　B

图 7-3　男性乳腺发育的 X 线摄影图像（三）

A. 左乳 X 线摄影 CC 位；B. 左乳 X 线摄影 MLO 位

胖所致者主要为透亮的脂肪组织堆积，无导管、腺体或间质成分。

（2）乳腺癌　多偏离乳头，肿块可呈类圆形或不规则形，边缘毛糙，可有毛刺，可出现粗糙钙化，亦可合并继发恶性征象，包括皮肤增厚、乳头内陷及腋窝淋巴结增大等。

第二节　男性乳腺癌

一、诊断要点

（一）一般特点

1. 主要病因

男性乳腺癌（male breast cancer，MBC）目前发病机制尚不明确，多数学者认为与雌激素的长期作用有重要关系。危险因素包括老年、放射线照射、职业性因素、隐睾症、睾丸损伤、肝病、家族史等。

2. 流行病学

男性乳腺癌是一种极少见特殊类型乳腺癌。在乳腺癌中，男性患者占 1.0% ～ 1.2%，该病占所有男性恶性肿瘤的 0.17%。发病年龄较女性乳腺癌要高，呈单峰分布，中位年龄为 67 岁，随着年龄增大发病率增加，峰值为 71 岁。

最常见的组织病理类型为浸润性导管癌，占 90% 以上。发病率较高的地区主要在埃及、赞比亚、北美、英国。

3. 临床表现

男性乳腺癌的临床特征与女性乳腺癌相同，多以乳晕下无痛性肿块为首发症状（50% ～ 97%），质硬，边界不清，较固定。其他症状如乳头受侵、皮肤增厚或溃疡、腋窝淋巴结转移等亦较女性常见。少数患者可有乳头血性溢液，也可向深部侵犯胸肌。男性乳腺癌预后较差，治疗方法首选手术治疗，在此基础上辅以放化疗及内分泌治疗等综合治疗。

（二）影像学表现

男性乳腺癌常具有特征性的影像学表现，即小型肿块，肿块界限清晰和肿块多位于乳头的偏心侧，称为“三联征象”。

1. X 线表现

（1）肿块　通常较小，多位于乳晕下，但呈偏心性，多数为单发。肿块形态多不规则，亦可呈圆形或卵圆形，边界常较清晰但边缘可向周围组织浸润而呈毛刺状，肿块通常呈不均匀高密度影，中心可发生坏死。

（2）微钙化　微钙化在男性乳腺癌的诊断中尤为重要，但出现概率低于女性乳腺癌，多见于导管原位癌，常表现为数量不等的细小钙化，可出现在肿块内或肿块外。

（3）其他征象　因男性乳房较小，皮下脂肪较少，腺管与乳头间距离较短，故与女性乳腺癌相比，较早侵及大乳管和皮肤，表现为皮肤增厚或溃疡及乳头凹陷。约 50% 患者有腋窝淋巴结转移。

2. 超声表现

（1）肿块　多表现为实性低回声，回声不均，边缘不规则，呈分叶状或毛刺状。部分男性乳腺癌的超声中亦见针尖样或泥沙样的微小钙化，成簇或散在分布。

（2）其他征象　皮肤增厚或乳头凹陷，超声较 X 线能更清楚地显示乳头与肿块的关系及腋窝淋巴结的转移。

3. MRI 表现

MRI 表现与女性乳腺癌相似，但假阳性率较高，表现为边界较清的不规则肿块，边缘不规则，增强扫描呈环形或不均匀强化，时间 - 信号强度曲线多数呈流出型。

二、病例解析

（一）病例 1——男性乳腺癌

1. 病史摘要

患者，男，53 岁，查体发现乳腺结节。病理为浸润性导管癌 I 级。

2. 影像资料（图 7-4）

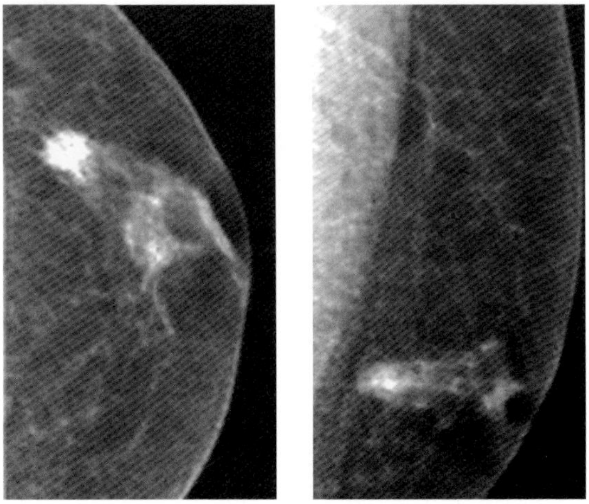

A　　B

图 7-4　男性乳腺癌的 X 线摄影图像（一）

A. 左乳 X 线摄影 CC 位；B. 左乳 X 线摄影 MLO 位

3. 影像征象分析

乳腺 X 线摄影显示左侧乳腺外下象限见不规则肿块，边缘见毛刺，其内见多发微钙化，左侧乳头凹陷。

（二）病例 2——男性乳腺癌

1. 病史摘要

患者，男，65 岁，乳腺结节逐渐增大，乳头内陷。病理为浸润性导管癌Ⅱ级伴导管原位癌。

2. 影像资料（图 7-5）

3. 影像征象分析

乳腺 X 线摄影显示左侧乳头后方类圆形肿块伴钙化，边缘毛糙，分界欠清晰，周围皮肤增厚，乳头凹陷。

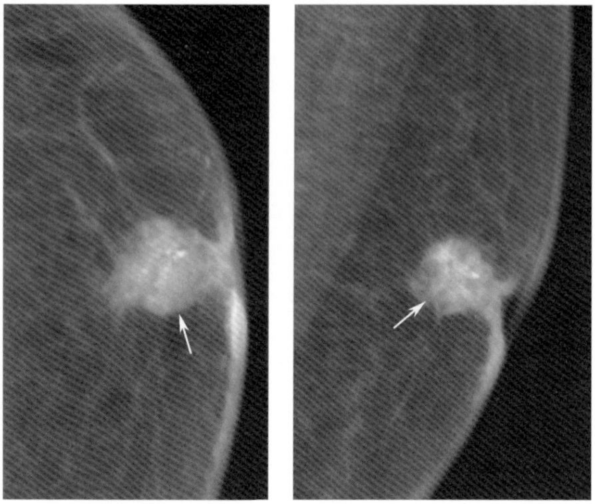

A　　　　　　　　B

图 7-5　男性乳腺癌的 X 线摄影图像（二）

A. 左乳 X 线摄影 CC 位；B. 左乳 X 线摄影 MLO 位

三、鉴别诊断

主要应与男性乳腺发育鉴别。男性乳腺发育肿块常位于乳晕中央，呈圆锥形或三角形阴影，密度一般较均匀，而男性乳腺癌肿块一般位于偏心位，形态多不规则，边缘可见毛刺，可见皮肤及乳头受累。

第八章

隆乳术后改变

将平坦的乳房或术后局部缺如、瘪缩的乳腺经美容手术增加体积，改善乳房外形及对称性，使其丰满，恢复女性的曲线美，这样的乳房美容整形手术即隆乳术。最常用的隆乳整形方法有注射式隆乳及硅胶囊假体植入隆乳。

第一节　注射式隆乳

一、诊断要点

（一）一般特点

1. 自体脂肪注射法

抽取自身某些部位，如腰、腹、臀、腿等处皮下脂肪，经过特殊处理后注入乳房，自体脂肪经过血浆营养期，在体内生物因子的作用下重新血管化，重建血供联系，并存活达到隆乳的目的。优点是方法简单，不开刀、不出血，易为手术者接受；缺点是半年后注射入的自体脂肪相当部分细胞会失活，被组织细胞吞噬，脂肪萎缩，而且较多手术者会出现局部脂肪坏死，甚至纤维化、钙化，使乳腺变硬。现已很少选用。

2. 人造脂肪注射法

将一种人工化学物质（人造脂肪）通过注射填充到乳房间隙起到丰满乳房的作用。用于注射用的代表性材料是聚丙烯酰胺水凝胶（HPAMG）。优点同样为方法简单，不需手术，易为患者接受；缺点是该材料在体内可分解为剧毒单体分子，损伤神经系统及肾脏，且乳腺局部并发症较多，被世界卫生组织列为可疑致癌物质，我国国家药监部门已于 2006 年禁止生产及使用。

（二）影像学表现

1. X 线表现

（1）自体脂肪注射后　乳腺纤维腺体组织后方或乳腺后部密度不均匀的大片状结构，以低密度为主，提示注入的脂肪组织，其内常混杂有多少不一的条索状或斑片状中等密度影，提示反应性结缔组织增生。如注入脂肪组织发生液化，则表现为乳腺内卵圆形、圆形或不规则的稍低密度影，有薄壁的圆形或卵圆形透亮影为脂肪坏死形成的积油囊肿，其壁可出现小环状或蛋壳样钙化。

（2）人造脂肪注射后　乳腺后部中等偏高密度影，将乳腺纤维腺体组织推向前方，两者之间常有清楚分界，部分手术者可见注入物与乳腺实质交错混合，难以分界。

2. 超声表现

人造脂肪注射后表现为注射物位于乳房后间隙，呈片状无回声区，部分内可见小光点，与周围组织界限清晰。

3.MRI 表现

（1）自体脂肪注射后　在乳腺后区见不均匀片状脂肪信号，T_1WI 呈高信号，T_2WI 呈中高信号，压脂序列信号减低。

（2）人造脂肪注射后　注射入的聚丙烯酰胺水凝胶，MRI 信号和水类似，T_1WI 呈很低信号，T_2WI 信号明显增高。

二、病例解析

（一）病例 1——注射式隆乳

1. 病史摘要

患者，女，32 岁，注入人造脂肪隆乳术后。

2. 影像资料（图 8-1）

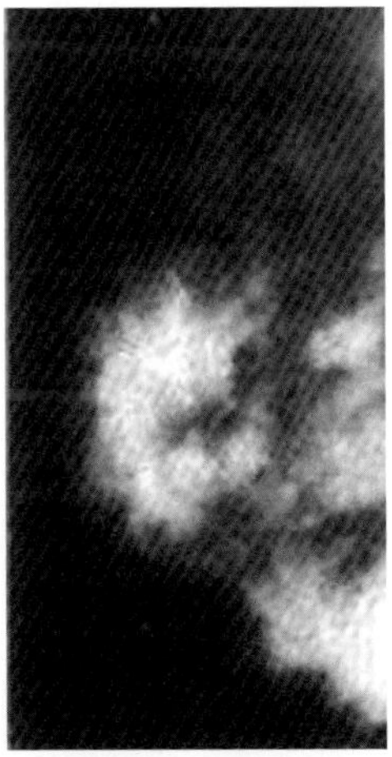

图 8-1　注射式隆乳后的 X 线摄影图像（一）
左乳 MLO 位

3. 影像征象分析

乳腺 X 线摄影显示左乳 MLO 位示注入人造脂肪后游离进入腺体内，同腺体密度相仿，分界不清，腺体结构紊乱。

（二）病例 2——注射式隆乳

1. 病史摘要

患者，女，28 岁。注射入人造脂肪隆乳术后。

2. 影像资料（图 8-2）

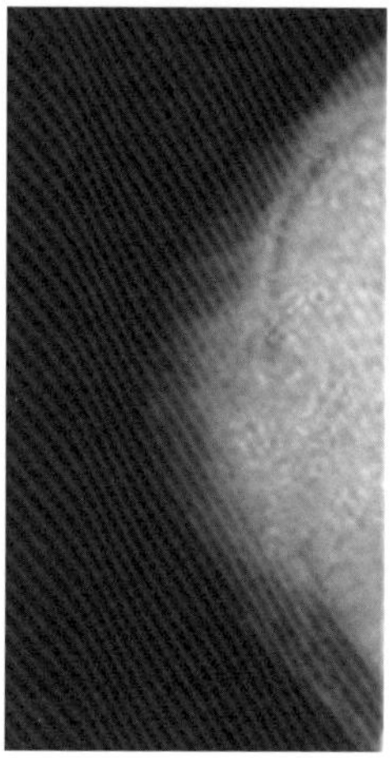

图 8-2　注射式隆乳后的 X 线摄影图像（二）

3. 影像征象分析

乳腺 X 线摄影显示注射入人造脂肪后，形成假包膜，同腺体分界相对较清。

（三）病例 3——注射式隆乳

1. 病史摘要

患者，女，35 岁。注射入人造脂肪隆乳术后。

2. 影像资料（图 8-3）

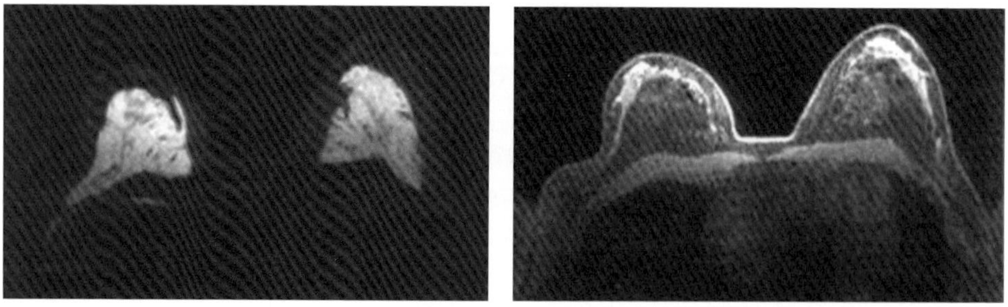

A　　B

图 8-3　注射式隆乳后的 MRI 图像

A. FS-T_2WI；B. T_1WI 增强扫描

3. 影像征象分析

MRI 显示注射入人造脂肪后，左侧乳腺较右侧略大，注射物脂肪抑制 T_2WI 呈高信号，T_1WI 增强扫描未见明显强化，呈低信号，局部凹凸不整，腺体受压明显。

第二节　假体植入式隆乳

一、诊断要点

（一）一般特点

硅胶囊乳房假体开始应用于 20 世纪 60 年代，目前是最为安全、可靠的隆乳方法，形态和柔软度均较好。常用的手术方法是将乳腺假体放置在乳腺基底胸大肌前间隙内或胸大肌下面，不会影响今后的妊娠、哺乳，术后伤口较小且隐匿，通常不会造成明显的乳房皮肤瘢痕。硅胶囊内填充物常用的有三种：液态硅胶、盐水和水凝胶。

（二）影像学表现

1. X 线表现

乳房植入假体在 X 线摄影上表现为明显高密度或中高密度影，并可见假体上的注入口，假体周围有高密度边或致密带，提示包绕假体的纤维囊，此外假体周围亦可见钙化灶。

2. 超声表现

正常植入假体后可见假体呈半球形居于乳腺纤维腺体组织后方，假体内部呈无回声，回声均匀，部分病例假体前部可出现回声伪影。

3. MRI 表现

根据硅胶囊内填充物不同，MRI 信号特点不同。

（1）液态硅胶假体　填充物化学成分为聚合的二甲基聚硅氧烷，T_1WI 呈均质等信号，T_2WI 为均质高信号。

（2）果冻状水凝胶假体　填充物主要成分为丙烯酰胺与水的聚合体，其中水占 95%，T_1WI 呈较低信号，T_2WI 呈高信号。

（3）硅胶囊壁较薄，在各序列均呈低信号，有别于填充物信号。

（4）假体外常形成周围结缔组织反应性增生形成的纤维包膜，在各个序列亦呈低信号，与硅胶囊壁信号难以区分。

二、病例解析

（一）病例 1——假体植入式隆乳

1. 病史摘要

患者，女，30 岁。双乳假体植入术后。

2. 影像资料（图 8-4）

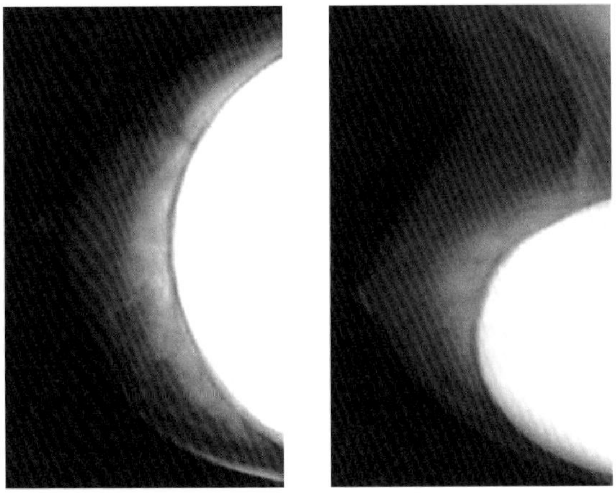

A　　B

图 8-4　假体植入式隆乳的 X 线摄影图像

A. 右侧乳腺 X 线摄影 CC 位；B. 右侧乳腺 X 线摄影 MLO 位

3. 影像征象分析

乳腺 X 线摄影显示右侧乳腺见假体影，假体呈明显高信号，位于乳腺腺体后方，边缘光滑完整。

（二）病例 2——假体植入式隆乳

1. 病史摘要

患者，女，32 岁。双乳假体植入术后。

2. 影像资料（图 8-5）

3. 影像征象分析

MRI 显示双侧乳腺假体 FS-T_2WI 呈稍高信号，其内见线样低信号，T_1WI 增强扫描，假体内无强化，周围见纤维包膜，包膜完整。

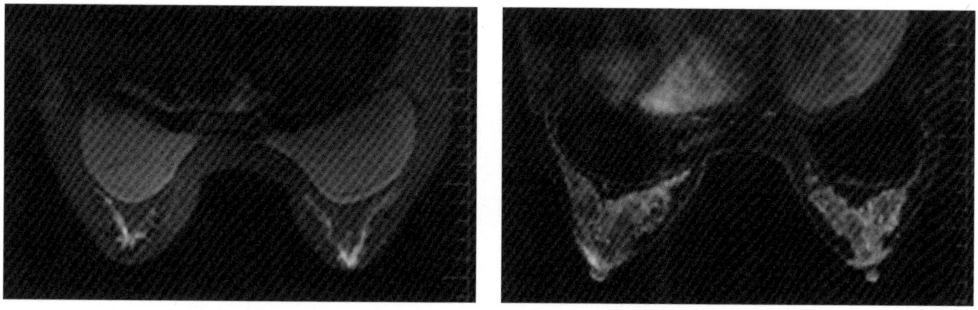

A　　B

图 8-5　假体植入式隆乳的 MRI 图像

A. FS-T_2WI；B. T_1WI 增强扫描

第三节　隆乳术后乳腺并发症

一、诊断要点

（一）一般特点

注射式隆乳术后的乳腺并发症：注入物移位、异物反应、异物肉芽肿及脂肪坏死，表现为注入物在皮肤下活动、局部的硬结肿块、局部红肿疼痛等。

假体植入术后的乳腺并发症：纤维包膜挛缩、假体破裂、假体移位、术后出血及血肿、术后感染、感觉异常、心理障碍。

（二）影像学表现

1. 注射式隆乳术后的乳腺并发症

（1）注入物在乳腺内移位　较为多见，MRI 能清晰显示聚丙烯酰胺水凝胶的范围及位置，提示乳腺皮下、胸肌筋膜内或腋下游离注射物等。

（2）乳腺异物肉芽肿　其中若含有脂肪，又称为脂肪纤维性肉芽肿。

（3）脂肪坏死　MRI 能较早显示脂肪纤维肿块及液化，如脂肪纤维包块转化为脂肪液化则可见脂液平面。

2. 假体植入术后的乳腺并发症

（1）X 线表现　乳腺 X 线摄影显示乳腺植入假体特异性较高，根据假体边缘可清楚判断假体的大小和形状，假体破裂表现为乳腺内游离硅酮呈团块状、条状或淋巴结样高密度灶。但乳腺 X 线摄影无法显示假体的囊内破裂，亦难以辨认覆盖于假体表面漏出的硅酮，所以应用 X 线摄影评价乳腺假体存在局限性。

（2）超声表现　假体破裂的超声征象包括假体包膜不连续，假体内部出现多个平行的线状或曲线状回声（又称“活动扶梯征”），假体内部出现低至中回声，假体外出现强回声或弱回声团块和声束弥散（又称“暴风雪征”或“回波噪声”）。出现强回声或弱回声结节是囊外破裂的可靠征象，此结节是由游离硅酮与周围反应性纤维组织和外层纤维膜构成的硅酮肉芽肿的影像。

（3）MRI 表现　硅胶囊假体植入后，在假体外会形成纤维包囊。部分学者将乳腺假体破裂分为囊内破裂和囊外破裂，假体破裂后填充物溢出以纤维囊为界，填充物溢出假体及纤维包囊为囊外破裂，未溢出纤维包囊为囊内破裂。

① 囊内破裂：T_2WI 或 STIR 像显示呈高信号的硅凝胶中出现多发弧形或条状低信号，系假体囊壁破碎委陷后漂浮于硅凝胶内形成，如位于假体轮廓线附近则称为“包囊下线”，有时漂浮在假体内形态似长舌，则称为“舌征”，此为囊内破裂的可靠征象。

② 囊外破裂：MRI 表现为于纤维囊外乳腺组织内或胸大肌前间隙内出现散在或弥散的呈局灶性高信号的游离硅酮颗粒影像，包膜周围见反应性渗液，T_1WI 呈低信号，T_2WI 呈高信号，STIR 呈高信号。囊外破裂往往是囊内破裂的进一步发展。

二、病例解析

（一）病例 1——假体植入术后囊内破裂

1. 病史摘要

患者，女，48 岁，水凝胶假体植入术后 15 年，反复出现红肿疼痛。

2. 影像资料（图 8-6）

3. 影像征象分析

MRI STIR 序列假体呈明显高信号，其内见斑片状、线状低信号，增强扫描示包膜纤细、完整，提示囊内破裂。

（二）病例 2——假体植入术后囊外破裂

1. 病史摘要

患者，女，42 岁，水凝胶假体植入术后 10 年。

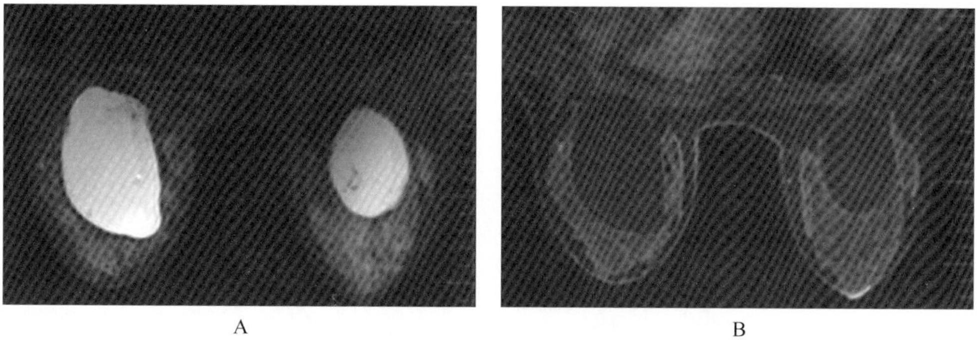

图 8-6　假体植入术后囊内破裂的 MRI 图像
A. STIR；B. T_1WI 增强扫描

2. 影像资料（图 8-7）

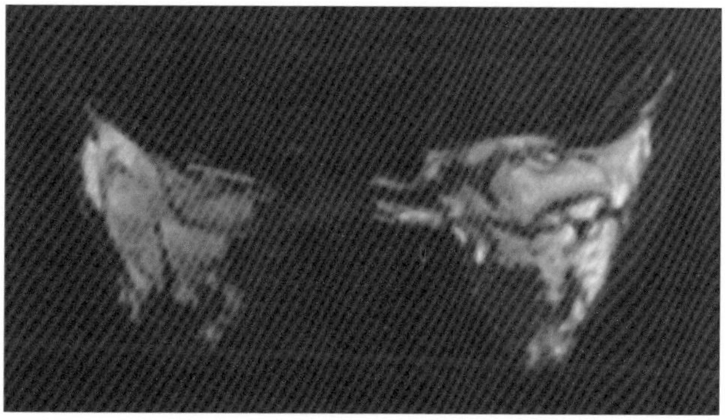

图 8-7　假体植入术后囊外破裂的 MRI 图像影像征象分析

3. 影像征象分析

MRI STIR 序列示植入假体呈片状不均匀高信号，假体溢出至胸大肌后方、乳腺腺体内及腋前皮下，提示假体囊外破裂。

第九章

乳腺外伤和术后改变

一、诊断要点

（一）一般特点

1. 乳腺外伤

（1）一般发生于乳房受到钝性挫伤或暴力性碰撞伤，或者患者具有凝血功能障碍、白血病等出血性疾病，或者乳腺针吸活检尤其是麦默通活检术后，均可以导致乳腺腺体内或皮下的局部出血，从而引起局部血肿，另外汽车安全带也可以引起乳腺损伤。

（2）大多数患者有明显的外伤史或手术史，早期表现为乳房肿胀疼痛，继而乳房内形成血肿，临床查体，可在乳房内扪及明显肿块，大小不等，质地中等偏硬，活动度尚可或者欠佳，有或无压痛，肿块穿刺时可抽出不凝固的血液。

2. 乳房脂肪坏死

（1）脂肪坏死是一个无菌性的炎症过程，源于血液和组织中的脂肪酶所引起的皂化。由 Lee 和 Munzer 于 1920 年首先报道，是一种良性病变，可发生于乳腺外伤、囊肿抽吸、活检、各种手术之后或放射治疗、抗凝治疗后，另有些病例没有相关病史。早期表现为脂肪组织内的出血，并伴随着脂肪细胞的破坏和细胞碎屑形成，导致细胞间囊泡形成，其内充满坏死脂质，继而引起成纤维细胞、多核巨细胞及上皮样组织细胞增生、聚集，后期通过囊样区域边缘的纤维化愈合，钙化可出现于纤维化区域。

（2）脂肪坏死好发年龄在 14 ～ 80 岁，好发部位在乳晕下区和乳晕周围，大多数脂肪坏死病例有外伤、感染、手术或放疗病史。典型的临床表现为乳房浅表无痛性肿块，少数患者可出现皮肤青紫、红斑、炎症和压痛，或皮肤增厚、乳头回缩、淋巴结肿大等类似乳腺癌的表现。

3. 保乳术后检查

多项随机研究表明，通过对患者 8 ～ 10 年的长期随访，对于小于 5cm 的乳腺癌，选择根治性术后或保乳治疗，患者的生存结局是类似的，因此越来越多的Ⅰ期或Ⅱ期乳腺癌患者选择保乳治疗。另外研究表明，保乳治疗后，每年的复发率为 1.5% ～ 2%，患者对侧乳腺患乳腺癌的风险也会增加，因此保乳治疗后的监测非常重要。

（二）影像学表现

影像学在乳腺癌保乳治疗后随访中具有重要的价值。

1. 乳腺外伤

（1）X 线检查　早期可见乳房呈弥漫性密度增高影，皮肤增厚，皮下脂肪呈磨玻璃样改变。以后可见境界清楚的肿块，囊壁周围可见透明晕带。

（2）超声检查　可见典型的液性平面或暗区，能确定血肿的确切部位、大小、范围。

2. 乳房脂肪坏死

（1）X 线检查　根据病变不同程度的纤维化和钙化程度，乳房脂肪坏死X 线检查可表现为单纯脂样囊肿，或者表现为可疑恶性病变，如簇状微钙化，或具有毛刺的局部致密影，或不规则肿块等，其中含脂囊肿为较为常见且典型的表现，表现为圆形或卵圆形边界光滑的伴有薄壁的透亮肿块，壁可以伴或不伴有钙化。

（2）MRI 表现　脂肪坏死根据含脂囊肿及噬脂肉芽肿的比例不同，MRI信号不同，单纯的含脂囊肿 T_1WI 呈边界清楚的圆形或卵圆形高信号病变，有较强的特异性，但噬脂性肉芽肿与恶性病变较难鉴别。强化方式亦表现多样，依赖于炎症的过程。

乳房脂肪坏死典型者较易诊断，但有时影像学表现可能类似于恶性病变，此时需活检进行诊断。

3. 乳腺癌保乳术后

影像学检查用于检测术后复发及对侧乳腺癌，其影像学表现与原发乳腺癌表现类似，需注意保乳术后一些常见术后改变，如血肿、瘢痕、皮肤增厚、水肿，需与乳腺癌复发相鉴别。

（1）X 线检查　提示复发的征象包括：特征性钙化或局部出现肿块、结构扭曲等。部分接受放疗的患者由于放疗对脂肪组织的损伤，可发生粗大、圆形的钙化，中心可见透亮，另外遗留在乳房中的缝合材料也会发生特征性的钙化，此类钙化与乳腺癌复发没有相关性。术后血肿表现为手术区域卵圆形水样密度肿块，术后瘢痕的特征为毛刺状边缘，有时中心因包含脂肪而表现为透亮影，一般早期治疗后的乳腺片如果提示毛刺状肿块往往提示瘢痕。

（2）MRI 检查　乳腺癌保乳术后复发 MRI 检查表现为早期强化的肿块或非肿块样异常信号，其敏感性高于 X 线检查，且具有几乎 100% 的阴性预测值，提示在其他检查怀疑乳腺癌时，如果 MRI 检查阴性，则可以避免不必要的活检。另外对于对侧乳腺癌检出的敏感性和特异性均高于乳腺 X 线摄影，建议较年轻、有家族遗传史的女性在乳腺癌术后的随访时加做 MRI 检查。

二、病例解析

（一）病例 1——乳腺外伤后巨大血肿

1. 病史摘要

患者，女，52 岁，车祸伤后。

2. 影像资料（图 9-1）

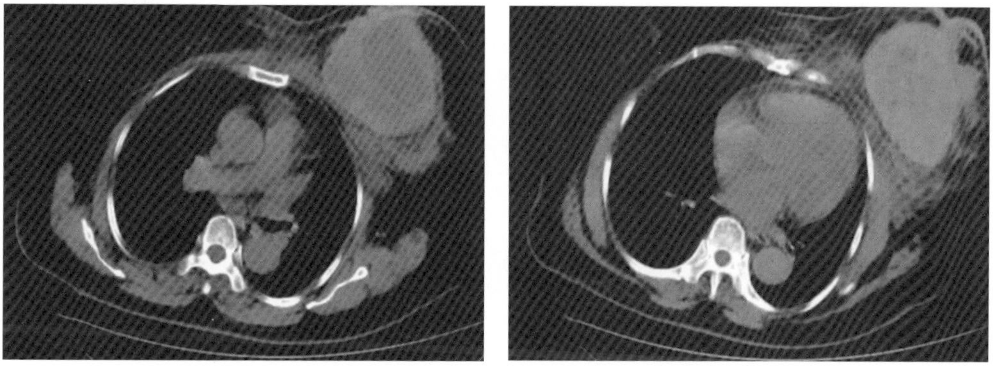

图 9-1　乳腺外伤后巨大血肿的 CT 图像

3. 影像征象分析

CT 显示左侧胸部乳腺区软组织密度影，密度欠均匀，边界清晰，左侧乳腺皮肤水肿，乳头内陷，未见肋骨骨折及胸腔积液。

（二）病例 2——乳腺癌保乳术后

1. 病史摘要

患者，女，49 岁，左侧乳腺癌保乳术后，再次术后病理诊断为浸润性导管癌。

2. 影像资料（图 9-2）

3. 影像征象分析

（1）乳腺 X 线摄影　左侧乳腺上象限见斑片状致密的腺体组织及少许细小钙化灶，并见小结节灶。

（2）超声检查　左侧乳腺内结节样低回声灶，边缘模糊。

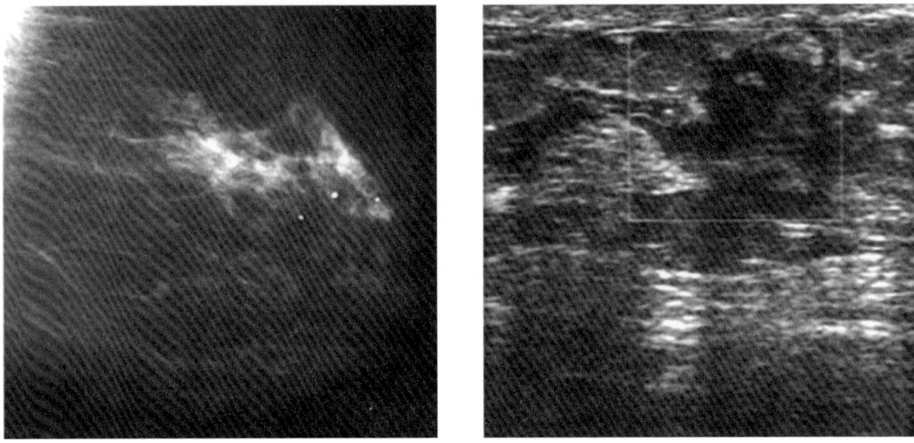

A　　B

图 9-2　乳腺癌保乳术后的 X 线摄影及超声图像

A. 左乳 X 线摄影 MLO 位；B. 左乳超声

第十章

全身疾病乳腺改变

第一节 乳腺水肿

诊断要点

1. 一般特点

乳腺水肿是由于严重的心、肝、肾疾病，导致器官功能不全，液体聚集引起的乳腺组织水肿。临床常表现为单侧或双侧乳房增大，皮肤肿胀，触之弹性减低、紧张度增加，强心、利尿、补充血浆白蛋白等对症治疗后，症状改善。

2. 影像学表现

（1）X 线检查 可见双侧乳腺增大，纤维腺体密度增高，纤维小梁结构增粗，皮肤水肿增厚，以乳晕区明显。

（2）超声检查 可见皮肤增厚，回声增强，皮下组织间隙水肿，腺体增厚。

第二节 继发性乳腺淋巴瘤

一、诊断要点

1. 一般特点

继发性乳腺淋巴瘤为全身淋巴瘤的一部分，与原发病变的间隔发病时间为 0 ～ 14 个月，发病率约 0.07%，好发年龄为 40 ～ 60 岁。病理类型以弥漫大 B 细胞淋巴瘤多见，霍奇金淋巴瘤罕见。临床表现缺乏特异性，与乳腺其他疾病不易鉴别，可以表现为单侧或双侧乳腺无痛性结节，边界清楚，生长迅速，活动度好，也可表现为乳腺弥漫性肿胀、变硬，皮肤可呈紫红色，无红肿及橘皮样改变，乳头受累罕见。

2. 影像学表现

（1）乳腺 X 线检查 弥漫型表现为侵犯单侧乳腺 1 个象限以上或双侧乳腺受累，乳腺实质密度增高，或多发模糊斑片状阴影，皮下脂肪欠清晰，呈网状改变，皮肤水肿增厚；结节型表现为单发多多发高密度结节，边界清晰或模糊。

（2）乳腺超声检查 弥漫型表现为侵犯单侧乳腺 1 个象限以上或双侧乳腺受累，乳腺实质扭曲、紊乱，皮下脂肪层欠清晰，回声增强，皮肤增厚；

结节型表现为单发或多发低回声不均匀结节，呈类圆形或分叶状，边界清晰欠锐利或模糊，内部可见丝网状结构或类似囊肿的低回声图像，后方回声增强，内部血流丰富。

二、病例解析

（一）病例 1——继发性淋巴瘤

1. 病史摘要

患者，女，36 岁，确诊外周 T 细胞淋巴瘤 8 个月余，发现双乳肿块，病理提示双侧乳腺淋巴瘤。

2. 影像资料（图 10–1）

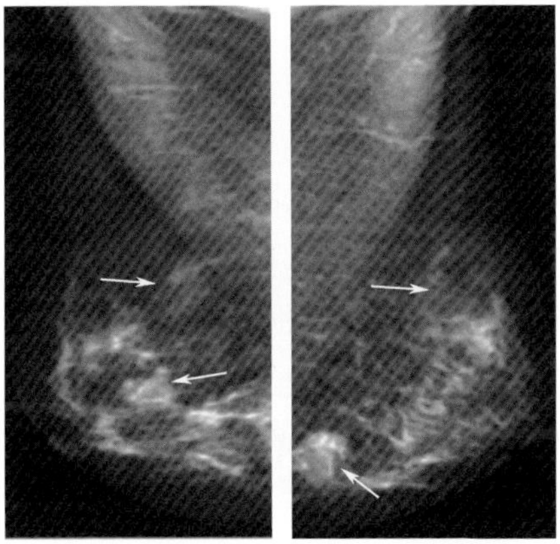

图 10–1　双乳继发性淋巴瘤的 X 线摄影 MLO 位

3. 影像征象分析

乳腺 X 线摄影：双侧乳腺多发类圆形结节，边缘模糊，无明显钙化灶。

（二）病例 2——继发性淋巴瘤

1. 病史摘要

患者，女，32 岁，确诊弥漫大 B 细胞淋巴瘤 5 个月余，发现右侧乳腺肿块。病理为右侧乳腺淋巴瘤。

2. 影像资料（图 10–2）

3. 影像征象分析

MRI 显示右侧乳腺见卵圆形肿块，T_2WI 呈明显高信号，边缘欠光整，增强扫描呈较均匀强化，边缘见线状穿行血管。

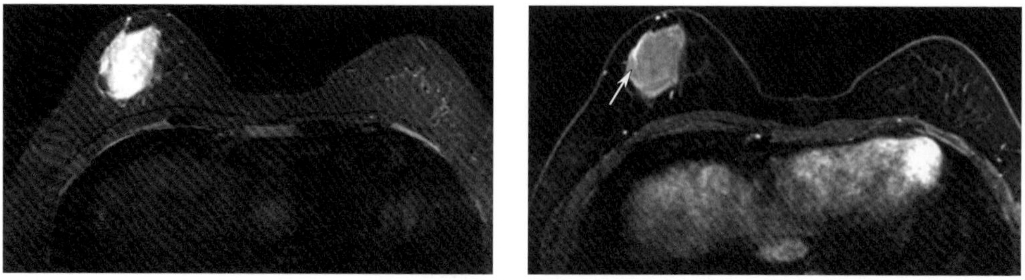

A　　B

图 10-2　双乳继发性淋巴瘤的 MRI 图像

A. FS-T_2WI；B. T_1WI 增强扫描

第三节　糖尿病乳腺病

诊断要点

1. 一般特点

糖尿病乳腺病（DMP）是一种异常的基质纤维化疾病，可能与长期胰岛素治疗有关，过去也曾被称为纤维性乳腺病或糖尿病硬化性淋巴细胞乳腺小叶炎或淋巴细胞乳腺病。病理主要表现为淋巴浸润的乳腺小叶炎和淋巴细胞性脉管炎，伴不同程度的瘢痕纤维化、上皮纤维化、脉管炎、上皮样的纤维原细胞及淋巴结节形成。临床表现为单侧或双侧乳腺单发或多发结节，可移动，不规则，质硬，不伴疼痛。

2. 影像学表现

诊断依据为 1 型糖尿病绝经前妇女，并发肾病、视网膜病变或神经系统病变等并发症，乳腺可出现高密度团块状或不对称致密影。

（1）X 线检查　单侧或双侧乳腺出现高密度团块影，或局部不对称性密度增高影，边界不清。

（2）超声检查　单侧或双侧乳腺出现不规则低回声结节伴后方声影。

第四节　乳腺梗死

一、诊断要点

1. 一般特点

乳腺梗死又称乳腺坏死，由乳腺局部相对性或绝对性血供不足导致的乳腺自发性坏死。患者多有血管炎性闭塞，血管栓塞或其他心血管疾病。也有报道妊娠期与哺乳期乳腺局限性梗死。乳腺梗死分为广泛性和局限性两类，广泛性较为常见，为出血性坏死。局限性梗死与纤维腺瘤相关，也有报道称之为纤维腺瘤自发性梗死，妊娠期和哺乳期多见。广泛性梗死临床以 40 岁以上肥胖妇女多见，常伴有严重的心血管疾病，表现为单侧或双侧乳房皮肤、皮下组织及乳腺组织广泛的出血坏死。局限性梗死表现为急性进行性增大的乳腺肿块，伴疼痛。

2. 影像学表现

纤维腺瘤自发性梗死常表现为良性肿块，边缘光滑，边界清楚，因含坏死组织及黏液成分，T_2WI 常呈高信号，且增强扫描无明显强化，周围实性部分可呈渐进性强化。

二、病例解析

病例——左侧乳腺纤维腺瘤伴广泛梗死

1. 病史摘要

患者，妊娠 3 个月，发现左侧乳腺外上象限肿物。

2. 影像资料（图 10-3）

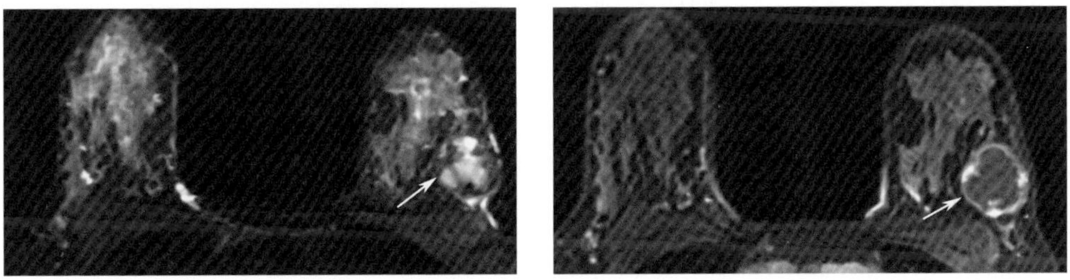

A　　B

图 10-3　左侧乳腺纤维腺瘤伴广泛梗死的 MRI 图像

A. FS-T_2WI；B. T_1WI 增强扫描

3. 影像征象分析

MRI 显示左侧乳腺外上象限见类圆形肿物，T_2WI 呈明显不均匀高信号，并见条索状 T_2WI 低信号，外周见厚壁包膜，增强扫描肿块外周呈环形不均匀强化，内部未见明显强化。

参考文献

[1] 魏玮，张卿，高鹰，等．超声 BI-RADS 在乳腺肿物中的应用进展 [J]. 肿瘤医学，2021，27（22）：4435-4439.

[2] 中华医学会放射学分会乳腺学组．乳腺影像检查概述 [J]. 中华放射学杂志，2014，48（09）：707-710.

[3] Sung Hyuna, Guo Changyuan, Li Erni, et al. The relationship between terminal duct lobular unit features and mammographic density among Chinese breast cancer patients[J]. International Journal of Cancer, 2019，145（1）：70-77.

[4] 章蓉，杨晓萍．乳腺磁共振背景实质强化的研究进展 [J]. 磁共振成像，2021，12（3）：102-108.

[5] 何翠菊．乳腺磁共振检查及诊断规范专家共识 [J]. 肿瘤影像学，2017，26（4）：241-249.

[6] 数字乳腺 X 线断层摄影检查技术、诊断规范专家组．数字乳腺 X 线断层摄影检查技术及其诊断应用规范专家共识 [J]. 循证医学，2021，21（3）：145-150.

[7] 周飞，刘璐，余之刚．非哺乳期乳腺炎诊治专家共识 [J]. 中国实用外科杂志，2016，36(7)：755-758.

[8] 安琪，李晶．比较超声与数字乳腺断层摄影在致密型乳腺中的应用价值 [J]. 中国医学影像技术，2019，35（4）：545-549.

[9] 刘坦，曹思薇，王臆森，等．乳腺结构扭曲 / 不对称致密结构性病变的 MRI 研究进展 [J]. 放射学实践，2020，35（9）：1203-1206.

[10] 王小燕，凌冰，韦海明，等．乳腺增生超声造影特征表现及诊断 [J]. 中国超声医学杂志，2013，29（7）：615-618.

[11] 张亚平，董光，耿海，等．DCE-MRI 和 DWI 对乳腺腺病和乳腺癌的诊断价值 [J]. 实用放射学杂志，2017，33（4）：533-536.

[12] Gill H K, Ioffe O B, Berg W A. When is a diagnosis of sclerosing adenosis acceptable at core biopsy[J]. Radiology，2003，228（1）：50-57.

[13] 朱丹，钱海珊，韩洪秀，等．乳腺腺病与乳腺导管癌的 MRI 鉴别诊断及病理对照研究 [J]. 磁共振成像，2017，8（10）：753-759.